现代医院管理指导丛书

现代医院

运营与绩效管理

赵升田 主编

清华大学出版社
北 京

图书在版编目（CIP）数据

现代医院运营与绩效管理 / 赵升田主编 . — 北京 : 清华大学出版社 , 2024.5
（现代医院管理指导丛书）

ISBN 978-7-302-62310-6

Ⅰ. ①现… Ⅱ. ①赵… Ⅲ. ①医院—运营管理 ②医院—人事管理 Ⅳ. ① R197.32

中国国家版本馆CIP数据核字（2023）第009266号

责任编辑：孙　宇
封面设计：钟　达
责任校对：李建庄
责任印制：杨　艳

出版发行：清华大学出版社
网　　址：https://www.tup.com.cn，https://www.wqxuetang.com
地　　址：北京清华大学学研大厦 A 座　　邮　　编：100084
社 总 机：010-83470000　　邮　　购：010-62786544
投稿与读者服务：010-62776969，c-service@tup.tsinghua.edu.cn
质量反馈：010-62772015，zhiliang@tup.tsinghua.edu.cn
印 装 者：三河市龙大印装有限公司
经　　销：全国新华书店
开　　本：185mm × 260mm　　印　张：21.5　　字　　数：362 千字
版　　次：2024 年 5 月第 1 版　　印　　次：2024 年 5 月第 1 次印刷
定　　价：238.00 元

产品编号：098140-01

编委会

主　编　赵升田

副主编　曹高芳　刘　庆　孙晓杰　王　健　文　勇　杨　军　虞　洪　周成超

编委会（按姓氏拼音排序）

曹高芳　滨州医学院公共卫生与管理学院
岑建萍　浙江大学医学院附属邵逸夫医院
傅佩佩　山东大学公共卫生学院
高　平　滨州医学院烟台附属医院
高　扬　浙江省人民医院
孔　杨　滨州医学院公共卫生与管理学院
李　慧　山东中医药大学附属医院
李贵敏　云南省医疗服务质量评估中心
李华业　滨州医学院公共卫生与管理学院
刘　庆　山东大学齐鲁医院
尚红利　西安医学院第一附属医院
孙凤梅　滨州医学院
孙晓杰　山东大学公共卫生学院
王　健　山东大学公共卫生学院

王　林　烟台毓璜顶医院

王　强　滨州医学院烟台附属医院

王　毅　海南医学院第二附属医院

王新红　滨州医学院烟台附属医院

文　勇　云南省红河州滇南中心医院

徐志伟　烟台毓璜顶医院

闫红林　西安医学院第一附属医院

杨　军　烟台毓璜顶医院

虞　洪　浙江大学医学院附属邵逸夫医院

赵升田　滨州医学院

张　俊　滨州医学院

张　鹰　云南省红河州滇南中心医院

周成超　山东大学公共卫生学院

丛书总序

医院管理的现代化是医疗卫生服务体系现代化的基础和保证，是公立医院高质量发展的关键引擎和内在需要。70多年来，我国医疗体制和服务体系的发展史，亦是现代医院管理制度的进步史和变革史。

新中国成立后，针对一穷二白的医疗卫生状况，我国初步建成城市省、地、县三级公立医院网络和农村县、乡、村三级医疗卫生服务网络，使医疗服务覆盖到中国从城市到乡村的每一个角落。改革开放以来，我国持续发力医疗卫生服务体系建设，医院管理的制度规范不断完善。1989年卫生部颁布《医院分级管理办法》，开启了具有中国特色的医院管理体制的重要尝试。1994年，国务院颁布《医疗机构管理条例》，在法规层面确立医疗机构评审制度。此外，《医疗事故处理办法》《药品管理法》《传染病防治法》《医疗技术临床应用管理办法》等一系列法律法规的颁布实施，标志着医疗服务全要素纳入法制管理。党的十八大以来，更是将现代医院管理提升至新的历史高度。2016年，习近平总书记在全国卫生与健康大会首次提出要着力推进包括“现代医院管理制度”在内的五项基本医疗卫生制度建设。党的十九大提出了“实施健康中国战略”的重大部署，再次将“健全现代医院管理制度”作为其中的重要内容。现代医院管理制度已成为我国基本医疗卫生制度的五个重要支柱之一。

近年来，以加强管理规范化、精细化、科学化，推动医院高质量发展为主线，各级政府积极开展相关制度探索，着力探索医疗服务供给侧结构性改革有效路径，加快推动公立医院治理体系和治理能力现代化改革；各试点医院初步构建起以患者需求为导向、以高质量发展为引领、保障可持续的医院运行新机制；相关研究团队也在实践基础上进一步总结凝练创新，提出一系列中国特色现代医院管理制度建设的理论和方法。

以此为背景，在清华大学出版社的周密组织下，来自国内多家医院和科研院校的专家团队紧密合作，经过两年多的实地考察和反复讨论修改，《现代医院管理指导丛书》得以付梓。本套丛书共 6 册，分别是《现代医保支付方式改革与医院管理实践》《现代医院高质量管理与医院评审》《现代医院运营与绩效管理》《现代医院学科建设与人才培养》《现代医院文化管理》《现代医院数字化转型》。在内容上，涵盖现代医院管理的管理工具和方法、国内外最新研究进展以及标杆医院的实践案例，融合了系统性、科学性、前沿性和实用性的要求，同时，在形式上采取图文互动、案例与理论相结合的方式，提升丛书的可读性和可参考性。

期待本套丛书能为推动医院管理现代化、推动公立医院高质量发展和健康中国建设提供有益帮助，也能为医院管理领域的理论研究者、政策制定者、实践探索者提供良好的借鉴。

张宗久

2023 年 12 月于北京清华园

前言

随着我国改革开放的深入，医疗体制的改革也逐步实施，国家将医院等事业单位的自主权逐渐下放。1992 年原卫生部提出要实行结构工资、职称工资或绩效工资制度，打破“大锅饭”和平均主义。1994 年，国务院办公厅印发《医疗机构管理办法》，对医院评审工作作出法定性规定，将医疗机构执业的条件及其审批、评审等工作纳入法制轨道。1997 年我国开始对医疗卫生领域的运行机制进行改革，强调要继续深化人事制度和分配制度改革，充分调动广大医务人员积极性。随着改革的不断深入，我国各大医疗机构管理者开始探索新型的医院管理理论和制度，逐步引进企业化先进管理思路，开始重视管理和运行的绩效，从医疗质量、服务态度、社会效益等方面进行综合绩效考评。虽然我国政府在医疗卫生领域做了很多改革工作，但是我国在医院运营与绩效管理方面尚存许多问题，致使医疗卫生服务水平、服务能力提高速度远逊于经济发展速度，在这一时期产生了诸多如“看病难、看病贵”“门难进、脸难看”的问题，同时“过渡医疗”“医闹”也成为“热门”话题。随着我国经济的大跨步发展和居民生活条件的不断改善，社会对于医疗卫生行业的需求量也越来越大，为满足人民日益增长的医疗卫生服务需求，医疗服务的效率和质量亟需增强，公立医院的运营和绩效管理水平也迫切需要提升。

2005 年颁布《医院管理评价指南（试行）（2005 版）》首次将医院绩效作为评价指标编入其中，《医院管理评价指南（2008 版）》明确了绩效管理的内涵。2009 年国家相关卫生部门为响应医改的号召，正式启动了《医院评审标准（2011 版）》起草工作，强调要构建突出公益性、医疗质量、服务质量等多维度医院内部管理机制。新医改实施期间，卫生领域各级机构对绩效管理都进行了有益的摸索，各种绩效评价工具得到了推广。其中，平衡计分卡是最常见的绩效评价工具，主要由绩效计划、绩效实施、绩效考核和绩效反馈四个方面组成的动态系统，从计划到反馈的具体方案都与医院战略目标和医院的薪酬系统相连接。这时期绩效管理理念虽然得到了进一步的发展，医院的经营已经兼顾经济效益和社会效益的综合评价，但是医院分配中“开单提成”“以药养医”的现象仍然存在。

2019年国务院办公厅印发《关于加强三级公立医院绩效考核工作的意见》（国办发〔2019〕4号），明确三级公立医院绩效考核的指标体系，其中引入了DRGs指标，旨在引导三级公立医院功能定位的进一步落实，促进医疗服务质量、效率的整体提升，推进分级诊疗制度建设，以高质量的医疗卫生服务为人民群众服务。国家政策大环境下，以绩效评价为核心的医院精细化运营管理是医院发展的关键。当前，单一的绩效考核方法无法满足现代医院运营与绩效管理的需要，一些医院开始结合自身医疗业务特点，在RBRVS绩效考核模式基础上，借助KPI、BSC或DRGs，构建了综合绩效管理模式，以期建立全面、公平、公正的绩效管理系统，最大限度地调动医务人员工作积极性。可以看到，我国医院绩效管理目前呈现出了从关注经济效益转为重视社会效益、从粗糙分配转向精细化分配、从单一方法评价转向综合方法评价的发展趋势。

当前社会主义市场经济发展，对于我国医疗卫生行业发展提供了新的思路，管理者也开始意识到财务绩效管理对于医院运营管理的促进作用。《现代医院运营与绩效管理》一书从“财务绩效管理”和“医院运营”的角度对医院的运营管理和绩效管理进行详尽的描述，对我国卫生体制改革的历史、现状进行了详细的阐述，旨在通过医院的运营管理和绩效管理，增强医务人员满足感，调动医务人员工作积极性，提高医院的服务水平和竞争力。该书编委会成员有从事医院管理多年的医院管理者，也有从事医院政策管理的学者，在广泛阅读文献和经验总结的基础上成册，凝聚了编者以及我国医院管理者大量的心血和经验，但由于编撰时间相对较短及笔者的水平有限，不足之处在所难免，恳请读者提出宝贵意见，使其再版时更臻完善。

赵升田

2023年12月

目 录

第一篇 医院运营与绩效管理概论

第二篇 公立医院运营与绩效管理的环境分析

第三篇 公立医院运营体系

第四篇 公立医院绩效考核体系

第五篇 公立医院运营与绩效管理的实践

第一篇

医院运营与绩效管理概论

第一章　医院运营管理基本理论

第一节　医院运营管理

现代医院管理模式不断更新，颠覆了以往分配式医院运营管理模式，更加注重数据化和过程化管理。不同的医院有不同的运营管理模式，不同的医院发展阶段侧重点也不同，政策导向也不同，因此更需要“万事变通”，提前布局，以赢得市场。只有不断创新和升级，才能适应政策和市场的变化，促进医院的长久发展。

一、医院运营管理的概念

被称为“运营管理之父”的哈佛研究院威克汉姆·斯金纳在20世纪60年代率先提出了运营管理（operations management）这一概念。运营管理是对运营过程的计划、组织、实施和控制，是与产品生产和服务创造密切相关的各项管理工作的总称。

医院是一个特殊的行业，其发挥着卫生事业的管理职能，又具有类似企业的管理职能。所以与一般企业相比，医院的业务和构成远远复杂得多。医院运营管理（hospital operations management），是以全面预算管理和业务流程管理为核心，以全成本管理和绩效管理为工具，对医院内部运营各环节的设计、计划、组织、实施、控制和评价等管理活动的总称，是对医院人、财、物、技术等核心资源进行科学配置、精细管理和有效使用的一系列管理手段和方法。

二、医院实施运营管理的必要性

（一）改变管理模式，提高医院运行效率

当前，医院运营效率低下的问题一直困扰着我国医院的发展，主要原因是管

理粗放，即缺乏科学精细化的管理。医院普遍存在投资大、效率低、医疗资源浪费等问题。同时，员工成本意识差，成本责任难以落实，更缺乏降低成本的主动性。例如，跨学科、跨部门发展所带来的重复购买设备，开展相同检测、检验业务等问题，其虽然可为部门带来发展或方便诊疗活动，但对于医院来说，这是人力、场地、设备等资源的反复浪费。2009 年 3 月 17 日，中共中央、国务院向社会公布了《中共中央国务院关于深化医药卫生体制改革的意见》（俗称“新医改”），明确提出“改革公立医院管理体制、运行机制和监管机制”。要保证医院的可持续发展，创新医院运营管理模式，进行医院内部体制改革，提高效率和效益是当前最有效、最有价值的管理措施。

（二）医院集团化发展，进入规模扩张期

随着医联体建设的推进，医院对组织结构提出了新的要求。目前，大多数医院采用传统的垂直管理方式，按照职能部门将医院划分为若干管理单位。在医院运行过程中，每个员工对各自上级负责，高层则逐级传递任务和指示。尽管这种结构责任明确，易于管理，但随着时间的推移，员工很容易只熟悉自己部门的业务内容，各职能部门之间横向沟通、协调严重失衡，各部门各自为政、互不沟通，进而忽视了医院的许多“跨部门”事务。仅靠一个职能部门的努力无法解决医院运营中的问题。为了整合医疗资源，提高集团化医院的工作效率，迫切需要一个专职科室进行综合监督分析，横向联合各部门。

三、医院运营管理的基本原则

（一）公益性原则

以公益性为前提，以满足人民群众健康需求为出发点和落脚点，实现社会效益和服务效能最大化。这是运营管理策略的制定和实施应遵循的主要原则，即管理过程应坚守医院公益性，不能以经济利益为主导，通过不断提高医疗资源的投入和产出的效率，从而实现社会公益和自身发展之间的平衡、可持续。

（二）整体性原则

立足全局，制订年度运营管理计划，动员全员参与运营活动各环节，统筹全部需求，有效配置各类资源。医院应逐级分解细化运营管理目标和任务，层层落实主体责任，确保各项任务有效落实，并将运营效果和评价结果及时在医院内部各个层面进行沟通反馈，实现横纵双向协作，院科两级协同发展。

（三）融合性原则

将运营管理与医疗、教学、科研、预防等核心业务活动充分融合，促进业务活动衍生价值创造。社会环境的变化使医院的运营环境发生变化，不再是单一的福利性事业单位，而是多系统、多学科、知识高度密集、高风险、运营相对独立的经济实体，并且医疗行业有着较高的竞争性。

（四）成本效率原则

权衡运营成本与运营效率，争取以合理的成本费用获取适宜的运营效率。医院不仅要提供高质量的医疗服务，更要保证卫生资源的合理配置、提高医疗卫生服务的效率、维持医院的可持续运营。

（五）适应性原则

立足客观实际，构建适应医院自身发展特点的运营管理模式、架构和机制。医院应当结合运营目标和精细化管理需求，根据社会的发展变化，在现代医院管理制度下创新运营管理模式，保证自身发展的稳定性和长久性。

四、医院运营管理模式

（一）医院运营管理典型模式

1. 功能单一型

主要为医院运营管理部门，科室人员较少，一般控制在 10 人以下，主要负责绩效管理工作。

2. 轻型功能完备型

科室人员 10 人以上，主要负责绩效管理、成本核算、资源配置及业务流程再造等工作，不设置专门运营助理，或者设置一对多的专科运营助理。

3. 重型功能完备型

科室人员 50 人以上，全面负责医院绩效管理、成本核算、资源配置和业务流程再造等运营管理工作，设置较多的运营助理，深入科室开展运营管理工作，推动各项运营管理任务的有效落实。

4. 兼职服务型

选调专业管理人才组成兼职服务团队，开展运营管理。

（二）医院运营管理模式优劣势分析

通过调查和比较分析，发现目前医院经营管理模式尚不完善，现行的医院经营管理模式各有优劣。实施医院经营管理，必须平衡运营成本与效率，力求以合理的成本与费用取得适宜的运营效率。同时必须坚持适应性原则，立足业务实际，构建自身发展特色的运营管理模式、结构和机制（表 1-1）。

表 1-1 医院运营管理模式优劣势分析

模式	优势	劣势
功能单一型	节约人力成本	职能单一，不能适应精细化的管理需要
轻型功能完备型	相对于重型功能完备型，节约人力成本；功能完备，能适应精细化管理的需要；跟科室保持紧密联系的同时也能相对独立，便于工作推进	任务较重，对工作人员要求较高；相对于重型功能完备型，对接临床科室反应较慢
重型功能完备型	深入对接临床科室，便于了解实际情况，提升管理水平	人力成本高
兼职服务型	人力成本低（无成本）；有利于提升财务服务水平，提高财务人员素质	工作人员精力有限，工作时间不能保证，工作压力大，运营管理工作质量受到影响；专业背景相对单一，难以满足运营管理综合性特性

五、我国医院运营管理的发展

（一）以政府管理为主导的阶段

新中国成立初期到改革开放期间，中国政府确定了“面向工农兵”“预防为主”“团结中西医”“卫生工作与群众运动相结合”的四项卫生工作方针，作为指导中国卫生工作的基本原则和政策依据。国家对卫生事业的定义：卫生事业是社会主义的福利事业；国家支付医院运转的全部费用；国家干部全部实行公费医疗；医院实行党委负责制，医院没有真正意义上的管理，基本上属于医院依靠政府财政拨款来完成上级卫生行政部门下达的目标和任务的计划经济管理模式。院长直接由上级任命，员工通过分配进行聘用，缺乏经营意识和竞争意识。

（二）以经济效益为主导的阶段

改革开放后，市场经济模式深入人心。医院从单纯强调社会效益，不重视经济效益，转变为在强调社会效益的同时，重视经济效益。政府对医院的拨款也开始转变为经费补贴、定额包干、放宽政策、简政放权，需要医院一定程度上自负盈亏。医院开始改革，管理上发生一些变化，部分医院取得了很好的经济效益。随着个体诊所、专科医院和合资医院的迅速发展，医院之间也开始竞争。医院通过对医疗服务、组织架构、人事绩效、运行管理等方面的调整与创新，在调动员工工作积极性的同时，提高了医院自主营收能力。但是，在医院经济效益提升的同时，也出现了一系列问题。部分医院单纯追求利润最大化导致医疗费用不合理增长，加重了人民群众的就医负担，社会公益性淡化。同时，医院普遍不重视学科内涵建设等无形资产，国内医疗卫生能力与国际先进的医疗水平存在显著差异。

（三）以公益性和科学管理为主导的现代医院管理阶段

近年来，卫生行政部门逐渐意识到医院公益性导向以及科学管理的重要性，“新医改”应运而生。2004 年，原卫生部明确医院法人治理的改革方向，将权力交还医院，由专业的医院管理者进行现代医院管理。2006 年，《国务院关于发展城市社区卫生服务的指导意见》（国发〔2006〕10 号）明确指出医院应以公益性为导向，坚持政府主导，鼓励社会参与，体现卫生服务的公平、效率与可及性。2009 年出台的《中共中央国务院关于深化医药卫生体制改革的意见》（中发〔2009〕6 号），着重强调医院的公益性质，政府和医院需更加关注人民群众的整体利益，注重履行社会责任。2011 年出台的《国务院办公厅关于印发 2011 年公立医院改革试点工作安排的通知》（国办发〔2011〕10 号），明确要求大力推动试点城市在“管办分开、政事分开、医药分开、营利性和非营利性分开”等重大体制机制综合改革方面积极探索，坚持公益性，探索建立现代医院管理体系。随后在 2015 年党的十八届五中全会、2016 年全国卫生与健康大会上以及 2017 年党的十九大上，都明确指出了建立现代医院管理制度的重要性。2017 年 7 月 14 日，《国务院办公厅关于建立现代医院管理制度的指导意见》（国办发〔2017〕67 号）就全面深化公立医院综合改革，建立现代医院管理制度作出部署，进一步阐释了现代医院管理的具体要求与实施方针，指出未来的医院管理必然是职业化管理。2020 年，国家卫生健康委会同国家中医药局联合印发了《关于加强公立医院运营管理的指导意见》（国卫财务发〔2020〕27 号）指出，要抓好建立现代医院管理制度建设，推动医院管理模式和运行方式转变；要显著提高医院管理的科学化、精细化、信息化水平，规范医疗行为，不断提高服务能力和运行效率。

六、我国医院运营管理亟待解决的问题

（一）医院普遍重业务轻运营

首先，在实际工作中，大多数医院对医疗业务和医疗质量非常重视，而对于运营管理则是不太重视的。医院领导大多是医学专业出身，对于医疗质量安全专业化的质量控制、标准化的诊疗服务，而在运营管理资源运行效率方面，医院的人、财、物、技术等方面的投入，如何才能发挥其最大的使用价值，在大多数医院是不注重管理的，进而导致医疗资源配置的无效投入和重复投入，不能使其发挥整体价值。随着国家对健康中国战略的投入，医院通过采购新的医疗设备加大新技术的应用，而忽略可行性研究。大量投入资金、资源，严重忽略了资金效益和运营效率问题，致使医院的资金压力大、资源闲置现象严重，医院的运营效率低下。其次，大多数医院未设置专职的运营管理部门，而是让财务部门或者绩效部门来兼职做运营管理。由于运营管理部门需要多部门联合，才能起到协同和分享的作用，而财务部门或绩效部门通常在事后才反馈和监督，因此不能及时反馈运营管理过程中的问题，无法为管理决策提供有效参考。

（二）信息化建设不够完善

大数据信息时代背景下，信息化对于医院来说也是十分重要的，一些医院投入了大量的人力、财力，推进信息化建设，以提升医疗服务质量。普遍来说，医疗系统的信息化存在一个突出的问题，单个系统信息化、操作性都很强，但是整体来说信息共享度仍很低，数据统计口径不一致，协同性太差，导致信息数据呈现分散现象。目前，医院有围绕医疗业务展开的 HIS 等系统，还有财务会计核算系统、人力资源系统、物流系统等，这些系统大多是为各个部门工作需要而建设的，各部门对于工作的需求不一样，数据的口径及设置字典不统一，因此对于运营管理还不能达到互联互通的效果，容易形成信息孤岛。

（三）财务管理体系薄弱

当前，医院财务管理体系相对薄弱。首先，在医院的成本管理起步比较晚，处于快速扩张的阶段，导致医院的管理层缺乏成本管控意识。另外，大部分医院均属于差额拨款的事业单位，享有国家财政资金补贴，致使医院很容易忽略成本管理问题。其次，关于医院成本核算，国家层面没有出台更多的规范性文件，导致医院成本管理制度不完整，成本核算流于形式，仍然停留在过去的模式上，没

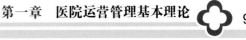

有结合现行医院的发展要求做出调整。

（四）运营管理人员队伍建设有待加强

目前，大部分医院均未设置运营管理牵头部门，专业的运营管理人员也是配备不齐，主要在以下几方面：①运营管理普遍是由相关财务人员承担，这样就很容易造成偏重会计核算工作，而忽略运营管理方面工作。②参与医院运营管理的人员没有经过专业培训，水平参差不齐，运营管理质量低下；医院运营管理不仅需要具备经济与财务相关的专业知识，还需要具备医疗、医保、物价等相关专业的知识储备，且需具备超强的沟通协调管理能力。③人力资源管理上，相关的人才培养机制不完善，造成运营管理人员缺失；医院在招聘时，没有专门针对运营管理人才进行招聘，即使招聘进来也没有对运营管理人员进行相关的培养，医院内部也是没有注重这部分人才的发掘与培养。

第二节　医院绩效考核与管理

我国医院的绩效考核与管理是随着国家经济体制改革和医药卫生体制改革的逐渐深入，以及医院管理理论和实践的不断发展，而越来越被重视并加以应用。当前，我国医院仍在不断探索和完善医院的绩效管理与考核。

一、医院绩效

医院绩效指医院在一定运行期内的经营业绩，反映医院在各种活动中所表现的过程、结果和实现预期目标的服务能力。因此，当对医院绩效进行管理时，需要考虑医院的资源投入（结构）、医院（包括员工）的行为（过程）以及医院的医疗服务、教育与科研和学科建设的成效（结果）。提高医院绩效的目标是使人民达到更好的健康水平，但也需要有中间衡量指标，如诊断、治疗、保健和康复以及教学与科研水平等。随着医院功能的变化，医院绩效评估也扩展至对医院社会功能和反应性等方面的评估。2002 年以来，欧洲国家日益重视建立有效的医院绩效考核体系，尤其关注责任、质量改善以及患者满意度评价等方面。

对机构层面而言，医院绩效是社会效益和经济效益的综合，既包括以较少的劳动耗费提供质优价廉的医疗服务的经济效益，又包括医疗质量、医疗服务的公平性和可及性以及患者满意度等社会效益。对医院的绩效评估，还需考虑医院提供服务的公益性。通常，医院的绩效评估包括服务能力、诊疗活动、经济收益、健康保障和患者反应性等；同时还涉及医疗服务的效果、效率、效能、技术水平、医疗质量和公平性等方面。对部门层面而言，绩效评估主要关注其对医院发展所做出的贡献，包括提供的支持、成本控制、部门间的协作、发展促进等。对员工层面而言，主要是评估个人对部门和医院的发展目标所做出的贡献。

二、医院绩效考核

（一）医院绩效考核的概念

绩效考核是企业绩效管理中的一个环节，指考核主体对照工作目标和绩效标准，采用科学的考核方式，评定员工的工作任务完成情况、员工的工作职责履行程度和员工的发展情况，并且将评定结果反馈给员工的过程。常见绩效考核方法包括因素评定法、基准加减评分法、叙述法及 360° 考核等。绩效考核是一项系统工程，也是绩效管理过程中的一种手段。

医院绩效考核指医院为了有效地激励员工，以实现其管理目标，采用科学方法，全面系统地审核、考察、评价员工的情况，进而做出正确的人力资源管理决策的管理活动与过程。医院绩效考核是通过对医院内部流程中的关键参数进行设置、取样、计算、分析，衡量流程绩效的一种目标式量化管理指标，是把医院的战略目标分为可操作的工作目标的工具，是医院实施绩效管理的基础。

（二）医院绩效考核的指标

建立绩效考核指标，首先应明确医院的战略目标，也是医院价值评估的重点。其次，找出相应关键点的绩效考核，即院级绩效考核，依据院级绩效考核建立分级绩效考核，并对相应部门的绩效考核进行分析，确定相关的要素目标，分析绩效考核的几大因素（技术、组织、人力），确定实现目标的工作流程，分解出各部门的绩效考核，以便确定评价指标体系。最后，各部门再将绩效考核进一步细化，分解为更细的绩效考核及各职位的业绩衡量指标。医院绩效考核的主要指标可以分为以下 5 个方面。

1. 工作效率绩效考核指标

工作效率指标反映医院业务工作的负荷程度，用以评价医院工作效率的高低。主要指标有人均门急诊人次，门急诊人次增长率，每位门诊医生日均门诊人次、人均（或每床）住院人次，平均病床工作日、住院患者增长率、病床使用率等。

2. 医疗质量绩效考核指标

医疗质量指标反映医疗质量水平，用以评价医院医疗质量的高低。主要指标有门诊诊断准确率、平均住院日、治愈好转率、入院确诊率出院与入院诊断符合率、死亡率、院内感染发生率、并发症发生率、临床与放射线诊断符合率，医技检查阳性率等。

3. 服务质量绩效考核指标

服务质量指标反映医院诊疗服务质量水平，用以评价医院服务质量的高低。主要指标有门诊患者满意率、住院患者满意率、表扬信件人次数、批评信件人次数、医疗纠纷发生数等。

4. 经济效益绩效考核指标

经济效益指标反映医院经济运行管理水平，用以评价医院经济效益的高低。主要指标有人均收入水平、人均成本费用、人均收支盈余、成本投入产出率、医疗收入耗材水平、医药比、净资产收益率、净资产增长率、资产运营能力（包括总资产周转率及次数、流动资产周转率及次数、存货周转率及次数）等。

5. 发展创新绩效考核指标

发展创新指标反映与医院发展创新能力相关指标的水平，用以评价医院自我发展的能力。主要指标有总资产增长率、资产保值增值率、固定资产更新率、固定资产收益率、人员培训费用率、新业务新技术开展项目数、高级（高学历）卫生技术人员比例等。

（三）医院绩效考核原则

1. 客观性

医院在实施绩效考核时，需注意考核标准、组织评价、考核结果与待遇挂钩要客观，即绩效考核尽量做到以事实为依据。同时要公开各个岗位和各项工作的考核标准，在实施考核中对所有员工做到一视同仁，要注意考核的结果不应受个人特质的影响而产生差别对待的不公平现象。

2. 科学性

医院绩效考核应当定期、定时地开展和进行，从考核标准的确定到考核结果的运用过程设计要符合客观规律，考核前的准备、考核中的标准和注意事项以及考核后的结果处理等必须形成一定的规范和制度。要正确运用现代化科技手段，准确评价各级各类员工的行为表现。以便科学性地对员工以往的工作表现和绩效作出客观的评定，方便对将来的绩效作出推断和预测。

3. 简便性

医院绩效考核还应注重总体可行性，考核标准简便、易操作，考核标准要明确具体，考核方法易于操作、方便管理、切实可行。同时，医院的特殊性在于其可以取得社会效益为前提，但又要在注重社会效益时兼顾经济效益，因此医院在进行绩效考核时要做到不占用考核者和被考核者太多的时间、合理预算和使用绩效考核的投入资金。一是有利于员工明确标准，确定努力方向；二是便于管理人员实施考核；三是可以投入较少的精力，达到比较好的考核效果。

4. 重绩效性

绩效是指员工经过主观努力，为社会做出并得到承认的劳动成果，完成工作的数量、质量与效益等。在实施考核中，只有以绩效为导向，才能引导员工把工作的着眼点放在提高工作质量和效率、努力创造良好的社会效益和经济效益上来，从而保证医院目标的实现。

5. 分类别性

医院有医、药、护、技、管理等不同职称类别，各个类别中有高、中、低职称之分，在绩效考核中要对不同类型和不同级别的人员制订不同的考核标准和考核办法，这样才能合理地选拔、使用和评价各类人才。

（四）医院绩效考核方法

医院绩效考核方法甚多，主要有以下 4 种。

1. 因素评定法

因素评定法主要是指根据医院各类人员的专业特点和工作性质将拟考核的内容分解为不同的项目指标，通过对各个项目的考核来确定总的考核结果。例如，对医院管理人员的考核可从组织领导能力、决策能力、协调能力、表达能力、对医院的忠诚度及群众的信任度等方面进行考核；对医生的考核可以从专业资历、业务能力、技术水平、工作业绩、科研成果及医德医风等方面进行考核。因素评分法最大的优点体现在它的公平性和准确性，而其缺点也很明显，包括实施复杂，周期长，所耗用的时间、费用非常大。

2. 基准加减评分法

基准加减评分法主要是根据医院的管理目标和对员工日常行为的要求，提出一系列说明句式的考评项目，然后对每一考评项目做出一些具体规定，指明达到什么目标加分，违反什么规定或规范减分。事先为每一名员工指派一个相同的起点分数，然后在此基础上进行加分或减分，最后通过得分多少进行考核等级评定。

3. 叙述法

在进行考核时，评估者以一篇简洁的记叙文的形式来描述员工绩效的方法，包括描述工作行为或能力，还可以包括培训和提升计划、疾病诊断的正确率以及医疗纠纷问题的解决。以文字叙述的方式说明事实，包括以往临床医疗工作取得了哪些明显的成果，临床医疗工作上存在的不足和缺陷是什么。

4. 360° 考核

360° 考核法又称为全方位考核法（也称为多评估者反馈、多源反馈或多源评估），最早被英特尔公司提出并加以实施运用。该方法是通过融合自评以及来自下属、同事和主管反馈过程的一种考核方式。这种方法的优点是比较全面地进行评估，易于做出比较公正的评价，同时通过反馈可以提高工作能力，也有利于团队建设和沟通。360° 绩效评价法与其他考核方式相比更全面，得到的评估结果更加具体、真实，这样可以提高考核的准确性，更加精准地得出员工的工作情况、优劣势，以更好地完成绩效管理工作。但是，其在实际应用中仍存在一些争议：要收集来自各方面的意见，考核工作量大、成本高；可能存在非正式组织，影响评价的公正性；考核培训工作难度大，需要员工有一定的知识参与考核评估。这主要是由于提供反馈的对象的主观性和动机都会存在差异，以及他们是否有能力公平地评估被评者工作的完成情况。

三、医院绩效管理

（一）医院绩效管理的概念

医院绩效管理是指通过建立医院战略目标、进行目标分解、绩效评价和持续的沟通活动，将绩效管理的方法应用于医院日常管理活动中，并引导和激励员工、部门和团队实现和改进业绩以实现医院目标的管理活动。

医院绩效管理分为机构绩效管理、部门绩效管理和员工绩效管理 3 类。①医院的机构绩效管理：目标是形成机构生存和发展能力、持续为患者和社会提供所认可的服务，最终实现卓越发展；②部门绩效管理：是通过提高部门的绩效以促进医院绩效目标的实现；③员工绩效管理：是通过对员工的激励与能力开发，提升员工绩效，以促进医院和部门绩效目标的实现。

（二）绩效考核与绩效管理的区别

绩效管理是通过对员工的工作进行计划、考核、改进，最终使其工作活动和工作产出与组织目标相一致的过程。绩效考核是考核主体以工作目标和绩效标准为依据，通过科学、系统的考核方法，对员工行为及其结果进行评估并将结果反馈给员工的过程。绩效管理和绩效考核的区别主要在以下 4 个方面。

1. 两者地位不同

绩效管理是人力资源管理的核心内容，可以促进医院发展，提高医院的市场地位；而绩效考核是绩效管理的核心环节，是评价绩效管理的工作成果，将考核者与被考核者融入绩效考核过程中，使自身价值与企业发展战略目标高度契合，从而达到个人与医院的双赢。

2. 过程的完整性不同

绩效管理是一个完整的综合性的管理过程，是持续不断地评估、沟通、改进的，具体包括绩效计划、绩效实施、绩效考核、绩效评估等；而绩效考核是绩效管理过程中的局部环节，其管理流程是一次性的，绩效考核是针对医院中每个职工所承担的工作，应用各种科学的定性和定量的方法，对职工行为的实际效果及其对企业的贡献或价值进行考核和评估。

3. 侧重点不同

绩效管理侧重于信息沟通与绩效提升，强调事先沟通与承诺，通过分析总结，并提出未来该如何做，是解决问题；而绩效考核侧重于判断与评价，强调事后考核，绩效考核结果是非常直接的数字，是发现问题。

4. 出现的阶段不同

绩效管理伴随管理活动的全过程，绩效管理是通过持续开放的监督和沟通过程，开发医院整体和个人的潜能，从而实现组织目标和所预期的利益、产出的管理思想和具有战略意义的、整合的管理流程和方法；而绩效考核只出现在特定时期，按照一定的固定周期所进行的考核（如年度考核季度考核等）。

总体而言，虽然绩效管理与绩效考核存在差异，但在具体实施过程中又相辅相成：成功的绩效管理需要绩效考核为其提供客观的指标数据来支撑，而有效的绩效考核亦依赖于绩效管理的顺利开展。

（三）国外医院绩效管理的实践

从 20 世纪 90 年代中期以来，美国、加拿大、英国、澳大利亚、希腊及亚洲的一些国家和地区，相继建立了各自的国家、地区、医院、科室、岗位各层级的绩效管理系统。

1. 美国医院绩效管理的实践

美国医院绩效管理的实践主要体现在医疗机构评审。自 20 世纪初，Ernest Amory Codman 率先提出卫生保健领域成果评审鉴定的思想，并由美国外科学会

Franklin Martin 和 John G. Bowman 执笔完成“5 项医院评审标准”以来，在评价医疗实践活动领域，目前世界范围内许多国家与地区均选择开展医疗机构评审与医疗质量认证。1917 年美国外科医师学会提出了五点医院评价标准。JCIA 的成立促进了医院管理水平的提高和医疗质量的持续改进。

在美国衡量医院管理绩效主要采用的指标包括财务指标、运作指标和临床指标。财务指标主要包括人均患者出院费用（总医疗费用 / 出院患者总数）、流动资金利润率（净收入 + 折旧 + 利息支出 + 患者净收入 + 其他所有收入）和总资产与产出比（患者净收入 / 总资产）。运作指标主要包括患者平均住院天数和门诊患者收入所占比例。临床指标主要包括死亡率（实际死亡数 / 预期死亡数）和并发症率（实际并发症数 / 预期并发症数）。

2. 澳大利亚医院绩效管理的实践

澳大利亚医院绩效管理的实践主要体现在卫生系统绩效评价。澳大利亚于 20 世纪 90 年代开始对卫生系统进行绩效管理的实践和探讨，从而取得了高质、高效的医疗服务。1999 年，澳大利亚联邦政府为进一步改进卫生系统的绩效评价办法与评价指标体系采取了一系列新的措施。成立了“国家卫生系统绩效委员会”（The National Health Performance Committee，NHPC），负责发展和完善国家卫生系统绩效评价框架，以及制订相应的绩效指标。新的绩效框架包含的内容从原来仅仅是医院服务扩展到了整个卫生系统，涵盖了社区卫生服务、全科服务和公共卫生的内容，制订了一系列相应的绩效指标，也成为 NHPC 卫生系统绩效评价框架的一项重点工作。澳大利亚卫生系统绩效框架体现和强调的是整个卫生系统的绩效，涵盖了澳大利亚医疗卫生领域中最重要的 4 个方面，主要内容有：人口健康条目、初级卫生保健、医疗服务和保健的连续性服务。该框架针对这 4 个方面，结合国家的重点项目和领域制订了一系列评价卫生服务的投入、产出和结果的指标。澳大利亚卫生绩效评价指标经过了多层论证，从数据的可得性、指标的信度和效度等方面作了全面考虑。为了保证适用性，该指标体系并不直接具体到一系列的定量或定性指标，而是保留了很大的弹性空间，目的是各州均能参照选择符合自己特点的指标体系。为了使该框架更为科学合理，NHPC 一直在开展相关研究并调整该指标框架。

3. 日本医院绩效管理

20 世纪 80 年代中期，日本医师会和厚生省先后成立了医院质量评审研究会，开始讨论医疗质量评审问题，并出台医院自我评审体系。1993 年至 1994 年间，研究会定在日本建立作为事业单位的第三方评审组织，采用一套合理的标准对医院进行公正的评审工作。日本进行医院医疗质量评审的主要目的是“对医疗机构的功能进行学术的、中立的评审”。根据评审标准，通过全面完整的评审体系，以了解被评估医院现存在的问题，据此提出相应的改进意见或建议。1995年7月正式成立日本医疗机构质量评审组织，1997年正式开始评审工作。评审以书面审查和访问审查相结合的方式进行。书面审查又包括医院现状调查和自我评估两方面。首先使用5种调查表，包括医院调查表、各总部科室调查表、诊治能力调查表、财务经营调查表和出院患者调查表对医院的现状进行评估，用于反映所评估医院的基本功能。然后，在充分尊重医院自主权和充分肯定医院自我发展能力的基础上，由医院提出本院目前存在的问题及解决对策。其目的是了解该医院对自身存在问题的认知程度。最后的评估是由专门评审调查者到被评审医院，根据评审标准，评估原始数据和自评结果，客观地进行评估。评审内容主要包括医院的宗旨和组织机构、地区居民保健需要的满足程度、诊疗质量的保证、护理服务的适宜性和有效性、患者信任度和满意度、医院经营管理的合理性。

（四）我国医院绩效管理的实践

医院绩效管理是现代医院管理的重要内容，越来越被政府、医院重视，要结合我国国情与医院发展阶段，建立有效的医院绩效管理，必须对我国医院绩效管理发展历程进行深入探索，以史为鉴砥砺前行。

1. 我国医院绩效管理的早期探索

20世纪70至80年代，各类期刊（杂志）开始出现关于医院管理的论著，医院管理者和社会人士开始探讨计划经济时代医院管理的弊端，强调医院要生存和发展就必须调动广大医务人员的积极性。简单意义上的医院绩效管理理念开始萌芽。

改革开放后，医疗体制改革跟进实施，国家开始给医院单位下放自主权。我国从1987年开始研究医院分级管理评审工作。1989年原卫生部正式颁布了实行医院分级管理的通知和方法。1992年原卫生部提出要实行结构工资、职等工资或绩效工资制度，打破“大锅饭”和平均主义。1994年，国务院《医疗机构管理条例》（国务院令第149号）对医院评审工作作出法定性规定，将医院机构执业的条件及其审批、医院工作的评审纳入法制轨道，主要分为三级十等按照级别不同设定的评审标准。但是，我国的医院绩效评估工作尚存许多问题，没有形成一套统一的绩效评估指标体系和评估方法。

1997年，国家开始运行医疗改革机制，改革中强调要继续深化人事制度和分配制度改革，调动广大医务人员积极性。随着改革的不断深入，我国各大医疗机构管理者开始探索新型的医院管理理论和制度，逐步引进企业化先进管理思路，开始重视管理和运行的绩效，从医疗质量、服务态度、社会效益等方面进行综合绩效考评。医院绩效管理思路由此不断发展和创新。

2. 我国医院绩效管理的现代实践

《医院管理评价指南（2005 版）》（试行）首次将医院绩效作为评价指标编入其中，《医院管理评价指南（2008 版）》明确了绩效管理的内涵。2009 年国家卫生部门为响应医改的号召，正式启动《医院评审标准（2011 版）》起草工作，强调要构建突出公益性、医疗质量、服务质量等多维度医院内部管理机制。"新医改"实施期间，卫生领域各级机构对绩效管理都进行了有益的摸索，各种绩效评价工具得到了推广。平衡计分卡是最常见的绩效评价工具，主要由绩效计划、绩效实施、绩效考核和绩效反馈 4 个方面组成的动态系统，从计划到反馈的具体方案都与医院战略目标和医院的薪酬系统相连接。这时期绩效管理理念虽然得到了进一步的发展，医院的经营已经兼顾经济效益和社会效益的综合评价，但是医院分配中"开单提成""以药养医"的现象仍然存在。

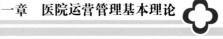

2019 年国务院办公厅印发《关于加强三级公立医院绩效考核工作的意见》（国办发〔2019〕4 号），明确三级公立医院绩效考核的指标体系，其中引入了 DRGs（diagnosis related groups，DRGs）指标，旨在引导三级公立医院功能定位的进一步落实，促进医疗服务质量、效率的整体提升，推进分级诊疗制度建设，以高质量的医疗服务于人民群众。国家政策大环境下，以绩效评价为核心的医院精细化管理是医院发展的关键。

当前，单一的绩效考核方法无法满足现代医院绩效管理的需要，一些医院便开始结合自身医疗业务特点，在 RBRVS（以资源为基础的相对价值体系，resource based relative value scale）绩效考核模式基础上，借助 KPI、BSC 或 DRGs，构建了综合绩效管理模式，以期建立全面、公平、公正的绩效管理系统，最大限度地调动医务人员工作积极性。可以看到，我国医院绩效管理正在呈现从关注经济效益转为重视社会效益、从粗糙分配转向精细化分配、从单一方法评价转向综合方法评价的发展趋势。

随着我国医药卫生体制改革的深入，政府和社会民众要求医院提高医疗服务质量和效率，控制医疗费用。我国各级卫生行政部门加强对医院的监管，尤其加强对医院的绩效考核，努力促进医院改变原有的运行模式和管理方法，以适应外部环境的变化。目前，我国医院的医疗业务量良性增长，患者满意度和医护质量有所提高，平均住院日逐步降低，医疗费用和能耗得到控制，医学教育、学科人才建设与临床科技工作进步显著。

第三节 医院运营管理与绩效管理关系

一、医院运营管理是提升医院绩效管理水平的重要基础

医院作为医疗资源集中场所，能够为群众提供优质、完善的诊疗服务。绩效管理和医院运营两者密切相关，在当前医疗体制改革的情况下，重视和提高医院的运营管理，有助于制订合理的绩效管理目标，完善医院的绩效管理体系，推动医院精细化绩效管理，从而保证管理效果。

（一）医院运营管理有助于制订合理的绩效管理目标

医院中的绩效管理目标需要与医院的运营发展情况紧密联系，并秉持公平、公正的原则对待每一位工作人员。在制订绩效管理目标的时候，医院可以结合自身的特质、发展状态以及实际环境，分析出医院发展中存在的运营管理需求，然后根据实际的管理需求，建立绩效目标，给予医务工作个体一个鲜明的努力方向，实现内部运营体系中的思想统一。在此目标的引导下，可以有效增强医院工作人员的工作责任意识和认同感，激励工作人员更好地开展相关工作。

（二）医院运营管理有助于完善医院的绩效管理体系

在医院人员管理中，绩效管理工作立足于绩效管理体系之上。构建绩效管理体系的基础是立足于医院的运营情况，重视和量化绩效考核项目，绩效指标必须与医院运营相融相通，不断强化绩效管理者的责任，运用有效的监督手段，及时发现问题，及时处理，充分发挥医务人员的积极性，不断提高绩效管理的质量和水平。此外，制订绩效考核计划对于考核工作人员的态度、考核职业道德等方面意义重大。构建绩效管理体系，可更好地保证具有高度的职业素质，有强烈的责任感和良好的态度，保证能够为患者提供优质的服务。

（三）医院运营管理有助于推动医院精细化绩效管理

所谓精细化管理主要指在现代技术的帮助下将医院的管理或者执行过程严格按照规范进行，从而促使整个操作过程都能得到完善。当前阶段科学、规范化的精细管理对医院的绩效管理具有重要的作用，能便于发现医院运行过程中的问题，

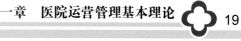

并及时找到对策进行改进和发展。在实际管理工作中，深入了解运营导向管理状态，然后根据反馈结果，及时发现问题，并采取绩效考核调整措施，能够减少浪费，提高医疗业务开展效率，增强精细化绩效管理的效用。

二、医院绩效管理是强化医院运营管理工作的有效手段

新医改形势下，医院要想获得可持续发展，就必须要认识到绩效管理在医院运营中的重要性。绩效管理工作的开展可以促进战略目标实现，控制医院运营成本，提高医疗服务质量，保证预算管理效果，从而提升运营管理水平，推动医院高质量发展。

（一）医院绩效管理有助于促进战略目标实现

战略目标是医院战略运营的管理原点，医院绩效管理能有效提高医院的战略执行能力，有利于医院战略目标的实现。绩效管理通过责任机制和绩效计划分解医院目标，并将其落实到部门和员工计划中，将医院战略具体化。绩效管理是一个持续沟通的过程，该过程可以获取医院员工对战略目标的认可，并建立相关激励机制，有效地将员工个人目标与医院战略目标一致起来，充分调动员工积极性。员工通过绩效辅导获得有帮助的信息，通过绩效考核和反馈发现问题、改进问题，找到差距进行提升，最后促进员工行为能力的提升。

（二）医院绩效管理有助于提高医院医疗质量

医疗质量是医院运营管理的重点，绩效考核是医疗质量管理与持续改进整体构架中不可或缺的组成部分。医疗质量管理是指医院为了确保服务质量达到规范要求和使顾客满意，并不断改进服务质量，所采取的质量方针、质量计划、质量控制和质量改进等系统活动。医院借助绩效考核这只“无形之手”，可以提高医疗服务质量，优化服务流程，减少不必要的成本和风险。保证医院以最小的成本和规范的医疗行为，为患者提供高质量的医疗服务应该是医院管理永恒的追求，这是因为医疗保险和患者愿意支付的费用是建立在患者就医满足程度基础之上的。

（三）医院绩效管理有助于控制医院运营成本

随着卫生医疗机构市场化运作的不断推进，医院之间的竞争也随之激烈。医疗服务价格和医疗服务质量是影响医院竞争力的关键性因素。由于医院医疗服务价格多为政府定价，不能随意调控，所以在医疗服务价格不变的情况下，只能通

过降低运营成本才能获取更多利润，提升医院经济效益。而在医院运营管理中，各项医疗成本费用支出的增减变动幅度均与绩效管理有着密切关系，为此医院必须通过强化绩效管理，提高全体职工参与成本控制的积极性，从而有效降低运营成本。

（四）医院绩效管理有助于保证预算管理效果

医院预算管理是开展绩效考核的基础，为使预算指标趋于科学合理，医院应合理制订组织和部门绩效目标，并以此为导向制订预算，合理调整和配置有限资源。开展绩效管理能将具体的预算目标分解到各部门和活动，并评价和控制预算管理活动的实施，保障预算目标保质保量完成。为保证预算的有效执行，可将部门绩效与部门预算执行情况联系起来，调动部门控制预算的积极性。

第四节 医院战略绩效管理

一、医院战略

（一）医院战略的概念

战略一词，最早是军事方面的概念，来源于希腊语“strategos”，意为军事将领、地方行政长官，后来又演变成军事术语，指军事将领指挥军队作战的谋略。当今世界，市场竞争愈演愈烈，商场早已变成了“战场”，其间发生的较量绝不亚于真正的战斗，因此“战略”被引入经济领域几乎是顺理成章的。正式在企业中使用“战略”一词的是1965年的美国学者安索夫，他在《企业战略论》一书中，首先提出了企业战略的概念。

随着医疗体制改革的不断深入，医疗市场竞争的日趋激烈，医院管理难度加大。从这点上说，医院和企业也有很大的相似性。但是，医疗行业有其特殊性，医院所面临的宏观、行业和微观环境和一般企业也大不相同，显然不能照搬企业战略的概念。从管理学的角度来说，战略管理属于计划的范畴，是一个组织长远发展的规划，是组织对其长期目标的决策。医院战略是医院面对激烈变化、严峻挑战的经营环境，在符合医院使命的条件下，为求得长期生存和不断发展而进行的总体性谋划。此种谋划不仅是维持医院的现状，更重视创造医院的将来。

（二）医院战略的特点

1. 质变性

医院战略是医院管理者在把握外部环境本质或根本性变化的基础上作出的方向性决策。其不是对医院外部环境非本质变化的应急反应，也不是根据经济和业务指标所作出的逻辑推理，而是对医院活动具有质变性的决策。

2. 全局性

医院战略是以医院的全局为对象，在综合平衡的基础上确定优先发展项目、权衡风险大小并为实现医院整体结构和效益的优化而进行的全面规划。根据医院总体发展的需要运筹医院的总体行动，从全局出发去实现对局部的指导，通过局部高品质的工作业绩，保证全局目标的实现。

3. 方向性

医院战略规定着医院未来一定时期内的基本方向。医院的短期经营活动都应在这一基本方向的指导下进行，并对战略的实施提供保证，其并不是对经营活动或外部环境短期波动作出的反应，战略所关心的是“船只航行的方向，而不是眼下遇到的波涛。”

4. 竞争性

医院战略具有主动适应环境变化的功能和改造自身的功能。要不断通过自身变革，形成差别优势，以奠定现在和未来竞争的基础。

5. 相对稳定性

医院发展战略的决策是一个长期酝酿探索的过程，其要在大量的内外环境条件的信息收集、资料分析的基础上，对大环境变化和医院发展作出科学的预测，所以其一经决定就具有很高的权威性，并要保持其稳定性，否则朝令夕改，医院中下层就会无所适从，战略对各方面工作的指导作用也就无从谈起。当然，环境总是要变化的，所以，一个好的战略应有适度的弹性，以便能对环境变化保持必要的应变能力，当外部环境或内部条件的变化超出战略的预期，战略自然需要作进一步调整，因为其本身的形成与实施就是一个动态平衡的过程。

二、医院战略绩效管理

（一）医院战略绩效管理的概念

医院战略绩效管理，是指将医院的发展战略转化为战略地图并分解转化为医院、科室、医疗组、护理组或其他经营单元以及员工个人的绩效指标，再通过流程和制度对绩效实践进行监督、控制、评估。医院战略绩效管理将战略的制订和实施有效融入绩效管理体系中，能有效防止医院的绩效管理与发展战略脱节。下面是应用平衡计分卡工具绘制的医院战略地图（图 1-1）。

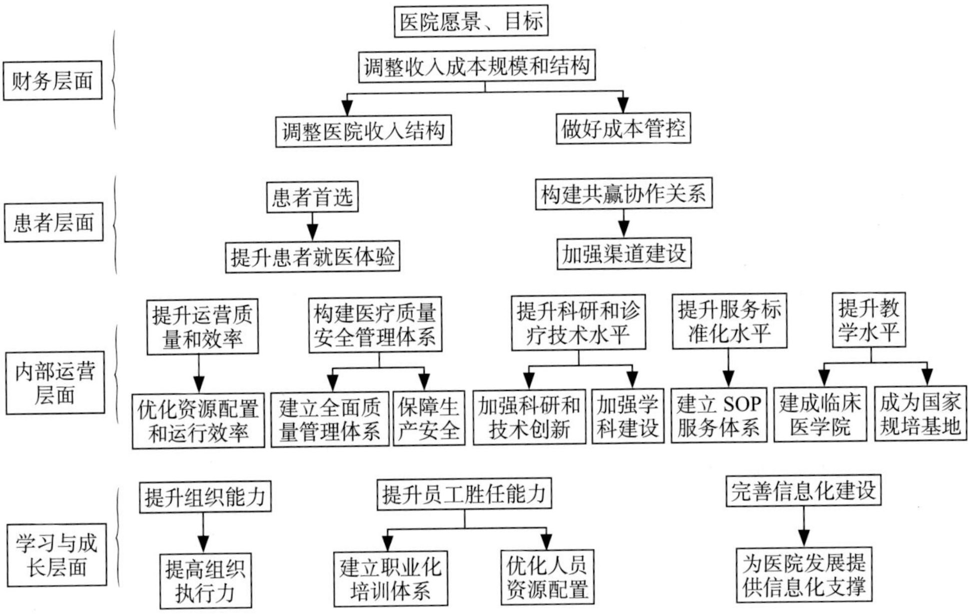

图 1-1 XX 医院战略地图

（二）医院战略绩效管理的内容

1. 明确目标系统

主要包括医院使命、愿景与核心价值观、医院战略、战略绩效指标的设计与分解等内容。明确目标系统主要是为下一步能够制订出对医院战略形成有效支撑的绩效管理系统，牵引医院的各项运营活动始终围绕着战略来展开，从而建立起战略型中心组织。首先是制订医院战略地图，将医院的战略目标按照从上到下，依次按照财务、患者、内部运营以及学习成长等方面进行层层分解；其次，各个科室根据医院的层级目标，结合本科室的工作内容，与各科室反复磋商研讨后，明确科室的职责与目标；最后，每位员工根据自身的岗位职责和科室目标，在与科室负责人沟通后，建立个人目标。

2. 建立绩效管理运作系统，落实责任机制

绩效管理运作系统主要包括绩效计划、绩效实施、绩效考核、绩效反馈等 4 个环节，即医院依据战略绩效管理制度对上一个业绩循环周期进行定期评估，对管理层和各岗位责任人进行绩效考核，并根据考核的结果进行货币性薪酬与非货

币性薪酬的奖励。

3. 组织协同

包括纵向协同与横向协同，纵向协同主要是指医院目标、科室目标、医疗组目标、员工个人目标要保持纵向一致，强调指标的纵向分解，即上下级之间的沟通与协同，主要涉及医院组织架构梳理；横向协同主要是指跨部门的目标通过流程的横向分解，即平行部门或者平行岗位之间的沟通与协同，主要涉及医院业务流程优化。

4. 根据业绩目标，建立医院任职资格系统与能力素质模型

从称职胜任角度出发，对员工能力进行分等分级，以任职资格标准体系规范员工的培养和选拔，建立员工职业发展通道，牵引员工不断学习，同时为晋升、薪酬等人力资源工作提供重要的依据，提高医院和员工的战略执行力。

5. 培育支持绩效管理文化

特别需要做好始终贯穿绩效管理系统 4 个环节的绩效辅导与绩效沟通两项工作。而做好这两项工作，需要加强医院中高层主管的领导力。

参考文献

[1] 史金秀, 周常蓉, 戴小喆, 等. 医院运营管理的政策梳理、主要模式与实践探索 [J]. 中国卫生经济, 2021, 40(8): 74-77.

[2] 国家卫生健康委, 国家中医药局.《关于加强公立医院运营管理的指导意见》[EB/OL]. [2020-12-25]. http://www. nhc. gov. cn/caiwusi/s7785t/202012/253d87a373194074b43ce57932b08e60.

[3] 宋雄, 倪君文. 基于高质量发展的公立医院运营管理目标定位及策略 [J]. 中国医院管理, 2022, 42(8): 78-80.

[4] 庞震苗, 王丽芝. 医院管理学教与学指南 [M]. 上海：上海科学技术出版社, 2017.

[5] 傅天明. 医院永续经营 [M]. 北京：中译出版社, 2018.

[6] 陈旭, 赵昕昱, 姚盛楠, 等. 基于业财融合的公立医院运营管理体系研究 [J]. 卫生经济研究, 2021, 38(6): 66-68.

[7] 潘利. 公立医院运营管理实践研究 [J]. 行政事业资产与财务, 2019(23): 40-41, 71.

[8] 李为民. 现代医院管理理论、方法与实践 [M]. 北京：人民卫生出版社, 2019.

[9] 薛迪, 吕军. 医院绩效管理 [M]. 上海：复旦大学出版社, 2013.

[10] 王志伟. 医院管理学 [M]. 新世纪第3版. 北京：中国中医药出版社, 2017.

[11] 朱忆斯. 医院三维管理 [M]. 苏州：苏州大学出版社, 2016.

[12] 梁艳超, 王辰. 国内外医院绩效评价研究现状 [J]. 医院院长论坛, 2011, 8(3): 59-63.

[13] 朱胤, 石泳钊编. 医院绩效管理 [M]. 北京：清华大学出版社, 2021.

[14] 李航, 王楠, 武爱文. 医改视角下质量管理在医院绩效评价中的实践与探索 [J]. 中国医院

管理, 2020, 40(7): 82-84.
[15] 郭荣丽. 医院绩效管理与运营成本控制讨论 [J]. 财会学习, 2021(36): 102-103.
[16] 张庆龙. 公立医院全面预算管理制度实施的几点思考 [J]. 财务与会计, 2022(2): 73-74.
[17] 安瑞峰. 精细化绩效管理加强医院运营管理分析 [J]. 中国药物与临床, 2020, 20(22): 3851-3852.
[18] 陈玉琼. 医院绩效管理工作对降低医院运营成本的影响分析 [J]. 中国乡镇企业会计, 2021(5): 120-121.
[19] 郑灵衢, 林丽华. 精细化管理在医院绩效管理中的应用 [J]. 中国保健营养, 2016, 26 (17): 242.
[20] 唐东方. 战略绩效管理步骤·方法·案例 [M]. 北京：中国经济出版社, 2012.
[21] 秦杨勇. 战略绩效管理中国企业平衡记分卡、目标管理、战略KPI、利益相关者的整合解决方案 [M]. 北京：中国经济出版社, 2009.
[22] 黄明安, 袁红霞, 王志伟. 医院管理学 [M]. 北京：中国中医药出版社, 2011.
[23] 全晓明. 城市医院战略管理研究 [D]. 武汉：华中科技大学, 2008.
[24] 王小刚. 战略绩效管理最佳实践 [M]. 北京：中国经济出版社, 2011.
[25] 刘俊勇, 安娜, 韩斌斌. 公立医院平衡计分卡的构建——以河南省肿瘤医院为例 [J]. 会计之友, 2019, (9): 87-96.
[26] 党明播, 梁雅杰, 石婧. HR精英进阶之道——世界500强绩效总监的自我修炼 [M]. 北京：中国铁道出版社, 2021.

第二章　医院绩效管理的基本概论

第一节　医院绩效管理的内容与特点

医院绩效管理贯穿于整个管理系统，强调医院和员工不断改进和提高，既重视工作结果，又看重达成目标的行为和过程，其科学性和有效性对于改善组织管理方式、激励和提高个人工作积极性有着重要的作用和意义。医院绩效管理分为两个层次，一是政府对医院的绩效管理，表现在医院整体绩效对政府有关卫生、健康目标的实现；二是医院对员工的绩效管理，表现在员工个人绩效对医院战略目标的实现。医院绩效管理的最终目的是通过不断提升员工绩效水平，以促进医院可持续发展。相比第一个层次，第二个层次在加强医院管理者和员工的协调沟通、指导调控员工绩效水平方面更具优势。因此本书重点论述第二个层次，即医院对员工的绩效管理。

一、医院绩效管理的内容

医院绩效管理是医院及管理者根据医院的愿景和使命，对员工的绩效进行计划、控制、评价和反馈的过程。其目的是确保员工的个人目标和医院的战略目标一致，并通过持续提高员工和科室的绩效，以提高医院的整体实力，最终实现医院的愿景和使命。医院绩效管理的内容主要包括绩效管理的对象和绩效管理的环节两个部分。

（一）医院绩效管理的对象

根据国家政策和医院的长远目标，医院应以全面、客观和量化为原则，考虑不同岗位在时间、体力、技术、管理、风险以及工作压力等方面的差异，明确不同岗位员工的价值定位和科学分类，促使医院形成覆盖全院各科室、全院医务及行政后勤人员多层次、科学的分配框架。同时，医院绩效管理体系应当将拉开收入差距、分配体系动态化等问题纳入考虑范围内，提高绩效管理体系的公平性和合理性。因此，按照不同的分类标准，将医院绩效管理的对象分为不同类别。

1. 横向分类

国家人力资源和社会保障部印发的《关于开展公立医院薪酬制度改革试点工作的指导意见》（人社部发〔2017〕10号）提出医院绩效要充分考虑医、护、技、药、管等岗位差异，同时兼顾不同学科之间的平衡。因此，医院在进行绩效管理时，不同职系应当根据工作性质和对医院整体绩效的贡献度，设定科学的绩效评价体系，以反映不同职系的价值。从横向上看，医院绩效管理的对象分为医院管理层和核心人员、临床医师、护理、医技和行政后勤人员等，但这个划分系列并非是固定的，医院可以根据自身的管理需求进行划分，使考核结果更具现实意义。

（1）医院管理层和核心人员：医院管理者作为决策层，承担掌控医院战略发展方向和医院全局的重大责任。医院应将政策落实、社会满意度、员工满意度、医院运营管理、医院资产管理以及收支预算、病种难度、学科建设等纳入考核框架，促使医院全面贯彻新医改政策的要求。同时，推行医院领导年薪制的绩效考核机制，且绩效考核结果与薪酬奖惩、财政补助、医保支付等制度挂钩。此外，医院可将学科建设、科室管理、业务发展和科研情况等纳入考核体系中。

（2）临床医师：临床医师作为医院最重要的组成部分，医院应将工作强度、技术难度、工作时间以及风险纳入临床医师的绩效考核指标。同时，以岗位职责要求为基础，以医德医风、医疗质量、患者满意度、科研与教学管理为导向建立综合绩效考核体系，形成优胜劣汰的用人机制，调动医师的主观能动性，对其职业发展起到引导作用。此外，医院可以利用DRGs等工具进行绩效管理，以实现科学评估医疗服务质量，推动医院健康快速发展。

（3）护理人员：护理人员的服务质量直接影响患者的满意度，是医院综合实力的重要指标。对护理人员的考核一般基于垂直管理体系进行，医院可以建立绩效考核平台，细化各绩效考核指标，调动护理人员工作积极性，促进护理质量的提高。例如，采用每床日护理时数、工作质量、专业技能、服务质量等作为考核指标。同时，还应考虑患者满意度、科研能力、学科建设等指标。

（4）医技人员：医技人员的业务和技术水平对患者的疾病诊断和治疗具有积极作用，完善医技人员的绩效考核体系，可以激发医技人员的工作积极性，提高医院的临床检验和辅助诊断能力，造福更多患者。医院可以将医技人员工作量、工作质量、工作效率和成本控制等作为医技人员的绩效考核指标。

（5）行政后勤人员：行政后勤人员根据医院总体目标，为一线的医疗服务提供后勤保障和服务支撑。其工作性质和特点具有较强的辅助性，工作内容也比较复杂，且难以定量。在对医院行政后勤人员进行绩效考核时，可以采用关键指标法，根据各个科室的职责和医院管理需求，确定关键考核指标，通过相关科室对其工作质量进行评价，并结合科室成本建立绩效考核体系。

2. 纵向分类

从纵向来看，医院绩效管理的对象分为科室、医疗组和员工个人三个层面。考核过程由下往上、层层递进，能够清楚看到每个科室绩效信息数据的流向和归总，使得考核结果更具客观性和完整性。对科室内每个员工工作量和工作质量的考核，通过归纳与总结，进一步得出医疗组以及科室层面考核结果。具体而言，科室层面侧重考核科室整体管理能力和业绩表现，医疗组层面具体考核各个员工和主诊组的工作量和工作质量，个人层面的考核是其核心内容。

（1）科室层面：由于科室之间工作的技术含量、风险程度、工作负荷、产生的经济效益等存在差异，医院在进行绩效考核时，应根据科室在医院中的相对价值和地位确定不同的分配系数。科室系数评价是一项技术性强、涉及范围广的系统工作，医院在确定科室综合系数时，应根据现实性、参与性、标准化等原则确定不同的分配系数，以提高分配系数的客观性和科学性，激发员工的积极性。

（2）医疗组层面：医疗组是指在科主任领导下，由主治医师、主管医师和经治医师等人员组成，负责患者的接诊、住院、诊疗操作以及出院、随访等工作，为患者提供全程优质诊疗服务的临床医疗管理模式。医疗组模式强调医院绩效考核与主治医师、主治组业绩挂钩，打破了传统医疗管理模式下平均分配的局面，拉开了不同医疗组直接的收入差距，提高了科室竞争力。在医疗组模式下管理单元的细分使得医疗组长对组内的工作质量控制更为直接和全面，对于组内团队的培养和指导更为有效。同时将医护队伍分为医生与护士两个独立的系列进行管理及绩效考核，各自设置不同的考核指标与考核标准，能客观反映医护队伍在医疗工作的贡献与价值，充分调动员工主观能动性，从而保障医疗组工作的顺利开展。

（3）员工层面：不同科室在工作强度、技术难度、效益贡献等方面存在差异，并且员工个人在教育背景、工作经验、专业经历、综合能力等方面也存在差别，对医院的贡献度不同。因此，医院应将员工细分为若干岗位级别，并为每个级别确定相应绩效系数，拉开不同级别的收入差距，以体现绩效管理的合理性，提高薪酬的内部公平性。

（二）医院绩效管理的环节

医院绩效管理是企业绩效管理的方法在医院管理中的应用，是在医院管理实践中逐步形成的，应该在医院发展中日益受到重视，并在医药卫生体制改革中不断完善和规范的管理方法。医院绩效管理是医院管理者与员工就如何实现医院的战略目标而达成共识的过程，一般包括绩效计划、绩效控制、绩效评价、绩效反馈等环节。各环节组成循环的系统，在绩效管理中形成目标制订—组织实施—检查总结—逐步改善的科学管理过程，对促进医院整体战略的达成和绩效管理水平的提高具有重要意义，是医院绩效管理的重要内容。

1. 医院绩效计划

（1）医院绩效计划的含义：医院绩效计划是指医院管理者和员工关于医院在未来一定时期内所要达到的绩效目标和具体实现步骤所达成的“契约”，包括以下含义：①医院绩效计划的目标是对医院宗旨或使命的体现，不能与其偏离或背道而驰。医院实施绩效管理是为了更好、更有效地实现组织目标，与医院组织目标相悖的绩效管理只会导致医院发展偏离正确的方向。医院绩效计划为医院活动指明了方向，也为医院资源配置和绩效评价提供了依据。②从某种意义上说，医院绩效计划是管理者与被管理者达成的一种“契约”，亦可视为组织的一种制度安排，这就要求在制订绩效计划时应该考虑管理者与被管理者的意愿和可接受程度，以及界定双方的责任、权利和利益。

（2）医院绩效计划的基本过程：科学合理的绩效计划是展开绩效管理活动的必要保证，在组织战略之下制订组织总体目标，并逐层分解到科室和个人。通过有效的沟通，使医院与员工在绩效目标达成一致。医院绩效计划在制订完成后，需要根据实际情况修改，以保证绩效计划的灵活性。①准备阶段：医院管理者需要收集医院绩效计划所需信息，在明确医院发展战略和年度计划的基础上制订医院的绩效计划，并将绩效计划的目标逐级分解到医院科室和员工，各层次管理者和医院员工明确绩效计划的目的、要求和自身工作任务。此外，医院管理者以及医院员工还要有绩效沟通的方式。②沟通反馈阶段：在此阶段要形成良好的沟通环境和沟通氛围，医院管理者及员工畅通交流渠道，在平等的原则下主动表达自身诉求。通过充分的沟通，确定医院绩效计划的关键业务绩效领域，以及医院管理者与员工共同商定需要达成的工作目标和方案，并就资源分配决策的权限、工作协调等可能遇到的困难进行讨论。沟通的方式有正式沟通和非正式沟通，是医院管理者以及医院员工进行的双向沟通过程。

2. 医院绩效控制

（1）医院绩效控制的含义：医院绩效控制是指在进行绩效管理工作中，医院管理者与员工通过绩效沟通，采取有效的监控方式对员工的行为及绩效目标的实施情况进行监控，并提供必要的工作指导与工作支持的过程。医院绩效控制是医院绩效管理的第二个环节，也是绩效周期中历时最长的环节，包括以下含义：①要求医院管理者在绩效管理过程中持续与员工沟通，了解员工的工作情况，预防并解决绩效管理过程中可能发生的各种问题，帮助下属更好地完成绩效目标。②在医院绩效控制过程中，医院管理者主要承担两项任务：采取有效的管理方式监控员工的行为方向，了解员工的工作诉求并向员工提供必要的工作指导；记录工作过程中的关键事件或绩效数据，为绩效评价提供有效信息。③从绩效控制的手段来看，医院管理者与员工之间的双向沟通是实现绩效控制目的的必要手段。为实现对员工绩效的有效监控，管理者与下属应共同制订沟通计划，针对性地指导并鼓励员工提高工作绩效，缩小绩效差距，以确保绩效目标的顺利完成。

（2）医院绩效控制的意义：①医院绩效控制有利于绩效管理水平的提高。绩效控制的目的在于通过对员工的行为及绩效目标的实施情况进行监控，并向员工提供必要的工作指导，以促进组织和员工绩效水平的提高，即针对被评价者当前绩效存在的不足，反思绩效管理的科学性、合理性，提出被评价者绩效改进计划。医院绩效改进计划对于绩效不佳的医院及员工尤为重要，如果不予以充分重视，被评价者自身也就缺乏绩效改进的动力，进而很难发现改进绩效的有效途径和方法。②医院绩效控制有利于加强绩效管理中的沟通。绩效管理过程中沟通无处不在，绩效计划、实施、检查与行动各环节中都要加强沟通，只有认识到沟通与激励的重要性，充分调查了解员工的意见，并着实采纳意见，才有利于激发员工积极性，保证医院绩效管理的实施。此外，医院绩效管理强调绩效实施过程的沟通与考评结果的应用，把考核结果与对员工的激励相结合，运用在薪资、培训、职业生涯管理等方面。医院绩效管理注重过程管理，要通过考评结果探索管理工作中的问题根源，促进绩效不断提高和改善，促进持续发展。

3. 医院绩效评价

（1）医院绩效评价的含义：医院绩效评价是根据绩效计划阶段所设置的绩效评价指标和标准，对科室及员工个人的绩效目标的实现情况进行考核的过程，主要包括以下三种含义：①医院绩效评价的目的是获得科室及员工个人的绩效目标，以便采取针对性的有效措施提升医院的绩效，实现组织目标。②医院的功能具有多维性。医院不仅承担着医疗任务，还担负着教学、科研、预防、康复、救灾、国际交流与合作等任务。医院绩效的评价维度不仅要包括各项功能的要求，还要考虑各项功能的比例和权重。③医院绩效评价方法、指标的多元化。不同医院之间存在等级、性质、功能等方面的差异，医院的绩效状况也就有所差异，因而对医院进行评价时应采用不同的指标、权重、方法。

（2）医院绩效评价的内容：根据国内外学者的研究，结合医院绩效评价的现实经验，归纳总结出医院绩效评价的内容，分别是医疗服务、医疗质量、患者安全、管理与发展等内容。①医疗服务方面：医疗服务是指在医疗机构内部为患者提供方便快捷的基本医疗服务，使患者享受到优质高效的医疗服务。医疗服务维度主要包括患者合法权益、医德医风、服务环境和服务流程、医疗服务的连续性、医疗服务的可及性、医疗服务费用及患者与员工满意度等方面。②医疗质量方面：医疗服务属于无形产品，而产品都有一个共同的属性，即质量属性。该维度主要包括住院质量、手术、麻醉、护理质量、医院感染、医疗技术、检验和辅助检查，以及临床路径和单病种管理等方面。③患者安全方面：安全与质量并行，特别是关系到人们生命健康的医疗服务，更需要注重患者安全。患者安全维度包括安全制度、医疗安全、护理安全、用药安全和设备设施安全等方面。④管理与发展方面：通过管理与发展维度，可以提高医疗质量，使医疗服务更加人性化、更加以患者为中心，还可以使患者安全目标更加完善，安全事故发生率逐渐降低。提高医院的运行效率，确保构建一条更加高效优质的实现医院管理目标的路径。

4. 医院绩效反馈

（1）医院绩效反馈的含义：医院绩效反馈是将评价的结果反馈给医院和员工，包括被评价者取得的成绩，以及评价中发现的问题，寻找绩效未完成的原因，帮助被评价者采取改进措施，促进其完成绩效目标，包括以下含义：①医院绩效反馈是绩效管理者对评价对象在整个绩效管理周期内的工作表现及完成情况进行的全面回顾，是医院绩效管理中的关键一环，有效的医院绩效反馈对医院绩效管理起着至关重要的作用。②医院绩效反馈是绩效管理者对评价对象在整个绩效管理周期内的工作情况进行的全面回顾，有效的医院绩效反馈对医院绩效管理起着至关重要的作用，有利于各方就绩效评价结果达成共识，促进绩效管理水平的提高。

（2）医院绩效反馈的作用：①医院绩效反馈有利于各方就绩效评价结果达成共识。绩效反馈在绩效评价结束后为评价双方提供了良好的交流平台。一方面，管理者要如实告知被评价者绩效评价的结果，使其真正了解自身的绩效水平，正确看待绩效评价结果；另一方面，被评价者可以就一些具体问题或自己的想法与管理者进行交流，指出绩效管理体系或评价过程中存在的问题。②医院绩效反馈有利于被评价者了解自身取得的成绩与不足。绩效反馈是一个对绩效水平进行全面分析的过程。当被评价者取得成绩时，医院管理者应给予被评价者认可和肯定，可以起到积极的激励作用。此外，医院管理者也要使被评价者认识到自身在知识结构、能力结构等方面的不足，并提出改进绩效的建议。通过医院绩效反馈，被评价者既获得了鼓励，又发现了不足，从而为进一步提升绩效水平奠定了基础。③医院绩效反馈能够为医院发展和医院员工个人职业规划提供必要的信息。促进医院员工的个人发展和医院的整体发展也是医院绩效管理的目的之一，因此在绩效反馈阶段，了解与医院发展相关的前沿信息，为员工的继续学习提供支持，形成不断学习、不断发展的良性氛围。

二、医院绩效管理的特点

医院在其发展过程中由于缺乏科学有效的绩效管理体系，致使医院改革遇到了诸多问题。例如，大多数医院往往单纯以科室收支结余和工作量来核算科室绩效奖金，会导致科室偏重于经济利益，长此以往会出现分解检查项目、分解服务项目、分解手术项目等收费内容，加重患者负担；或是收支不平衡使医院无法维持正常运转，从而降低医疗服务人员的积极性，最终导致医院整体服务水平下降。与一般企业相比，医院具有公益性和服务性等特点，为提高医院医疗质量和服务水平，要充分厘清医院绩效管理的特点。

（一）公益性

过度注重经济效益会使医院为了创收而制订超额工作量标准，医生为了自身利益选择加大患者的开单量与检查种类，从而出现乱收费等现象。而过度注重社会效益对于差额拨款和自负盈亏的医院来说压力过大，因此，找到医院经济效益与社会效益的平衡点是医院绩效计划制订的关键。医院绩效管理方案的制订不仅要有利于医院资源的合理配置，提升效率，同时要兼顾医院的社会责任，维持医院的公益性，同时可以在一定程度上缓和“医患矛盾”，提升就医满意度，符合人民的切身利益。医院应将社会责任性放在首位位置，经济效益放在次要位置，在设立绩效考核体系时，将患者满意度、药占比等指标综合列入考核范畴，使医院单一注重经济指标转变为注重服务质量指标，以构建科学有效的绩效管理体系。

（二）目标性

医院绩效管理必须与目标管理紧密结合，强调通过绩效管理对有效目标进行分类，提倡并使用“目标＋沟通”的绩效管理模式，并根据目标提出工作和发展方向。目标管理的最大优势在于，能够使医院各级干部和职工明确自己努力的方向，管理者明确如何更好地通过员工的工作目标对其进行有效管理，提供支持帮助。

医院应积极运用目标管理理论，首先确定医院整体的绩效管理目标，其次将绩效目标分配到科室之中，最后科室根据实际情况列出考核的指标项目。只有医院绩效管理的目标明确，全体职工才会有努力的方向，才会更加地团结一致，共同致力于绩效目标的实现，共同提高绩效水平，更好地服务于医院的战略规划和远景目标。

（三）系统性

医院绩效管理是一个包括绩效计划、实施与改进、考核和反馈 4 个环节的完整系统，且各个环节有机联系在一起的动态管理过程。在动态循环的管理系统中，考核是管理的关键环节，通过对科室和员工行为的评价，从而挖掘员工潜能，提高员工工作效率，以确保医院目标的实现。医院绩效管理强调的不是结果，而是注重达成绩效目标的过程，绩效管理更侧重绩效实施过程的沟通与考评结果的应用，把考核结果与对员工的激励相结合，运用在薪资、培训、职业生涯管理等方面，强调通过控制整个绩效周期中的员工绩效情况来达到绩效管理的目的。绩效管理不是简单的任务管理，绩效管理是根据整个医院的战略目标，为实现一系列中长期的组织目标而进行的各层级管理，其与任务管理相比，具有重要的战略意义。

（四）强化沟通

绩效沟通在绩效管理中起着决定性的作用，其贯穿于整个绩效管理的各个环节中。通过组织间的沟通，使各部门和各成员之间的分工与协作更为明确，评价和分配制度也更为灵活，最大限度地促进个人价值与组织价值的双重实现。简言之，医院绩效管理的过程就是各级持续不断沟通的过程，离开了沟通，医院的绩效管理将流于形式。绩效管理能够全面提高管理者的沟通意识，提高管理的沟通技巧，进而提升医院的管理水平和管理干部的职业素质。因此，医院应加强各部门及成员之间的沟通交流，促使员工认识到自身存在的不足与工作上的缺陷，以及时调整自己的工作方式和工作状态。另外，医院应制订绩效考核指标与考核结果的沟通反馈机制，双方相互促进、双向调节，共同提升医院绩效考核水平，保障医院绩效管理目标的顺利实现。

（五）强化成本控制

企业的利润主要用于所有者和经营者之间的分配，而医院的累积利润主要用于医院的公益性投入，医院只有同时重视服务质量和医疗水平，才能保证医院的长远发展。对于医院自身来说，为维持其正常运转，满足医疗服务者的需要，医院亟需开展成本管理，建立健全激励机制，增强综合绩效管理，以合理配置资源，提高资金利用率，改善医疗水平和服务质量。对此，可借鉴剑桥大学医院在成本管理中的组合策略（短期、中期和长期相结合的策略），积极构建成本管理机制，吸引全体员工、患者和合作方的共同参与，在谋求共同利益的同时注重控制成本，并引入企业目标成本管理、项目管理等多种工具共同作用的管理经验，为医院转变运行机制、谋求战略发展赢得优势，最终实现全方位的绩效管理，达到医院可持续发展的目标。

第二节　医院绩效管理的价值与意义

在现代医院管理过程中，医院绩效管理不仅是医院管理者与员工就工作目标与如何达成目标形成承诺的关键途径，更是不断沟通反馈的重要桥梁。高效的医院绩效管理可以引导医院职工改进自身行为、促进职工积极性与创造性的提升、提高工作绩效，还可以有效提升医院运营效率，进一步优化服务水平。医院绩效管理作为一种管理方面的创新方法和实现医院战略目标的有效手段，在提升医院经济效益、加强员工主观能动性、提升医院管理水平等方面具有重要价值和意义。

一、医院绩效管理的价值

医院绩效管理是医院实现自身发展的有效途径，符合医疗卫生体制改革的要求。全面实施绩效管理，在提升医院员工综合素质和群众满意度的同时，也对提升医院医疗水平、推动医院整体发展具有重要价值。医院开展绩效管理是必要且可行的，但医院具有特殊性质，在绩效管理所带来的影响和价值方面是有别于一般企业的。具体而言，医院绩效管理的价值主要体现在理念和实践两个层面。

（一）理念层面

1. 以患者为中心

在医疗服务过程中，由于信息不对称和医疗服务的特殊性，医院或者医生始终处于主导地位，导致患者就医体验差、满意度低等问题。医院实施绩效管理，重视顾客导向理念，能够改善患者就医体验、提高服务满意度，发挥绩效管理在现代医院管理中的枢纽作用。医院的宗旨是实现医疗的公益属性，切实满足人民日益增长的卫生健康需求。实施医院绩效管理能够降低医院运营成本、提高医疗服务质量和效率，以较为低廉的价格提供更为优质的医疗服务。

2. 注重绩效提升

绩效是医院绩效管理的前提，医院实施绩效管理后开始重视成本收益问题，改变医院原有的只注重产出而不考虑投入的错误观念。医院各层级管理者及员工应从医院整体利益以及工作效率出发，就工作目标不断沟通与交流，有利于促进医院和个人绩效的提升，提高医院管理和医疗业务行为效率，并不断调整和优化医院管理流程和医疗业务流程。特别是引入市场机制后，在提升医院运行效率的同时，医院的管理制度也会发生质变。

3. 聚焦社会责任

医院绩效管理不同于一般企业，企业追求利益最大化，而医院与之不同，应该将社会责任放在首位，经济效益放在次位。但大多数医院以科室收支结余，或简单以工作量等作为绩效考核的基础，容易刺激科室过度追求经济利益，而忽略了本应承担的社会责任，诱发医疗费用的不合理增长、加重社会和患者的负担等难题。引入绩效管理后，医院更加重视社会责任的理念，坚持公共医疗卫生的公益性质，不断深化医院内部改革，主动承担更多的社会责任。

4. 构建综合管理模式

医院实施绩效管理，构建综合的管理模式，使医院能够从各个方面对员工及有关部门的绩效进行有效管理，使医院的绩效管理不再局限于对工作结果的考量，还能对工作的过程进行考核，形成较全面的综合管理模式，提升工作人员的工作质量和工作效率，加快实现医院的战略目标，促进医院的高质量发展。

（二）实践层面

1. 反映医院运营现状

医院绩效管理是集计划、控制、评价和反馈于一体的完整系统，通过绩效考核系统，医院可以监控组织的绩效运营现状，客观准确地衡量医院整体运营管理，发现并及时解决医院运行过程中出现的问题，明确各部门及员工的工作职责，界定其工作内容及范围，并结合在不同时期各层面对医院绩效考核标准的导向，设计不同的考核项目和考核方式等。简言之，医院绩效管理提供了一套切实可行的管理工具，使医院的管理与运行有章可循。

2. 加强医院管理水平

大多数医院存在管理意识不足、考核标准方法单一、考核指标重经济效益、结果应用欠缺、与医院发展战略脱节等问题，科学合理的绩效管理体系能够有效评估医院的组织绩效，为医院管理者提供决策依据。通过将绩效管理的思想贯穿绩效管理全过程，构建全方位、全过程、全覆盖的医院绩效管理体系，以评价结果为导向，将评价结果运用于医院管理，从而提升医院管理水平和服务能力，提高医院运营水平。

3. 推动医院改革与发展

绩效管理重视市场化运作，强调市场机制的重要性。医院精细化绩效管理体系要以精细化管理为导向，把医院的长期战略与绩效考核结合起来，构建现代化管理制度，推动医院内部相关规章制度的改革，如建立法人治理体系、进行人员编制改革等，并推动医院落实功能定位和维护公益性，充分调动医务人员的积极性，更好地服务群众、深化改革和推动发展，切实提升医院整体实力，实现医院的高效运作和长远发展。

二、医院绩效管理意义

医院绩效管理是把对医院的绩效管理和对员工的绩效管理结合在一起的一种体系，是对绩效实现过程中各要素的管理，是基于企业战略的一种管理活动。绩效管理贯穿于整个管理系统，强调管理者和员工持续不断地改进和提高，既重视工作结果，又看重达成目标的行为和过程，其科学性和有效性对于改善组织管理方式、激励和提高个人工作积极性、实现医院的战略目标有着重要的意义。

（一）体现公益性与社会价值

公益性是医院的本质特征，是医药卫生体制改革的动力和方向。医院作为保障人民健康的公益性机构，在绩效管理考核评价体系中，必须把社会效益放在首位，注重健康公平，增强普惠性，以满足人民群众的健康需求作为出发点和立足点。坚持以人民健康为中心，以公益性为导向，以促进医院医疗质量、运行效率全面提升，坚持合理用药、合理收费、合规治疗的办医理念，最大限度地保障患者的就医体验，满足各个层次人群的就医需求，着力提高医疗服务能力和运行效率。使患者花最少的钱和最短的时间享有安全、有效、高水平的医疗服务，切实保障人民群众的基本医疗，促进健康公平可及，更好地实现医院“坚持公益性导向，提高医疗服务效率”的公益目标。

（二）促进学科建设可持续发展

医院的发展离不开学科的建设，与一般企业的发展模式不同，医院的发展需要长时间的积累。医院绩效管理建设不能只着眼于眼前的发展，更需要统筹人才储备、梯队建设、科研与技术创新等长远的发展。因此，医院应在员工效能提升、学科及人才队伍建设等方面，通过实施价值导向的绩效管理改革，贯穿战略与运营管理，联动激励机制，提高医院高层管理人员驾驭医院发展的能力，为医院领导提供经营决策相关信息，充分发挥绩效管理的积极作用。除此之外，医院可以吸引更多高素质的优秀人才，提高员工的工作能力，提升医院员工队伍的整体素质，应对新一轮医疗体制改革的挑战，保障医院实现可持续发展。

（三）充分发挥医务人员积极性

绩效管理不等于绩效考核，医院管理者不应把绩效管理作为制约员工、克扣绩效奖金的手段，而应该通过绩效管理全面了解、跟踪员工工作和医院运行的情况，客观公正地评价员工工作业绩。在逐渐激烈的医疗市场竞争中，医院要在这一环境中生存与发展，科学合理的绩效考核制度改革势在必行。医院应完善人员绩效考核制度，通过以绩效识别、选拔、任用人才，实现价值评价与分配机制高效协同，以期在学科发展及科研教学等方面取得长足发展，最大程度挖掘医务人员自身潜力，激发积极性和创造力，在医务人员获得成就感的同时使医疗绩效得到提升，最终达到人尽其才、人尽其用的目标，促进医院的可持续发展。

（四）促进医院经济效益的提高

绩效管理实行绩效工资制，是以工作目标和岗位责任制为考核内容，以岗位职务序列、经济效益绩效考核指标等进行综合确定工资标准为表现形式的一种薪酬制度。对医院进行绩效管理能够将医院的战略目标与员工个人目标有机结合，建立绩效体制中奖惩机制，使员工的个人收入与医院和科室的效益密切相关，提升医院员工队伍的整体素质，达到工作最优效率，使医院能为民众提供更加高质量的医疗服务，提升患者的治疗满意度，增强全员节约成本意识，促进医院经济效益的提高。

第三节　医院绩效管理的影响因素

随着社会经济的不断发展，医院的人力、物力成本也在不断增加，由此导致很多医院经营困难，甚至出现了收不抵支的现象，这就需要医院通过综合管理来实现良好的经济效益，保证良性循环。而有效的绩效管理是实现这个目标的重要方式，其将会直接影响医院的管理水平、整体工作效率以及员工工作积极性。因此，通过探讨绩效管理的影响因素，以有效促进医院绩效管理的实施，提高医院效益。对于医院绩效管理而言，可将影响因素概括为内部影响因素、外部影响因素两个部分。

一、医院内部因素

（一）医院文化理念

医院文化建设是医院发展精神的重要展现，对医院绩效管理发展具有明显的推动作用，医院文化建设和绩效管理的相互融合发展，有利于提高医院的发展水平。医院文化是指医院在长期的医疗服务活动中创造并经过历史沉淀形成的，对医院员工具有导向、激励、约束作用，也是社会公众对医院的整体认知。随着我国当前现代医疗体系的发展，医院为了提升自身的发展水平，实现现代化的转型，需要加强对医院文化建设工作的重视程度，同时还要明确医院文化建设对医院绩效管理所带来的重要影响作用，从而使得工作人员的工作热情、工作积极性能够得到有效的提高，推动医院在当前时代下的稳定性发展。在进行医院绩效管理工作中，需要全面落实医院文化建设的主要思路，挖掘存在于医院文化中的精髓和主要内涵，从而突出医院绩效管理的人性化特征，使得每个工作人员可以自发性地开展日常工作。医院在制订绩效目标中，要确保员工在付出努力后都能顺利完成工作任务，以此提升员工的满意度与成就感。以医院文化作为基础，将以人为本管理理念贯穿于医院发展的始终，确保实现双方关系的联系与促进。在绩效管理模式制订的过程中，要更多地倾听医护人员的意见，医院领导人员要加强对医护人员的人文关怀，多方位地了解和解决医护人员在精神和物质方面的需求，形成统一性的意志。在绩效考评过程中，要深入和细化相应的工作，保证员工所有付出的努力都能够得到医院的肯定，重视给予优秀员工相应的物质和精神奖励。在进行医院绩效管理再融入医院文化建设内容时，要强化以人为本的管理理念，将以人为本管理理念贯穿于医院发展的始终，从而使文化精神制度可以贯彻和落实。根据医院绩效管理中的重点内容，有序地开展日常的服务工作，从而使医院文化和医院绩效管理相互渗透与融合，提高医院绩效管理水平和质量。医院的相关管理人员需要认识到医院文化建设和绩效管理工作相互融合的必要性和重要性，结合医院文化建设的现状，将医院文化完全地纳入医院战略发展工作中，当新的职工融入医院团体时，需要配备专业性的工作人员进行价值观的有效引导和普及，从而使新员工能够在内心中树立正确的工作目标，对自身的工作行为和工作意识进行良好的约束以及管理，提高后续工作的人性化特征，推动医院在当前时代下的发展。

（二）医院战略目标

绩效目标和医院战略核心相结合，对医院内部绩效管理的有效实施和服务数量的提升具有积极作用。医院总体战略关乎医院的长远发展，需要整合医院各项资源、调整各层级目标来保证战略目标的实现。绩效管理是确保战略目标与科室目标、个体目标相统一的最有效指挥棒，通过实施并落实绩效管理，可以保证医院整体业绩的有效完成，实现医院战略发展规划及目标。医院需制订符合自身发展特色的战略目标，并渗透延伸到医院的章程、科室目标、个体目标中。在医院组织战略明确之后，需要在发展战略的基础上，建立医院绩效管理目标，并且保证绩效管理目标具有一定的挑战性以及可衡量性。通过绩效管理目标的建立，可以让员工明确医院整体的发展规划，做到心中有数，从而具备一定的警惕心理，激励员工努力完成业绩，并且为员工提供努力的发展方向，从而切实保障医院整体绩效的有效完成。

医院战略目标的定位是医院未来发展的必要前提，战略目标的实现则需要医院管理者采用科学的管理方法，精细化绩效管理作为诸多管理方法之一，起到了不可替代的作用。精细化绩效管理细化到工作中的每一个环节，力求每一环节的精确化、科学规范化，通过对环节的管理，达到组织内有效沟通及环节的有效执行，激励医务人员，促进个人发展与组织战略目标的实现。制订医院绩效战略和战略目标、分解医院绩效目标、实施绩效考核、反馈和应用绩效结果等关键的绩效管理阶段中，都需要一个个强有力的绩效管理组织机构来推动、实施和监控，医院管理者的重视和支持、科室部门的有效管理和落实以及员工的积极参与等均构成了医院绩效管理得以有效实施的重要保障。因此，为了加强对医院绩效管理的保障，医院应当结合自身现实情况，建立科学、合理和有效的绩效管理组织以推动医院绩效管理工作的开展。

（三）医院绩效考核机制及体系

完善的医院绩效考核机制及体系是调动内部人员工作热情的关键，有利于促进医院绩效管理工作的有效落实。科学的绩效考核机制将使各科室人员的流动更为合理，使各学科人员自觉提高专业水平和工作能力，从而提升医院总体的医疗服务水平，发挥自身最大的工作潜力，提高医院整体的运行效率。在当前新医改攻坚克难的背景下，各级医院需根据自身发展需要自主优化薪酬结构，建立健全公平公正的绩效考核原则，实现多劳多得、优绩优酬，力求充分体现医务人员的技术劳动价值，建立医务人员为患者高效服务、行政后勤人员为医务人员高效服务的良好氛围，可有效提高内部总体的工作效率。部分医院管理层对绩效考核的认识不足，缺乏科学合理的顶层设计，未将绩效考核管理工作与医院的战略管理、目标管理充分有效结合，未将医院内部的绩效管理工作与医院外部相结合，容易造成绩效管理的混乱和低效能，对深化公立医院改革，实现医院高质量发展产生不利的影响。《关于2019年度全国三级公立医院的国家监测分析有关情况的通报》指出医务人员满意度虽较2018年有所提升，但整体仍然偏低，这也反映出医务人员积极性也是制约医疗服务能力水平的重要因素之一。因此，必须进一步改善医务人员薪酬待遇、工作内容和环境等，进一步调动工作积极性。但是，目前许多医院未制订与医院绩效考核相应的措施来促进指标的实现与提升，未使医院绩效考核与日常工作直接相衔接，成为医务人员的自觉行为，因此对真正落实指标的临床科室来说执行动力不足。医院要通过调整、健全内部绩效考核机制，调动全院职工的主观能动性，使全员主动参与到医院绩效考核工作中来。

目前，医院绩效考核体系已逐步由过去的收支模式转变为以工作量指标为导向的考核体系，多采用平衡计分卡（BSC）、相对价值比率（RBRVS）和关键绩效指标（KPI）等核算方法，考核指标缺乏一定的可比性和合理性，未充分考虑疾病危重程度和资源消耗的差异性，忽视了对医生医疗技术水平、继续教育及专科能力的关注，无法真实反映医生的服务效能，对医院的长远发展不利。医院绩效管理的顺利推进也需要制度法规强有力的支撑。医院建立健全的相关制度，使得医院绩效管理工作有章可循。将绩效管理工作制度化、标准化和规范化，一方面可以将绩效管理工作程序固化，有利于员工迅速掌握自身的工作流程和原则；另一方面绩效管理制度化有利于促进医院绩效工作过程更加透明、绩效决策更加科学合理，避免个人偏见等现象，体现医院绩效管理的公平、公正。合理设置考核指标，不仅要听取专家和员工的意见，还要对医疗工作进行定量的考核，对工作质的考核进行关注，将医院各个环节的内容与各方面的相关质量进行有效的结合。同时还要保障考核指标的全面性，从医疗服务质量、满意度、医生自身的道德素养等多个方面进行考虑，并结合新医改背景下的相关指标，促使绩效考核指标更加具体全面，不断提升绩效管理效力。最后还要重视考核制度的公平性，不断完善薪酬机制，在评判员工实力时，不仅要依靠员工的资历，还要给予全面、科学的考核与评判，从而最大限度地满足员工的精神需求和物质需求，激发员工的积极性和主动性，实现其自身在医院发展中的价值。

（四）医院组织管理结构及管理水平

高效的医院组织管理结构是保证绩效管理应用可以有效落实的坚实保障，占据着绝对的主导地位，只有保证内部组织结构的完整性，才能更好地发挥绩效管理的价值。医院绩效管理组织一般包含医院领导、相关职能部门、临床科室主任代表及员工代表等。首先，在医院层面建立绩效管理委员会，主要负责医院绩效体系的顶层设计，其职责一般包括制订医院战略蓝图和目标、对医院战略目标进行分解以及制订绩效管理相关的方案、政策等；其次，在科室层面建立绩效工作执行和控制组织，组织医院各科室绩效管理的实施和日常管理，对医院所有实行绩效管理的科室进行统筹管理；最后，绩效管理体系中被考核的主体是员工，员工对绩效管理参与度和认可度的高低，对医院绩效管理能否成功实施起着至关重要的作用。在实际的绩效管理应用中，医院首先需要明确绩效管理的重要性，并合理划分岗位，明确岗位职责，并根据绩效考核结果对内部组织管理结构进行适当调整。同时，根据岗位职责落实岗位责任制度，明确责任划分，增强工作责任感。绩效管理贯穿医院内部整体，联系人力、资源、考核、财务等多项管理环节，而高效的医院组织管理结构，可以最大限度发挥绩效管理的作用，提升内部整体的管理水平。

医院的内部管理水平对于增强医务人员满足感，调动医务人员工作积极性具有重要作用。从医院整体出发，员工作为医院的核心力量，通过有效地管理员工绩效，可以提高医院的服务水平及竞争力。从医院管理者出发，绩效管理可以使管理者更加重视沟通，同时减少员工的抵触情绪，可以将基层的问题及时全面地反映给管理者，便于管理者修正绩效计划。管理者是绩效考核的实施者，其管理水平和对医院管理的了解程度决定着绩效考核的水平，一旦管理者的考核指标或考核方法选择错误，会使员工行为偏离医院整体发展方向。从员工角度出发，良好绩效管理体系的建立可以帮助团队改善人际关系，推动管理水平的提升；医院各层级人员可以借助此体系更加清晰地找准自身定位，明确工作职责，把握自身优缺点，查漏补缺。

二、医院外部因素

（一）社会环境

随着社会的快速发展，我国医疗卫生事业的全方位改革成为时代的焦点，医院所处的社会环境也将会影响着绩效管理的目标与导向。现行的社会环境引导着医院进行改革，同时绩效改革是医院改革的支撑点，好的医院绩效管理可以提高员工的积极性，提升患者就医满意度及医院的竞争力。医院在新医改政策的深刻影响下，绩效管理理念和相关要求也会发生较大变化。随着新医改逐步落实，大多数医院建立了绩效管理体系，逐渐凸显了医院绩效管理的重要性。医院通过对绩效管理体系的逐步完善，使其综合效益得到大幅提升。但是，部分医院在绩效管理过程中还面临一系列问题，如绩效管理范围不全面、绩效指标不合理、信息化建设滞后等。因此，在新医改背景下，医院要采取有效措施，拓宽绩效管理的具体范围，明确绩效管理标准，完善绩效考核机制，健全绩效管理制度，加强信息化建设。只有多措并举，医院才能提升绩效管理水平，实现可持续发展。卫生管理部门大力引进绩效管理来提高医院的运行效率，加强对医院和医务人员的激励，提高医院的活力和积极性。随着医院间竞争日趋激烈，各级医院开始注重管理和运行的绩效，政府对医院的“放权让利”等措施增大了医院的自主化程度，提高了其运行效率。同时，在医院管理中也暴露出一些问题，如片面追求经济效益、重视经济指标和服务数量而忽视了服务质量和社会效益等。

在经济市场的引导下，我国部分医院逐渐建立起了完善的绩效管理制度，以实现医疗资源利用的最优解。但是，考虑到目前我国经济整体发展水平有限，国家对医院的投入也受到限制，医院在维持日常开支或科研时需要庞大资金支撑，在一定程度上追求经济效益也是形势所迫，但医院仍要履行其公益性的社会角色，承担起公共卫生服务、科研、教学以及人才培养等社会责任，这样才有利于医疗事业的蓬勃发展。在原有的绩效分配框架下，以经济利益为导向的模式会影响到医院、科室乃至医生的行为。加大社会效益指标内容和指标权重，使绩效考核不再单纯依赖经济指标，力求做到社会效益指标和经济指标均衡，从而体现公立医院公益性。因此，在进行绩效管理时，医院要平衡公益性与社会效益，积极落实好绩效管理工作，加强对员工绩效的管理，实现员工的自我价值，从而激发员工的工作热情，为广大群众提供可靠、优质的医疗服务。有效强化医院的服务意识，提高医院的服务质量和效率，加强对工作人员绩效管理可以有效提升工作人员的服务水平。制订合理化的绩效管理方案，医院在具体发展过程中要与外部环境相结合，同时确保内部的相关资源可以得到合理化应用，从而有效提高医疗资源利用率。另外，应根据不同的部门设置不同的考核体系，完善考核制度，综合科研成果、医疗技术水平、医风医德以及患者对医生的反馈等进行考核。如此一来，其可以使工作人员更具有计划性和合理性，还可以对相关工作进行全面监督，最大限度地提升人员的工作效率，充分发挥战略性的主导作用，更好地顺应医院的发展目标。

（二）政府层面

我国医院是医疗服务的供给主体，推进医院绩效管理是加强医院精细化管理、提升医院运行效率和公益性的必由之路。实现政府对医院的良好治理是现代医院管理面临的一个挑战，医院的绩效管理实施与医院的发展阶段相适应，不同阶段呈现不同特点，政府也在不同时期对医院提出不同要求。

公立医院开展绩效改革工作，能够有效地提升医院服务质量和整体发展水平。早在2010年，《关于公立医院改革试点的指导意见》便提出由行政部门组织对公立医院进行绩效考核，建立以公益性为核心的公立医院绩效考核管理制度。2015年，国务院办公厅对建立以公益性为导向的考核评价机制提出了具体规划，由卫生计生行政部门或专门的公立医院管理机构制订绩效评价指标体系，突出政策导向的功能定位、费用控制、运行绩效、成本控制和社会满意度等考核指标，考核结果公开且与医院财政补助、医保支付、工资总额以及院长薪酬、任免、奖惩等挂钩，建立激励约束机制。2019年国务院办公厅发布《关于加强三级公立医院绩效考核工作的意见》，提出由国家制订统一标准、关键指标体系和实现路径，以点带面，抓住重点，对三级公立医院进行逐级考核，形成医院管理提升的动力机制。各省份按照属地化管理原则，结合经济社会发展水平，对不同类别医疗机构设置不同指标和权重，提升考核的针对性和精准度；明确加强三级公立医院绩效考核工作的目的，是通过对三级公立医院实施针对医疗质量、运营效率、持续发展、满意度评价等四大方面的绩效考核，推动三级公立医院在发展方式上由规模扩张型转向质量效益型，在管理模式上由粗放的行政化管理转向全方位的绩效管理，促进收入分配更科学、更公平，实现效率提高和质量提升，促进公立三级医院综合改革政策落地见效。考核的实现路径具体依靠四大支撑体系：一是提高病案首页质量，加强以电子病历为核心的医院信息化建设；二是统一编码和术语集，由国家卫健委推行全国统一的疾病分类编码、手术操作编码和医学名词术语集；三是完善满意度调查平台，由国家建立公立医院满意度的管理制度；四是建立考核信息系统，目前已建立全国公立医院绩效考核信息系统，按照属地原则，全面开展三级公立医院绩效考核工作。

医院绩效管理的实质是以医院发展目标为导向、以医院绩效管理体系为手段，通过持续提升部门、个人的绩效管理，充分发挥员工的积极性，提高现代医院管理水平。2016年8月，习总书记将现代医院管理制度建设作为基本医疗卫生制度建设的重要领域和关键环节，要坚持以人民健康为中心，坚持医院的公益性，鼓励探索创新，把社会效益放在首位，实行所有权与经营权分离，实现医院治理体系和管理能力现代化。2017年国务院办公厅出台的《关于建立现代医院管理制度的指导意见》中明确提出健全绩效考核制度，将政府、举办主体对医院的绩效考核落实到科室和医务人员，对不同岗位、不同职级医务人员实行分类考核。建立

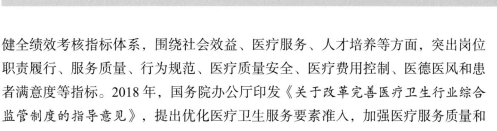

健全绩效考核指标体系，围绕社会效益、医疗服务、人才培养等方面，突出岗位职责履行、服务质量、行为规范、医疗质量安全、医疗费用控制、医德医风和患者满意度等指标。2018年，国务院办公厅印发《关于改革完善医疗卫生行业综合监管制度的指导意见》，提出优化医疗卫生服务要素准入，加强医疗服务质量和安全监管，加强医疗卫生机构运行监管，加强医疗卫生从业人员监管等任务。这也将促使医院进一步做好绩效管理改革，以便更好地适应新时期的监管要求。政府对医院的外部监管主要从医院准入条件设立、医院医疗质量管理、医疗安全管理三个方面进行。医院的准入制度表现为医院的设立、医务人员相应的执业资格取得、医疗技术的分类分级管理和大型医疗设备的准入管理。

（三）公众层面

绩效管理是医院管理中重要组成部分，可提升医院整体效益，规范职工日常行为及工作态度。医院绩效考核的一个重要维度是患者满意度，是衡量医疗机构服务质量的核心指标之一，其在一定程度上影响医院绩效管理。通过积极营造“公平、公正、公开、民主”的医院组织氛围，建设良好的医患关系，以提升患者满意度，可达到提升绩效管理水平的目的。

医院要认识到加强医患关系管理的重要性，加大力度建立长期的、基于信任和承诺的良好医患关系，而医院与患者之间紧密的良好关系会为医院健康发展和生存带来的巨大利益。医院的目标就是把患者的利益放在首位，关注患者，围绕患者设计医疗和护理服务，而不是以医院的利益或员工的方便为出发点。患者满意度是指就诊过程中对医疗服务的主观体验，可直接反映患者舒适度及医院医疗服务质量。随着经济的发展，人民群众的整体消费水平上升，愿意把资金投入健康医疗方面的群体越来越大，同时，对医疗服务和医疗质量的要求也越来越高。医院可以通过开展患者满意度调查工作，充分了解患者需求、对医疗服务质量及工作绩效的评价情况，便于针对性查找问题、追究责任，更好地整改日常医疗工作，优化医疗服务流程，为患者提供更加优质、高质量的医疗服务。将患者满意度作为医务人员及科室绩效考核指标，实行奖惩制度，对满意度较高的医务人员及科室定额奖励，对满意度不佳的人员及科室实施绩效惩罚制度。患者满意度直接与职工绩效奖金分配、评优评先挂钩，可起到激励职工工作积极性的目的，为患者提供更加优质的医疗服务，从而提升医院整体管理质量及医疗服务质量。此外，患者满意度还可以促进科室间互相学习、协作，对存在的问题加以改进，有利于提升医院市场竞争力，促进医院良性发展。

在新医改背景之下，应当注重构建患者满意的绩效考核体系，考核角度的重点应当从医务人员转向患者，将患者是否满意作为绩效考核的关键基础，以此保障医院绩效管理的质量，促进医院绩效考核管理工作的有效开展。完善医院自身内部的管理结构，在医院内实行医院和科室两级管理原则：一是医院对科室用药比例加强管理控制，然后科室管理人员对科内医护人员用药的合理性加强监管控制，鼓励使用经济实惠的药品，鼓励使用国家基本药物范围内的药品；二是要对全体员工实行合理的绩效考核制度，规范工作人员的行为，使全体工作人员在实际的工作中落实相关制度，增强工作的严谨性，提升患者对于医院的满意度。医务工作者以及医院在开展工作时，强调的是为患者提供优质的服务，而在对医务工作者进行绩效评价时，绝不可以仅将其工作量当作评价的唯一标准，应当同时关注服务水平与服务质量。评价的主要内容需涵盖患者的疾病是否取得良好治疗，是否对患者住院时间给予良好控制，医疗费用支付上是否合理，医务工作者的服务态度以及服务方式是否获得患者满意，所开展的检查工作以及用药是否科学等内容，以期真正构建出患者满意的绩效考核体系，提高患者对于医疗工作的总体满意度。

第四节　医院绩效管理的总体思路与方法

一、医院绩效管理的总体思路

（一）明确绩效管理目标

绩效管理的基础是医院的战略规划和管理目标。绩效管理要能够体现出在一定期间内科学动态地衡量员工工作行为和效果，通过制订客观有效的标准指标，对员工一定时期内的工作情况、对科室和医院的贡献方面做出公平合理的绩效分配，从而进一步提高医院整体工作效率，推进科室和医院的积极发展。在设置绩效目标时，要考虑其合理性和科学性，应设定多维度的目标，综合考察绩效情况。因而首先要明确医院绩效管理的目标，明确的目标定位能够对员工产生有效的激励，引导员工发挥主观能动性，最终实现医院的绩效目标。一是助力医院高质量发展：国家对三级医院进行规范统一考核工作开始于 2019 年初，各省市地方对医院的考核工作以各种形式在持续开展，由定量考核指标和定性考核指标构成，在院长绩效考核机制的引导和推动下，医院管理者开启了专业化、精细化的职业化管理路程；二是促进现代化医院管理制度建设：制度建设是现代医院管理的基础，结合国家和省市开展的三级医院绩效考核，各所医院对内部机构设置、人事管理、干部任免、岗位聘任及考核、内部分配、预算体系、人才引进等工作不断进行制度创新和管理流程的完善，以探索建立有效的现代医院管理制度。在绩效体系的导向作用下，可实现医院的良性发展。

（二）构建绩效考核指标体系

能够反映医院绩效的指标有许多，但庞大的指标体系会为评价的实施带来较大的难度，因而应建立简明而科学的评价指标体系。目前，我国医院绩效考核指标体系建设在指标选取方面充分考虑了我国医院的性质、功能等特性，但仍存在以下问题：指标设置不合理、指标权重分配不合理、缺乏有效的绩效考核。医院绩效评价指标体系应兼顾经济效益和社会效益，并且指标体系建立应包含如下路径：从政府、医院和患者三个角度选择关键绩效指标，而后进行指标权重分配和量化。衡量一个指标在整体体系中的重要性和价值的大小，需要将其量化后进行比较，这个量化值就是指标权重。权重的设置可以采用以专家咨询为主的主观赋权法，以及根据数据结果特征进行调整的客观赋权法，如因子分析法、聚类分析法等。三级医院绩效考核指标体系由医疗质量、运营效率、持续发展、满意度评价四个方面构成，医疗质量与患者安全是医疗服务的根本，应当高度重视医疗质量与患者安全，进一步提高医疗质量维度在三级医院绩效考核中的权重，确保医疗质量与患者安全的持续改进。建立更为全面、系统的医疗质量考核指标体系，进一步完善医院绩效考核指标所需相关数据，科学合理、客观公正地评价各学科的绩效管理水平，以保障医院高效运行。

（三）设置专业绩效管理组织

医院绩效管理工作的特殊性决定了绩效日常管理需要设立绩效管理办公室作为专职机构，协调其他医院行政管理部门统筹开展日常绩效管理工作。一般来说，国外通常由政府设立固定的机构、部门或第三方组织对医院进行考评。在我国，医院的考核主体仍不够明确，缺位、越位、职能交叉等现象时有发生。绩效管理是一个长期的、连续的过程，我国应成立专门的、规范的机构或组织来负责评价指标制订、与利益相关者沟通合作、绩效评价的实施与监督等一系列工作。医院的绩效管理是一项系统性工程，需要全院多个部门共同参与才能完成，可以参照临床科室常用的多学科诊疗团队（multi-disciplinary team，MDT）模式，组建由各部门组成的绩效管理领导小组，主要由财务、人事、医务、医保、信息、病案、护理等部门人员组成，并下设绩效管理工作办公室。同时可根据需要设立专家咨询组，将医院各个管理职能部门凝聚在一起，进行多部门协同合作，解决绩效管理中出现的各类问题。设立专职绩效管理办公室，成立医院运行管理委员会，建立临床科室和职能处室联动管理机制。在院级层面，成立医院运行管理委员会负责医院整体运行的管理机构，制订相关运行管理制度，由院办公室负责日常运转。通过建立临床科室和职能处室的联动管理机制，将临床医技科室与行政管理部门、后勤保障部门形成有机统一体。

（四）实施精细化成本核算流程

成本核算流程是落实全成本核算工作的关键点，健全的全成本核算体系，完善的成本核算流程，有利于促进医院的快速发展。随着医改的持续深入，医院的经济运行环境也发生了显著变化，依赖“外延式发展、政策性补助、收费上调”等外部条件谋求发展的空间越来越小，因此，强化成本核算与控制是增强其经济运行效能的重要抓手和有效手段。2015 年 5 月，《国务院办公厅关于城市公立医院综合改革试点的指导意见》提出要强化公立医院精细化管理，加强医院财务会计管理，强化成本核算与控制，建立以成本和收入结构变化为基础的价格动态调整机制。2021 年初，国家卫健委和国家中医药管理局联合颁发《关于印发公立医院成本核算规范的通知》（国卫财务发〔2021〕4 号），提出医院成本核算应当满足内部和外部管理需求，包括成本控制、医疗服务定价、绩效评价等。新财务、会计制度的实施以及医院绩效管理的实践要求医院必须改变传统的财务管理职能，建立新形势下的财务管理制度以促进医院绩效管理的实施，而其核心主要在于树立医院财务管理职能新理念，加强财务管理信息化建设，促进预算、成本核算和绩效管理的联动三个方面。医院运营成本控制既是绩效管理实行的基础与条件，又以绩效管理为最终目标。然而，医院未能正确认识与处理两者之间的关系，主要表现在四个方面：①未正确理解成本控制与绩效管理；②偏重经济效益；③成本控制机制不合理；④缺乏正确的人力资源开发观念。另外，我国医院成本核算仍存在对成本核算工作认识不足、成本核算单元不统一、成本核算方法不统一、成本信息采集困难、成本结果应用不充分以及信息化支撑不足等诸多待完善的问题。

（五）搭建绩效管理信息化平台

全面推进智慧医院建设，依托先进的信息化手段和网络数据平台，建成完善的医院绩效管理信息系统。信息化为科学医院绩效管理提供技术支撑，建立科学的医院绩效管理体系，对保证绩效管理顺利进行发挥不可或缺的作用。建立基于大数据的医院绩效管理信息化平台，构建大数据在医院绩效管理中应用的信息化实施路径，将医院各类信息数据进行整合，统一归集到指标数据库中，实现数据共享，通过设定绩效目标值、绩效考核、分配核算等绩效流程，完成对绩效过程与结果的考核，最终利用大数据多元化将其展示提供给科室、员工，有效地提高绩效管理效果。应用大数据对医院经营状况、员工素质、外部环境进行全面分析，制订出科学的战略规划。建立信息化监测考核平台，构建信息系统共享平台，有利于融合医院内部各类系统，规范挂号、收费、检查、检验、手术、电子病历等24个关键业务流程，信息系统数据对职能部门开放，开展指标日常监测和考核；对临床科室开放，实现信息公开、共享，以促进医院和科室管理者分析、比较和改进。例如，临床科室绩效考核评分系统，由牵头考核的职能部门每月对临床科室进行考核评分，临床科室登录系统进行考核结果信息核对，双方沟通反馈、达成共识，再通过绩效考核工作例会进行专题讨论，努力做到公平、公开、公正、透明。

（六）完善绩效考核反馈机制

建立并完善绩效考核反馈机制，是医院在实际工作所需要的，也是绩效考核所要达到的标准。在新医改背景下，医院在针对医务人员绩效考核时应深入把握以下原则：兼顾公益性和医务人员的劳动价值，构建可量化、可操作的绩效考核指标，重点关注医务人员的劳动价值补偿问题，重视医务人员的执业环境，构建绩效追踪与反馈机制。传统的“德、能、勤、绩”的考核体系已不能适应当前医院管理人员绩效考核的现状，应综合利用360°考核、关键绩效指标等方法，在科学分析管理人员岗位职责的基础上，合理选取指标和分配权重，并有效运用绩效考核的跟踪和反馈机制，以达到准确、有效考核管理人员的目标。实现床位动态管理，打破病区、专业限制，使床位效率最大化。多维度的绩效沟通是绩效考核管理高效运行的有力保障，通过持续的双向沟通，可以发现绩效考核存在的问题，并予以相应的改进，及时解决分歧。同时，应积极创新绩效沟通方式，可以通过建立电子信息平台，畅通意见反馈途径，使问题得到高效解决。考核结果的反馈沟通是绩效考核全过程中的重要环节，通过绩效考核发现日常工作中的不足，并将问题及时反馈至管理人员，同时接受管理人员对具体问题的意见反馈，被考核人员拥有对考核结果的申诉权利，由此形成双向反馈沟通机制，既有利于发挥绩效考核促进工作提升作用，又能起到完善绩效考核管理的目的。

二、医院绩效管理的方法

（一）目标管理

所谓目标管理（management by objectives，MBO），即通过制订和和分解组织目标，明确责任，实施具体措施，并考核完成目标情况以及进行奖惩，是以员工自我管理为抓手，实现组织战略目标的一种管理模式。最早是由美国管理学家德鲁克（Peter F. Drucker）在1954年出版的*The Practice of Management*提出的，认为并不是有了工作才有目标，而是相反地有了目标才能确定每个人的工作。目标管理是管理层和组织成员共同制订组织目标并由管理层向组织成员传达这些目标，然后决定如何按顺序实现每个目标的过程。这一过程有助于组织成员在实现每个目标时看到他们的绩效成果，增强了其工作积极性和成就感。因此，管理者应该通过目标对下级进行管理，当组织最高层管理者确定了组织目标后，必须对其进行有效分解，转变成各个部门以及各个人的分目标，管理者根据分目标的完成情况对下级进行考核、评价和奖惩。目标管理提出后，先后在美国、西欧、日本等许多国家和地区得到迅速推广，被公认为是一种切实有效的绩效管理方法。

目标管理的一个重要部分是衡量和比较员工的实际绩效与目标绩效。目标管理的指导思想以美国行为科学家麦格雷父提出的“Y理论”为基础，也就是当员工自己参与目标设定并选择其应遵循的行动方案时，他们更有可能履行自己的职责。目标管理的核心是领导层通过引入一系列具体目标来管理其下属的过程，这些目标是员工和公司不久的将来要努力实现的目标，实现目标管理的五个步骤：①制订组织目标；②分解组织战略目标；③目标实施过程；④评估完成目标的成效以及奖惩；⑤反馈。

（二）关键绩效指标

关键绩效指标（key performance indicators，KPI）是建立在目标管理法与帕累托的“二八定律”理论基础上的，其认为抓住20%的关键行为进行分析和衡量，就能抓住80%的绩效管理重心。它是对组织的战略目标进行全面的分解，分析和归纳出支撑组织战略目标的关键成功因素，再从中提炼出组织、部门和岗位的关键绩效指标进行管理。

关键绩效指标是实现组织战略目标的绩效指标体系，具有可衡量性和可操作性。它是战略目标分解的部分重要的结果，而这些结果对组织价值创造起到关键驱动作用，同时给完成组织战略目标和改进运营绩效提供了重点，有助于集中精力在最重要的事情上，也为决策制订提供分析的基础。关键绩效指标体系建立的关键是如何通过自上而下分解战略目标，将绩效指标落实到组织、部门和个人。其目的是建立一种机制将战略转化为内部管理过程和活动，是连接个体绩效与组织战略目标的一个桥梁。建立切实可行的 KPI 体系，是绩效管理成功的关键，指标选取要遵循 SMART 原则，即 S（specific）具体化、M（measurable）可衡量、A（attainable）可达到、R（realistic）现实性、T（time bound）时限性。关键绩效指标考核法在绩效管理领域有广泛的应用，原因有以下三个优点：①源于组织战略目标，强调战略目标的重要性，始终确保战略对关键绩效指标的动态牵引；②将组织战略目标分解到个人绩效，让个人绩效和组织战略保持动态一致，有助于战略目标的实现，达到组织和员工共赢的效果；③抓关键重点工作，以小见大，排除庞杂的一般指标，不让战略目标失焦。

（三）平衡计分卡

平衡计分卡（balanced score card，BSC）是将组织的战略目标分解成可计量的绩效目标，主要从财务、客户、内部流程、学习与成长四个维度去衡量的绩效管理体系。它超越了传统的仅从财务角度来衡量组织绩效的测评方法，能有效克服传统的财务评估方法的滞后性、偏重短期利益和内部利益以及忽视无形资产收益等诸多缺陷，使管理者从财务、客户、内部业务流程和学习与成长四个方面综合全面地考察组织，将组织的战略落实为可操作的衡量指标和目标值的一种新型绩效管理体系。所谓“平衡”的理念，强调内外部环境的平衡、财务指标与非财务指标的平衡、结果性指标与动因性指标之间的平衡、短期目标与中长期目标的平衡。能够将企业的愿景、使命和发展战略落到实处，并转变为具体的目标和考核指标，使企业的经营计划和战略目标的统一，提高组织长期竞争力。

绩效管理须始终以组织的总体战略为纲，把绩效管理变成战略目标执行过程，按照平衡计分卡的四个维度对组织不同阶段的战略目标逐层分解，转化为具体的行动方案，各项活动的开展紧紧围绕战略目标这一主线，通过设置相应的绩效指标和确定指标权重系数，从而构建基于平衡计分卡的绩效管理体系，全面、综合考量组织的运营管理状况。①财务维度：平衡记分卡将医院的财务战略目标与各个科室以及个人的财务目标联系起来，通过提高医疗资源利用率、降低成本费率以及建立科学的绩效考核制度来增加科室收入，进而增加医院的财务收入；②内部流程维度：医院的绩效目标的达成是需要多部门协助完成的，转诊程序是否顺畅、入院手续是否便捷、术前检查项目是否高效等等，都会影响到整个绩效目标的完成；③客户维度（患者维度）：平衡记分卡在患者维度重点关注的是医疗质量，其中包括患者满意度以及医疗纠纷率；④学习与成长维度：医院必须在平衡记分卡中有体现学习与成长的绩效评价目标，这是医院能完成长期战略目标的力量源泉。

（四）相对价值比率考核法

RBRVS 是通过计算工作中消耗的资源，以相对价值作为绩效评价尺度，支付医务人员劳务费的绩效评价方法。基于资源的相对价值比率是用于确定医师劳务费用应支付金额的方法，对于每一个 RBRVS 中的通用操作术语代码都是使用医生工作量、医疗项目成本、医疗事故责任成本这 3 个独立因素确定其相对价值，这些的平均相对权重分别是医师工作量（54%）、医疗项目成本（41%）和医疗事故责任成本（5%），确定医师工作价值的方法是 William Hsiao 的主要贡献。在此基础上，如果有新的医疗项目，美国相对价值更新委员会通过新的医疗项目对比现有代码中涉及医生的工作内容，来确定每个新代码的相对价值。由美国医学会制订的《医疗保险相对价值系数》等同于中国物价局制订的医疗收费价目表。由执业费用审查委员会确定的医疗项目成本包括提高医疗服务时使用的医用耗材和非医师劳动相关的直接费用，以及所用医疗设备的成本，另外还包括一些间接费用。在 RBRVS 的开发中，医生工作量（包括医生的时间、脑力劳动、技能水平、判断力、承受的压力和医生的教育）、医疗项目成本和医疗事故责任成本都被纳入计算结果中。费用的计算结果会因地区不同而进行调整。但 RBRVS 本身不针对其代码的相对价值、医疗服务质量、严重程度和医疗需求进行调整。

（五）疾病诊断相关分组

DRGs 是按照国际疾病分类（International Classification of Diseases，ICD）的诊断码和操作码，基于住院患者个人特征，如患者年龄、性别、临床主次要诊断、病种、住院时间、患病严重程度、护理依赖程度及并发症等因素，将临床特征相似、住院时间和消耗资源相同的患者分入大约 600 个诊断相关组，然后以组为单位打包，确定价格、收费和医保支付标准，通过制订统一的疾病诊断分组和分组定额支付标准，实现医疗资源利用标准化。

DRGs 在绩效管理的应用中，主要包括 DRGs 组数、DRGs 总权重、病例组合指数值、时间效率指数、费用效率指数、低风险组死亡率这六个核心评价指标。根据各个核心指标的定义，将上述六个指标分别归入以下三个评价维度：①医疗服务产出，包括主要疾病分类、DRGs 组数、总权重、相对权重和病例组合指数。DRGs 组数可以用于评价同类型不同医院的诊疗能力，不适用评价医院内部单一科室。②医疗服务效率，是利用费用消耗指数、时间消耗指数来衡量。当费用消耗指数、时间消耗指数大于1，表示医疗费用较高或住院时间较长；在此情形下，医院应当缩短患者平均住院日，减少过度医疗，降低医疗成本。③医疗服务质量，利用低风险组和中低风险组的死亡率来衡量。用中低风险组死亡率来衡量的原理是：病例并不危重，一旦发生死亡，意味着死亡原因很可能不在疾病的本身而在临床成管理过程。当前，我国医院主要采用的绩效工资计算模式主要是收支结余法和基于RBRVS的绩效奖金分配，但是这些模式均存在不足，不能完全满足医改要求，尤其是实行了DRGs收付费的地区。因为DRGs结算与传统按项目付费的结算方式不同，给传统的与收费项目密切关联的医院绩效奖金核算带来了冲击和挑战。DRGs能够控制不合理的医疗费用，但也可能导致科室慎用新技术和开展新项目，因为这些患者疾病治疗费用较高，但病例分组权重并不一定能体现新技术的难度和患者的危急程度，甚至出现推诿危急重症、合并症和并发症较多的患者，所以需要在病例权重设置中体现对高新技术的倾斜，但同时也要对高新技术的评选进行严格的控制。在按医疗服务项目付费时可能倾向多提供服务，可能“过度医疗”比较普遍，DRGs付费可能会由于成本压力而转变为“过少服务”。科室为了达到控费的目的，可能会尽量缩短住院日，提前让患者出院，或通过分解住院、分解手术的方式，患者的医疗服务质量和医疗安全将会受到较为严重的影响，同时也容易引起患者的不满意和发生不必要的医疗纠纷。

三、医院绩效管理的方法比较

MBO的优势与局限性：① MBO的优势。医院实施目标管理后，科室与职工明确了国家最新政策、医院整体目标、分工与合作，将科室及个人的发展与医院目标结合，激发了职工的工作兴趣和价值。同时，也改进了管理方式，提高了科室及员工的凝聚力。② MBO的局限。实现对全院各科室目标完成情况的实施监测需要高效的信息系统作支撑，将消耗一定的人力、物力和财力。目标管理体系中指标及目标的制订，督导与落实，激励与奖惩等措施需根据当年国家医改政策、医院实际情况进行调整与完善，需要多部门协作、持续性改进。

KPI的优势与局限性：① KPI的优势。目标明确，通过KPI指标的整合和控制，使员工绩效行为与目标要求的行为相吻合，有利地保证了医院战略目标的实现；另外，有利于组织利益与个人利益达成一致。策略性地指标分解，使医院战略目标成了个人绩效目标，员工个人在实现个人绩效目标的同时，也实现了医院总体的战略目标，从而达到共赢。② KPI的局限性。KPI并不是针对所有岗位都使用，并且指标比较难界定，其更多是倾向于定量化的指标，这些定量化的指标是否真正是对医院绩效产生关键性的影响，无从而至；同时 KPI 会使考核者过分地依赖考核指标，而未考虑人为因素和弹性因素，会产生考核上的争端和异议。

BSC 的优势与局限性：① BSC 的优势。BSC 可以将抽象的、比较宏观的战略目标分解，细化并具体化为形成具体可测的指标。同时其考虑了财力和非财务的考核因素、内部与外部、短期利益和长期利益的相互结合，改变了其缺乏前瞻性的缺陷，能够统筹战略决策开展管理与绩效评价，将财务与非财务指标都纳入了部门业绩的考评中。② BSC 的局限性。BSC 的系统庞大，实施难度大，工作量也大，操作及初期推动相对烦琐，对企业推动人员素质要求较高，短期很难体现其对战略的推动作用。

RBRVS 的优势与局限性：① RBRVS 的优势。以 RBRVS 工作量为基础的绩效方案，将消耗资源进行量化后折算出相对值，侧重于成本的控制，有利于员工形成成本控制意识。另外，RBRVS 评估系统体现了服务项目的劳务价值，向临床一线、关键岗位、关键技术倾斜，可有效调动工作积极性。② RBRVS 的局限性。RBRVS 评估系统考虑了不同医疗项目的相对价值，而对于同一个医疗服务项目，不同的人群、病种、风险程度也不一样，医疗服务能力也有差异，这种差异化的计算现阶段在 RBRVS 模式下很难实现，治疗结果和质量评价需与个体差异和医生临床能力评价相结合。

DRGs 的优势与局限：① DRGs 的优势。可以直接反映医生的工作数量、难易程度、成本、风险等，并清晰量化，适合对收治疑难病例较多的高级医院的医师绩效评估。同时，DRGs 将费用消耗指数等指标与医师绩效挂钩，能够有效控制患者费用的不合理增长，实现外部公平性。② DRGs 的局限。对病案首页有关国际疾病编码等信息填写要求很高，DRGs 绩效分析结果的可靠性会产生不利影响。DRGs 主要面向住院服务的绩效评价，门诊、护理和医技科室不适用，也无法对科室未入组情况进行绩效评价。

通过对以上各个绩效考核方法体系的系统的全面对比分析，总结出各种绩效考核方法的优势与局限性，可以有效地使医院根据自身实际在绩效管理实践中发挥最大效用。另外，当前我国医院改革迫切需要将现代医院管理制度从理论研究推向具体实践，特别是医院决策机制方面。从医院治理的中观层面来看，决策机制与医院自身的权力架构及制衡息息相关。在现代医院管理制度背景下，建立规范的医院决策机制成为提高医院管理水平的重要途径。因此，需要建立现代医院管理制度下医院决策机制评价指标体系，了解我国医院适应现代医院管理制度新形势的运行过程中面临的短板与困境，为健全医院决策机制提供参考依据，提高医院决策的效率。

参考文献

[1] 何安南, 孙礼侠. 公立医院“医疗组”模式下绩效管理体系的构建［J］. 中国卫生经济, 2018, 37(4): 80-82.
[2] 谢世堂, 尹金淑, 张梦平, 等. 北京市公立医院内部绩效考核分配现状与思考［J］. 中国医院管理, 2015, 35(4): 12-15.
[3] 高玉铮, 杨蕊, 黄二丹. 健康中国背景下公立医院绩效管理的实施路径——基于北京与上海公立医院绩效管理的比较［J］. 卫生经济研究, 2019, 36(7): 17-20.
[4] 张薇琪, 赵蓉, 王昊宁, 等. 多院区公立医院患者满意度测评管理探索与实践［J］. 中华医院管理杂志, 2022, 38(4): 280-284.
[5] 王先利, 黄燕萍, 庞艳玉, 等. PDCA循环管理法在妇产科医院临床药师绩效管理中的应用［J］. 中国药学杂志, 2019, 54(18): 1534-1538.
[6] 唐庆华, 张际, 王净, 等. PDCA循环法在医院绩效管理中的应用研究［J］. 重庆医学, 2015, 44(12): 1713-1715.
[7] 沈晓, 夏冕. 公立医院绩效管理与薪酬设计［M］. 武汉：华中科技大学出版社, 2020.
[8] 朱胤, 石泳制, 张英. 医院绩效管理［M］. 北京：清华大学出版社, 2021.
[9] 袁勇. 基于按病种分值付费(DIP)制度的医院绩效管理探索［M］. 广州：暨南大学出版社, 2021.
[10] 张侃, 耿捷. 现代医院管理软科学［M］. 西安：西北大学出版社, 2021.
[11] 杨振宙. 新“国考”形势下公立医院内部绩效管理［J］. 山西财经大学学报, 2020, 42(S2): 31-32, 45.
[12] 王霞, 张瑶, 曾多, 等. 公立医院绩效考核指标体系用于医院内部考核的方法与实践［J］. 中国医院, 2022, 26(4): 8-11.
[13] 王霞, 潘登, 张瑶, 等. 医院绩效管理系统设计实践与思考［J］. 中国医院管理, 2020, 40(11): 73-75.
[14] 王亚兰. 基于内部控制的公立医院预算绩效管理探析［J］. 卫生经济研究, 2020, 37(10): 69-71.
[15] 孙文. 新医疗模式下公立医院精细化绩效管理改革实践［J］. 卫生经济研究, 2019, 36(8): 66-68, 71.
[16] 李恺慧, 何志洪, 韩丽娟. 柳州市人民医院基于价值提升的绩效管理机制建设实践［J］. 中国医院, 2022, 26(3): 83-84.
[17] 陈民. 基于学科建设的医院财务管理水平提升探讨［J］. 财会通讯, 2011(14): 152-153.
[18] 李冰. 公立医院绩效管理的实践与探索——以山西省人民医院为例［J］. 山西财经大学学报, 2019, 41(S2): 56-59.
[19] 王虹. 以绩效管理为平台全面提升经济运行管理水平［J］. 中国卫生经济, 2011, 30(11): 98-99.
[20] 赵浴光, 邱永强. 三级甲等医院绩效评价对患者满意度的影响研究［J］. 中国医院管理, 2020, 40(8): 64-67.

［21］易松, 谭东辉. 我院精细化绩效管理的实践与思考［J］. 中国医院管理, 2018, 38(12): 97-98.
［22］韩团香. 公立医院绩效管理存在的问题及改进建议［J］. 财务与会计, 2021(23): 72-73.
［23］万俊茹. 公立医院绩效预算管理探究［J］. 会计之友, 2020(8): 117-121.
［24］陈晔, 董四平. 我国三级公立医院绩效考核指标体系解读与评析［J］. 中国卫生政策研究, 2020, 13(2): 19-25.
［25］马谢民. 三级公立医院绩效考核指标中医疗质量指标及相关问题探讨［J］. 中国医院管理, 2022, 42(4): 49-52.
［26］焦贵荣. 基于DRGs付费的公立医院内部绩效管理体系构建［J］. 会计之友, 2021 (24): 65-73.
［27］刘英梅, 毕春梅, 许涛, 等. 某三甲医院科室成本精细核算与管理实践探索［J］. 中国医院, 2022, 26(2): 77-79.
［28］夏培勇, 黄玲萍. 医院成本核算范围与口径探讨［J］. 卫生经济研究, 2022 (1): 10-12.
［29］王鸿鹄, 周慧琴. “全成本核算”模式下绩效预算的推进与探索［J］. 山西财经大学学报, 2021, 43(S2): 62-63, 71.
［30］刘泉伶, 于丽华, 张振忠. 基于作业成本法核算手术项目成本流程探讨［J］. 中国卫生经济, 2016, 35(6): 88-91.
［31］田丽, 郝艳华, 王晓萍, 等. 基于信息化平台的绩效管理助力护理质量提升［J］. 中国护理管理, 2018, 18(9): 1157-1159.
［32］李江峰, 任毅, 刘淑红, 等. 大数据在医院精细化绩效管理中的应用研究［J］. 中国医院管理, 2020, 40(6): 79-82.
［33］王汉松, 黄瑾, 余嘉俐, 等. 基于“两切断、一转变”的医院绩效考核和分配制度改革实践与探索［J］. 中国医院管理, 2020, 40(11): 14-17.
［34］刘杰, 颜涛, 王峦, 等. 我国公立医院管理人员绩效考核开展情况及差异性分析［J］. 中国医院, 2022, 26(4): 2-4.
［35］马万里, 潘江涛, 魏肖, 等. 优化公立医院绩效考核管理的对策思考［J］. 卫生经济研究, 2022(2): 1-4.
［36］彼得・德鲁克. 管理的实践［M］. 北京：机械工业出版社, 2006.
［37］周海龙. 支付方式改革背景下的DRG成本核算探析［J］. 中国卫生经济, 2022, 41(1): 88-92.
［38］高婧媛, 韩建峰, 马欣, 等. 基于公立医院绩效考核的目标管理体系构建与实施［J］. 中国医院管理, 2021, 41(8): 47-50.
［39］彭伟, 刘艳, 代凯利, 等. 国内护理人员绩效评价研究现状分析与探讨［J］. 现代预防医学, 2017, 44(11): 2000-2002.
［40］陈芳. 基于BSC的医院内部审计绩效评价指标体系构建［J］. 会计之友, 2022(4): 132-136.
［41］张瑜, 聂晓敏. 基于RBRVS和KPI的急诊科绩效管理体系探讨［J］. 中国医院管理, 2022, 42(5): 82-84.
［42］温美林, 颜涛, 徐飞, 等. 基于RBRVS理论的绩效改革探索与实践［J］. 中国医院管理, 2021, 41(12): 84-87.
［43］向前, 李文源. 医院绩效评估方法的选择［J］. 卫生经济研究, 2015(3): 26-28.

[44] 谢珮, 朱平华, 庞婷, 等. 现代医院管理制度下公立医院决策机制评价指标构建研究 [J]. 中国医院, 2022, 26(4): 19-21.
[45] 唐庆华, 张际, 王净, 等. PDCA循环法在医院绩效管理中的应用研究 [J]. 重庆医学, 2015, 44(12): 1713-1715.
[46] 刘莹. 公立医院内部控制建设现状及完善措施——以北京儿童医院为例 [J]. 财务与会计, 2022(2): 70-72.
[47] 虞烨. 我院内部绩效管理项目的实施与优化 [J]. 中国医院管理, 2016, 36(6): 63-65.

第三章　医院绩效管理的理论基础

正如前文所述，绩效管理是一个完整的循环系统，其包含绩效计划、绩效控制、绩效评价和绩效反馈四个主要环节，每个环节都扮演着不同的角色，且环节内部的运行均建立在一定的理论基础之上。综合相关研究成果，一是激励理论，包括需求层次理论、双因素理论等；二是系统管理理论，包括一般系统论、控制论、信息论等。

第一节　激励理论

一、激励理论概况

20 世纪初，激励问题开始受到管理者的重视，随着研究的深入逐渐形成了完整的理论体系。激励理论，即研究如何调动个人积极性的理论，主要通过管理方式和管理手段，满足个人动机和需求，从而达到激励员工、提升工作积极性的目的，提升员工和组织工作效率。奖励的目的是激发人们采取正确行为的动机，调动其自觉性和创造力，最大化其主观能动性来创造利益。在现代企业管理和发展过程中，激励理论是评估工作绩效的重要理论基础，通过满足人的需要而实现组织的目标有一个过程，即需要通过制订一定的目标影响人们的需要，从而激发人的行动，当某种需要获得满足以后，其激励作用便会终止。所以满足员工不同层级水平的需要，可以提高组织绩效，并不断完善绩效评估机制进而提高工作效率。激励方法主要是结合必要的奖惩措施，创造良性的工作环境，建立行为准则指导员工的行为。在绩效管理过程中必须获得激励的良好支持才能充分发挥作用。根据激励侧重点不同，学术界一般将激励理论划分为四个领域（图 3-1）。

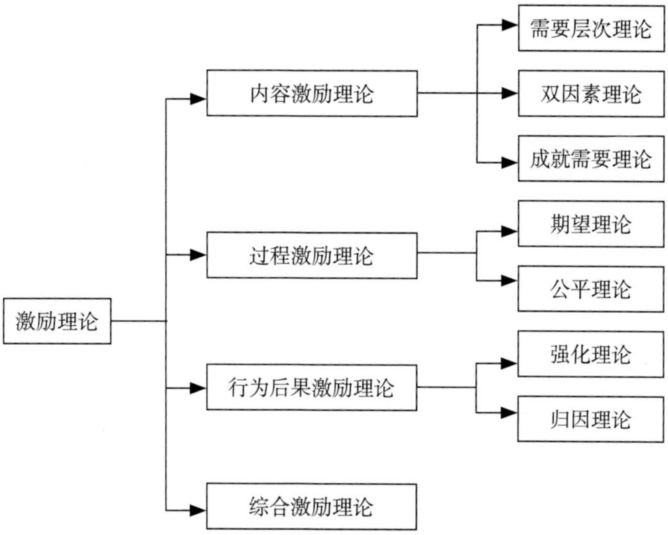

图 3-1　激励理论主要代表

（一）内容激励理论

内容型激励理论是指针对起激励作用的因素与激励原因的具体内容进行研究的理论。该理论以个人需要为立足点，关注员工的需要及需要背后的动机，根据员工的需要进行激励，即人们需要什么就满足什么，旨在以本体需要为诱因，从而激发人的行为动机。内容型激励理论研究的重点是激发动机的诱因，主要包括马斯洛的需要层次理论、赫茨伯格的双因素理论和麦克利兰的成就需要理论。

1. *需要层次理论*

需要层次理论由美国知名心理学家亚伯拉罕·哈罗德·马斯洛于 1943 年初次提出，该理论认为人类的需要可以分为五个层次，分别是生理的需要、安全的需要、友爱和归属的需要、尊重的需要和自我实现的需要，且这五类需要应从低到高逐级实现，在低层次的需要得到满足后，高层次的需求就会出现，但高层次需要满足后，并不排斥低层次需要的存在。

（1）生理需要：维持人类生存所必需的身体需要。

（2）安全需要：保证身心免受伤害。

（3）归属和爱的需要：包括感情、归属、被接纳、友谊等需要。

（4）尊重的需要：包括内在的尊重（如自尊心、自主权、成就感等需要）和外在的尊重（如地位、认同、受重视等需要）。

（5）自我实现的需要：包括个人成长、发挥个人潜能、实现个人理想的需要。

1954 年，马斯洛又把人的需要层次发展为七个，由低到高分别为：生理的需要、安全的需要、友爱与归属的需要、尊重的需要、求知的需要、求美的需要和自我实现的需要。马斯洛把七种基本需要分为高、低两级，其中低级需要通过外部条件让人满足，包括生理需要、安全需要、社交需要（如借助于工资收入满足生理需要，借助于法律制度满足安全需要等）；高级需要则是从内部使人得到满足的，包括尊重需要、自我实现的需要（如通过他人的认同和赞扬实现尊重的需要，借助升职实现自我实现的需要等），而且一个人对尊重和自我实现的需要是永远不会感到完全满足的。

马斯洛认为，只有低层次的需要得到部分满足以后，高层次的需要才有可能成为行为的重要决定因素，七种需要是按照等级逐步上升的，当下一级需要获得基本满足以后，追求上一级的需要就成了驱动行为的动力，但这种需要层次逐渐上升并不是遵照“全”或“无”的规律，低层次的需要在得到部分满足后，便会产生高层次的需要。事实上，社会中的大多数人在正常的情况下，他们的每种基本需要都是部分得到满足。高层次的需要比低层次需要更有价值，人的需要结构是动态的、发展变化的。因此，通过满足职工的高级需要来调动其生产积极性，具有更稳定、更持久的力量。

2. 双因素理论

在马斯洛需要层次理论的基础上，美国的行为科学家弗雷德里克·赫茨伯格于 1959 年提出了双因素理论，又称激励 - 保健因素理论。他将企业中有关因素分为保健因素和激励因素两类。保健因素相当于马斯洛提出的生理需要、安全需要、感情需要等较低级的需要，侧重于工作环境或条件方面，其目的在于降低不满意度；激励因素则相当于受人尊敬的需要、自我实现的需要等较高级的需要，侧重于工作本身或具体内容，其目的在于提高满意度。同时该理论认为只有那些属于激励因素的激励才能更好地调动人的积极性。

保健因素包括公司政策、管理措施、工资、人际关系、监督、物质工作条件、福利等。当这些因素恶化到人们认为可以接受的水平以下时，就会产生对工作的不满意。但是，当人们认为这些因素很好时，它只是消除了不满意，并不会导致积极的态度，这就形成了某种既不是满意、又不是不满意的中性状态。那些能带来积极态度、满意和激励作用的因素就叫做“激励因素”，这是那些能满足个人自我实现需要的因素，包括成就、赏识、挑战性的工作、增加的工作责任以及成长和发展的机会等，如果具备了这些因素，就能对人们产生更大的激励。双因素理论强调，不是所有的需要得到满足都能激励起人的积极性。只有那些被称为激励因素的需要得到满足时，人的积极性才能最大程度地发挥出来。如果缺乏激励因素，并不会引起很大的不满。而保健因素的缺乏，将引起很大的不满，但具备了保健因素时并不一定会激发强烈的动机。赫茨伯格也明确指出，在缺乏保健因素的情况下，激励因素的作用也不大。

从这个意义出发，赫茨伯格认为传统的激励假设（如工资刺激、人际关系的改善、提供良好的工作条件等）都不会产生更大的激励；它们能消除不满意，防止产生问题，但这些传统的“激励因素”即使达到最佳程度，也不会产生积极的激励。按照赫茨伯格的意见，管理者应该认识到保健因素是必需的，保健因素只能使人不会不满意，只有激励因素才能使人产生满意。不过它一旦使不满意达到中和以后，就不能产生更积极的效果。只有“激励因素”才能极大地激发大家的工作热情，推动整个企业的发展，使人们有更好的工作成绩。

双因素理论还强调，满足各种需要所引起的激励深度和效果是不一样的。物质需求的满足是必要的，没有它会导致不满，但是即使获得满足，它的作用往往是很有限的、不能持久的。要调动人的积极性，不仅要注意物质利益和工作条件等外部因素，更重要的是要注意工作的安排，量才录用、各得其所，注意对人进行精神鼓励，给予表扬和认可，注意给人以成长、发展、晋升的机会。随着温饱问题的解决，这种内在激励的重要性越来越明显。

3. 成就需要理论

成就需要理论也称激励需要理论，是 20 世纪 50 年代初期，美国哈佛大学的心理学家戴维·麦克利兰集中研究了人在生理和安全需要得到满足后的需要状况，特别对人的成就需要进行了大量的研究后，提出的一种新的内容型激励理论。该理论是前两类理论的发展，它关注的是人类基本需要被满足后的成就需要，更侧重于高层管理者的激励研究，对于企业管理以外的科研管理、干部管理等具有较大的实际意义。该理论将成就需要定义为根据适当的目标追求卓越、争取成功的一种内驱力，并指出在人的生存需要基本得到满足的前提下，成就需要、权利需要和合群需要是人的最主要的三种需要。成就需要的高低对一个人、一个企业发展起着特别重要的作用。

该理论认为，有成就需要的人，对胜任和成功有强烈的要求，其会为之付出一切可以付出的努力，并享受这一过程。同样，他们也担心失败，他们乐意甚至热衷于接受挑战，往往为自己树立有一定难度而又不是高不可攀的目标，对待问题善于分析和估计。他们愿意承担所做工作的个人责任，但对所从事的工作情况往往希望得到明确而又迅速的反馈。在管理中，只要为其提供合适的环境，他们就会充分发挥自己的能力。

该理论还认为，具有归属和社交需要的人，通常从友爱、情谊、人际之间的社会交往中得到欢乐和满足。他们喜欢保持一种融洽的社会关系，享受亲密无间和相互谅解的乐趣，随时准备安慰和帮助危难中的伙伴，合群需要便是人们追求他人的接纳和友谊的欲望。合群需要欲望强烈的人渴望获得他人赞同，高度服从群体规范，忠实可靠。

（二）过程激励理论

过程激励是从如何促使员工由产生动机到行动的过程进行激励，重点研究员工心理和行为过程，其特点是在研究激励行为时往往追溯到导致激励产生的根源，实现动态化的激励体制。过程性激励理论主要包括维克托·弗鲁姆的期望理论、亚当斯的公平理论等。

1. 期望理论

期望理论于1964年由北美心理学家维克托·弗鲁姆提出，该理论认为，激励效果的大小取决于员工对于实现工作目标的信心程度（期望值）和目标所能给员工带来的满意度（效价）。换言之，如果员工对实现工作目标信心满满，且实现目标后能为员工带来极大的价值满足，那么激励效果就较强，反之则效果较弱。其在期望理论中表现为期望值和效价两种形式，用公式表示为：激励力量 = 期望值 × 效价，人们之所以采取某种行为，是因为他觉得这种行为可以有把握地达到某种结果，并且这种结果对他有足够的价值。换言之，动机激励水平取决于人们认为在多大程度上人们可以期望达到预计的结果，以及人们判断自己的努力对于个人需要的满足是否有意义，其中效价和期望值哪一方较高都满足不了，只有同时满足才能使激励达到最大作用。

期望理论强调，人们总是期望达成某种目标，目标与需求之间存在密切关系，只有目标与需求同时满足才能使激励达到最大作用。一个人对目标的把握越大，个体的动力就越高，积极性也就越大。期望模式是个人努力实现个人绩效，组织基于个人绩效进行奖励，奖励能够满足自身需要。期望理论的过程模式为：个人努力→个人成绩（绩效）→组织奖励（报酬）→个人需要。从该过程可以看出，组织奖励是衡量个人绩效的重要手段，同时也是满足个人需求的直接方式，这也充分说明一个有效、合理、公正的薪酬体系对于激励员工的重要性。

2. 公平理论

公平是绩效制度存续的重要保障。20世纪60年代，美国心理学家、行为学家亚当斯提出了公平理论，该理论首先从心理学角度探讨了激励制度，同样属于过程型激励理论。

公平理论认为，公平是激励的重要动力来源，激励制度对员工的激励效果不仅取决于绝对报酬，还取决于相对报酬，即员工的积极性不仅与个人实际报酬多少相关，还与人们对报酬的分配是否感到公平关系密切，员工总是将他们的投入、产出和别人的投入、产出进行比较，公平感会直接影响员工的工作动机和行为，只有公平的报酬才能使员工感到满意并且发挥出其激励作用。员工不仅关注获得的绩效数量，也会将本期获得的报酬与过去进行纵向综合比较，同时也会与同行、朋友等作横向综合比较，以此衡量自身是否被公平对待。

该理论主要着眼于研究收入分配公平性、研究工资报酬分配的合理性，即对员工的激励作用，其认为公平合理的收入分配将有力地提高员工工作的努力程度，而公平程度的衡量不仅取决于员工个人与他人收入的比较，而且取决于员工个人当前与先前收入的比较，如果付出的劳动与收入相对等，则将激励员工的行为，反之则会使员工产生不公平感，挫伤其工作积极性。

（三）行为后果激励理论

行为后果激励也称行为改造型激励理论，主要关注员工的行为后果，即对行为带来的结果进行激励，该激励理论重点在于人的行为改造和转化，使消极行为转变为积极行为，以助于整个组织的运营发展。行为后果激励理论主要包括强化理论、归因理论等。

1. 强化理论

行为后果激励理论中有代表性的强化理论是由哈佛大学的心理学家和行为科学家斯金纳等提出的。强化理论是以学习的强化原则为基础的关于理解和修正人的行为的一种学说。所谓强化，从其最基本的形式来讲，指的是对一种行为的肯定或否定的后果（报酬或惩罚），其至少在一定程度上会决定这种行为在今后是否会重复发生。

该理论强调了环境对员工行为的重要作用，人的行为受到外部施加刺激的影响和强化，根据强化的性质和目的，可以将这种强化作用分为正强化和负强化。在管理上，如果某种刺激能够为其带来利益，则将使他的某种行为反复出现，称为正强化；反之，如果某种刺激会削弱他的利益，那么他将减少某种行为的发生，甚至消除某种行为，称为负强化。通过正强化和负强化，可以达到激励的最终目的。

在企业管理过程中，应以正强化方式为主。在企业中设置鼓舞人心的安全生产目标，是一种正强化方法，但要注意将企业的整体目标和职工个人目标、最终目标和阶段目标等相结合，并对在完成个人目标或阶段目标中做出明显绩效或贡献者，给予及时的物质和精神奖励（强化物），以求充分发挥强化作用。

2. 归因理论

归因理论是美国心理学家海德于 1958 年率先提出的，后由美国心理学家韦纳及其同事的研究再次使其活跃起来。归因是指人们对自己或他人的行为进行分析，推论出这些行为的原因的过程。归因理论是探讨人们行为的原因与分析因果关系的各种理论和方法的总称。

在日常的社会交往中，人们为了有效地控制和适应环境，往往习惯对各种社会行为做出一定有意识或无意识的解释，主要对人出现的某种行为进行归因研究，即研究行为背后的因果联系，归因方式会影响以后行为方式和动机强弱。该理论侧重于研究个人用以解释其行为原因的认知过程，即研究人的行为受到激励是“因为什么”的问题。

海德认为人有两种强烈的动机：一是形成对周围环境一贯性理解的需要；二是控制环境的需要。为了满足这两种需要，普通人必须要对他人的行为进行归因，并且经过归因来预测他人的行为，唯有如此才有可能满足“理解环境和控制环境”的需要。在归因的时候，人们经常使用两个原则：一是共变原则，它是指某个特定的原因在许多不同的情境下和某个特定结果相联系，该原因不存在时，结果也不出现，我们就可以把结果归于该原因，这就是共变原则；二是排除原则，它是指如果内外因某一方面的原因足以解释事件，我们就可以排除另一方面的归因。

（四）综合激励理论

综合激励理论由美国行为学家劳勒和波特于 1968 年共同提出，其理论框架主要基于内容激励理论和过程激励理论，吸收了需要理论、期望理论和公平理论的一系列成果，使其更为全面、更为完善。综合激励模式是该理论的核心思想，该模式将行为主义的外在激励和认知派的内在激励综合起来，其中包含了努力、绩效、个体品质和能力、个体知觉、内部激励、外部激励和满足等变量，其认为一个人的努力程度会导致其绩效水平的高低，而绩效水平不同将带来不同的奖惩结果，最终奖惩结果将影响个人的满足程度。

在这个模式中，劳勒与波特把激励过程看成外部刺激、个体内部条件、行为表现、行为结果相互作用的统一过程。一般人都认为，有了满足才有绩效。而他们则强调，先有绩效才能获得满足，奖励是以绩效为前提的，人们对绩效与奖励的满足程度反过来又影响以后的激励价值。人们对某一作业的努力程度，是由完成该作业时所获得的激励价值和个人感到做出努力后可能获得奖励的期望概率所决定的。很显然，对个体的激励价值愈高，其期望概率愈高，则他完成作业的努力程度也愈大。同时，人们活动的结果既依赖于个人的努力程度，也依赖于个体的品质、能力以及个体对自己工作作用的知觉。

劳勒和波特的激励模式还进一步分析了个人对工作的满足与活动结果的相互

关系。他们指出，对工作的满足依赖于所获得的激励同期望结果的一致性。如果激励等于或者大于期望所获得的结果，那么个体便会感到满足。如果激励和劳动结果之间的联系减弱，那么人们就会丧失信心。

二、激励理论在医院绩效管理中的应用

科学有效的激励是调动工作人员潜能的最直接、最有效的管理手段，有利于个人和组织目标的实现。实践研究表明，员工的工作热情和积极性会对组织绩效产生影响，尤其是像医院这类服务机构。医院管理激励机制的建立和完善，是一个医院优化内部管理、改善经营绩效、提升核心竞争力的关键。要调动工作人员的工作热情和积极性，就要坚持“以人为本”，尊重人的主体地位，充分运用激励理论，构建多元化、多形式的激励制度，使管理活动更具主动性，为医院的可持续发展创造条件，为医院的健康发展贡献出一份力量。

激励最主要的目的是激发员工的工作动机，提高其满意度，让他们在满足自身需要的同时，实现组织目标，从而保持一颗更加积极乐观的心去工作。构建激励管理新理念，使用激励理论，对服务理念进行更新和改进，医院各级管理人员通过对需要层次理论、公平理论等各种激励理论进行学习，构建激励管理新理念，使广大医务人员能够用饱满的热情投入工作中。

（一）物质激励

物质激励是管理实践中应用最为普遍、最主要的一种激励手段，若能科学使用，就能调动员工的积极性，节约医院人力成本投入，让医护人员更加积极主动地投入医院各项工作中，为医院发展创造更多的经济效益。采用物质激励，最重要的就是要保证激励机制的公平、合理性；其一，从薪酬层面看，通过规范岗位设置、岗位类型、设置相应级别，明确每个岗位享有的权利和义务，与薪酬相对应；其二，在分配上坚持，多劳多得、奖勤罚懒、奖优罚劣的指导思想，体现出员工的贡献与所获得的薪酬额成正比；其三，对工作中表现突出的员工，优先给予评优评先或者是外出学习等非经济性薪酬的激励，以此激励员工不断地提高自身工作业绩，全身心地投入工作中。

在对员工绩效考核的过程中，要坚持公平公正原则，对医护人员的成绩进行客观评价，避免因不公平而导致人心涣散、消极情绪等问题的出现，影响工作效率。考核指标以定量为主、定性为辅，使员工的精力集中到努力工作、提高工作业绩上，避免“干多干少、干坏干好一个样”的消极局面。同时，还要根据医院发展的实

际情况，增加相应投入，重视人才的培养及人力资本的有效开发，结合需求层级和强化理论的作用，全面了解员工们的个人发展需求，在传统绩效考核的基础上，提供更充足的发展机会和前景，通过物质和精神激励，对激励主体对象的行为表现进行改造，使其符合积极的行为要求。

（二）精神激励

精神激励也就是以某种形式来调动员工的内在驱动力，使工作人员保持较高的工作热情。通常来说，精神激励包含对工作绩效的认可、荣誉等。相比于物质激励来说，精神激励更加复杂、细致，产生的影响也是不可估量的，在精神激励下，员工对医院的忠诚度、信任度也会随之提升。精神激励的做法是：首先，医院要对员工的工作给予支持，关心他们的生活，尊重他们的人格，满足他们的需求，用情感凝聚人心，让他们产生归属感、职业认同感，留住更多优质人才；其次，对工作能力强，表现突出的员工，掌握他们的思想动态、工作及生活情况，若是发现问题，则应该给予他们帮助，解决他们的问题；最后，医院也可以根据他们的表现，进行晋升晋级，或授予荣誉称号等，以此调动他们工作的积极性。

尤其对于医院的高层次人才，相对于物质激励而言，他们更多追求的是精神需求，他们更希望得到业界认可和同行尊重。医院可以将论文成果、科研优秀成果进行推送并纳入绩效考核体系，增加科研人员的荣誉感；分专业、分层次选拔院内优秀科研工作者及集体，举办科研成果表彰大会，营造科技强院的良好氛围；管理部门可以积极促进医学研究人员在职业生涯各个阶段做好医学研究，协助医学研究人员参加国内外各类荣誉申报工作，支持医学研究人员申报专利及技术转化和推广等。

（三）目标激励

所谓的目标激励也就是从医院的管理目标出发，对医护人员进行激励。目标具有多层次、多性质等特征，其能否顺利实现，关系着广大医护人员的切身利益，影响着他们工作的热情和积极性。科学合理的目标设定具备诱发、导向功能。首先，制订医院发展规划目标，院、科两级领导责任制目标，科室综合管理目标等长期和短期目标；其次，根据医院发展需求，为医务人员制订职业生涯发展计划，主要内容涉及培训和晋升的机会，通过共同的目标引领员工朝着共同的目标努力，达到更高的绩效水平，即上下同欲者胜。

具体来说，将预算绩效管理总目标划分为具体的目标，分配给每个科室，然后再分配给每个医务人员，以通过激励措施激发员工工作热情。把细化的目标分配给医院员工，意味着员工具有预算编制的话语权，这将有助于医院了解员工的实际需求并听取其合理建议。在将权力下放给预算科室的同时，员工自我对预算的控制增强，有助于增强员工归属感。激励体系不仅要科学合理，还必须考虑其自身的战略地位，并与自身的发展战略相结合。在预算绩效管理过程中，建立对绩效好的科室给予奖励而对低绩效科室进行惩罚的奖励和处罚机制是非常必要的。因此，将医院预算与激励机制相结合有利于提高医院预算绩效管理水平。

第二节　系统管理理论

一、系统管理理论概况

系统管理理论是卡斯特、罗森茨威克和约翰逊等美国管理学家在一般系统论的基础上建立起来的实现管理优化的理论。这种管理理论是20世纪70年代的产物，西方将其称为最新管理理论。系统管理理论深刻地揭示了事物运动的规律与特性，成为现代科学研究共同的一般方法论，它对哲学、自然科学、社会科学等各个领域都产生了巨大的影响，也直接影响了我国医院管理制度改革的实施与发展。

（一）系统

1. 系统的发展

“系统”一词最早出现在古希腊语中，是指事物之间共性部分和各个事物在整体中的位置，近代哲学家常用系统表示具有一定复杂结构的整体。在《韦伯斯特大辞典》中查找系统一词，其定义指“若干要素之间有规则的相互依存、相互影响，共同组成的集合体”。随着科学技术的不断进步以及人类社会实践活动的积累，人们对系统的概念不断赋予更深刻的含义。部分学者指出，系统是由各个部分组成的具有特定功能的有机体，各因素之间相互作用、相互联系但又各不相同，每个有机体又是它所属更大系统的组成部分。20世纪50年代美国生物学家路德维希·冯·贝塔朗菲所著的《一般系统理论》一书的发布，标志着系统论的真正创立，在书中作者指出所有的系统都具有三个方面的相似性：所有的系统都是大系统的一部分，每个系统都处于相对稳定的状态，所有系统都具有开放性。一般系统理论的创立对系统管理理论的形成起到了巨大的推动作用，系统理论开始被广泛运用到组织管理中。

系统论认为，整体性、关联性、等级结构性、动态平衡性、时序性等是所有系统的共同基本特征。这些既是系统所具有的基本思想观点，也是系统方法的基本原则，表现了系统理论不仅是反映客观规律的科学理论，还具有科学方法论的含义。系统理论的核心思想是系统的整体观念，它的基本思想方法就是把所研究和处理的对象当作一个系统，研究系统、要素、环境三者的相互关系和变动的规律性。系统理论的任务，不仅在于认识系统的特点和规律，更重要地还在于利用这些特点和规律去控制、管理、改造或创造系统，使其存在与发展合乎人的目的需要。

2. 现代医院管理系统

改革开放40多年来，医疗卫生事业飞速发展，医疗技术水平不断提高，但群众“看病难、看病贵”的问题却日益突出，卫生事业发展和改革面临许多深层次的矛盾和问题。相较于企业而言，医院是一个特殊的行业，其既有卫生事业管理职能，又具备企业管理职能，医院机构的业务和构成更加复杂。医院管理要适应市场经济发展，必须取决于与市场经济同步发展的管理制度、运行机制及经营手段，因此医院管理系统应运而生。医院管理系统是一门集医学、信息、管理、计算机等多种学科为一体的边缘科学，是现代化医院运营的必要技术支撑和基础设施，实现医院管理系统的目的就是为了以更现代化、科学化、规范化的手段来加强医院的管理，提高医院的工作效率，改进医疗质量，从而树立现代医院的新形象，这也是未来医院发展的必然方向。

（二）系统管理理论

1. 系统管理理论的概念

系统管理理论最初表现为“两因素论”，即企业是由人、物两因素组成的系统，创始人卡斯特和卢森威认为人是管理系统的主体。后来发展为“三因素论”，即管理系统由人、物、环境三因素构成，要进行全面系统分析，建立开放的管理系统，并提出了系统管理理论的概念，即把一般系统理论应用到组织管理之中，运用系统研究的方法，兼收并蓄各学派的优点，融为一体，建立通用的模式，以寻求普遍适用的模式和原则。本书认为，系统管理理论是运用一般系统论和控制论的理论和方法，考察组织结构和管理职能，以系统解决管理问题的理论体系。

系统管理理论主要应用一般系统论、控制论、信息论的范畴、原理，全面分析和研究组织的管理活动和管理过程，强调把管理对象看作是一个整体，是一个有机联系的系统。研究企业管理的任何个别事物，都要从系统的整体出发，既要研究此事物与系统内各组成部分之间的关系，又要研究此事物同系统外部环境的相互联系。系统管理理论从系统的整体性出发，运用“输入－转换－输出”的分析模型，着眼于系统与环境的关系来分析管理活动。该理论认为，各部门工作的优化固然重要，但企业整体目标的优化更为重要。

2. 系统管理理论的主要观点

系统管理理论作为20世纪最伟大的管理理论成就之一，向社会提出了整体优化、合理组合、规划库存等管理新概念和新方法。系统管理理论的主要观点有：

（1）企业是由人、物资、机器和其他资源在一定的目标下组成的一体化系统，其成长和发展同时受到这些组成要素的影响，在这些要素的相互关系中，人是主体，其他要素则是被动的。管理人员需要力求保持各部分之间的动态平衡、相对稳定、一定的连续性，以便适应情况的变化，达到预期目标。

（2）企业是一个由许多子系统组成的、开放的社会技术系统。企业是社会这个大系统中的一个子系统，它受到周围环境（顾客、竞争者、供货者、政府等）的影响，也同时影响环境。其只有在与环境的相互影响中才能达到动态平衡。在企业内部又包含着若干子系统，子系统之间既相互独立，又相互作用，不可分割，从而构成一个整体。它们分别是：

①目标和准则子系统，包括遵照社会的要求和准则，确定战略目标。②技术子系统，包括为完成任务必需的机器、工具、程序、方法和专业知识。③社会心理子系统，包括个人行为和动机、地位和作用关系、组织成员的智力开发、领导方式，以及正式组织系统与非正式组织系统等。④组织结构子系统，包括对组织及其任务进行合理划分和分配、协调他们的活动，并由组织图表、工作流程设计、职位和职责规定、章程与案例来说明，还涉及权力类型、信息沟通方式等问题。⑤外界因素子系统，包括各种市场信息、人力与物力资源的获得，以及外界环境的反映与影响等。此外，还有一些子系统，如经营子系统、生产子系统等。

（3）如果运用系统观点来考察管理的基本职能，可以把企业看成是一个投入－产出系统，投入的是物资、劳动力和各种信息，产出的是各种产品（或服务）。运用系统观点使管理人员不至于只重视某些与自己有关的特殊职能而忽视了大目标，也不至于忽视自己在组织中的地位与作用，可以提高组织的整体效率。

3. 系统管理理论的方法基础

（1）一般系统论：作为一种哲学方法论，系统论的思想由美籍奥地利理论生物学家路德维希·冯·贝塔朗菲于1932年首次提出。1968年，贝塔朗菲发表专著，正式奠定了系统论这门学科的学术地位。

系统论的基本思想在于将研究对象当成一个完整的系统来对待，从整体角度出发研究系统整体与构成系统整体的要素之间的相互关系和相互作用，从本质上分析系统的结构功能行为和状态，进而把握系统整体，实现最优目标。系统论强调整体与部分、部分与部分、管理概述整体与环境之间的动态联系，并认为系统具有三大基本特征：整体性、目的性和动态性。系统的整体性即研究或处理的对象应被视为一个整体或系统，各部分或各要素是有机联系在一起的；系统的目的性即一个整体或系统中各部分或各要素间的联系与作用是有目的性的，并不是随机任意的组合；系统的动态性即构成整体或系统的各部分或各要素之间并不是一成不变的联系，而是会呈现动态的规律性。

贝塔朗菲认为，每一种学科或者科学都有一个模式，这个模式可用来反映现实世界某些方面的概念结构。没有一门学科可以垄断全部知识，因为每门学科只不过反映现实世界的某一小部分而已。但是，各门学科有相似之处。一般系统论的任务，就是要找出各门学科的类似性，并概括出一种理论框架，也就是建立普遍适用的理论体系，来描述现实世界的各种关系。再进一步，贝塔朗菲指出，所有学科都具有的类似性包括三个方面：①对整体或有机体的研究；②有机体趋向于一种“稳定状态”，也就是取得平衡；③所有系统都具有开放性，即有机体受其所处的环境影响，同时又对环境施加影响。一般系统论的这种观点对系统管理理论的形成起到了至关重要的作用。

（2）控制论：1948 年美国著名的应用数学家诺伯特·维纳出版了《控制论》一书，控制论由此诞生。控制论最初是一门关于研究动物和机器的控制与通信规律的学科，后被广泛应用到计算机、生理学、管理学等学科中，成为一门交叉学科。自 20 世纪 50 年代以后，有关管理学的书籍几乎无一不涉及信息、反馈和控制论，管理学自此真正进入了科学化阶段。

控制和信息是控制论的两大核心概念，控制论认为，控制是施控主体为了使被控主体实现某种目标或发展，通过某种手段或方法监控被控主体的运行状态，获取被控主体的相关信息，然后对比被控主体现状与施控主体目标，比较两者的差异或差距，进而形成信息反馈给被控主体，帮助被控主体始终保持向目标发展的状态，并最终实现施控主体的目标。由此定义可知，信息是控制的重要基础，获取信息、反馈信息是控制的两大重要环节，准确及时的信息有助于实现控制的最终目标。控制论作为绩效管理的又一理论基础，其主要为绩效管理四大环节的具体构建提供了思想借鉴，尤其是绩效控制和绩效反馈这两大环节，均蕴含了控制论的核心理念。然而，虽然绩效管理的控制理念极大地吸收了控制论的思想，但管理控制毕竟不能完全等同于控制。一方面，管理控制与控制具有相似之处，首先是步骤的相似，两者均分为三个步骤，即控制标准的确立、结果与标准的比较以及纠正偏差；其次是信息反馈是两者的核心环节；最后是两者的系统均构成了一个有组织的系统，即依环境而调整，克服不确定性，进而保持稳定状态。另一方面，管理控制与控制存在一定差异，这一差异性主要体现在控制和信息两大核心概念的范畴，控制论中的控制和信息的概念均是一般意义上的、简单的，而管理控制中的控制和信息的概念更为复杂，无论是控制工作的复杂性，还是信息流的繁杂与浩大，都远甚于前者。因而，管理控制对于控制工作要求优中取优，信息收集与处理应更加准确、及时。

（3）信息论：控制论发表的同一年，由美国数学家、通讯工程师克劳德·香农发表《通信的数学理论》一文，标志着信息论的开端。最初人们所注意的主要是它在通讯工具和自动化控制工程中的作用。其后，随着计算机的发展、人类认知的发展和它在管理科学中的应用，信息论逐渐显现出它在社会科学以及管理科学方面的应用价值。

一般来说，信息论是以概率论等数理统计方法为基础，研究信息度量、获取、传播和变换等规律的科学，其关注的是广义上的通信信息领域。信息论包含三大基本思想，即形式化假说论、不确定性论和非决定论。形式化假说论，信息的简单与复杂程度往往使信息包含不同的语义，而信息不同语义的存在让信息难以有一个相同的度量标准，因而信息论为方便数理统计上的信息建模，从狭义的角度假设信息的语义、语用信息量是不变的，仅考虑信息的形式因素，进而使相对广泛的信息能够以数理统计的方法进行统一度量。不确定性论，信息的传递需求在于解决不确定性，即解决对方疑问的不确定性，或是请求对方帮助自己解决疑问的不确定性，因此信息传递的目的是解决彼此间的不确定性。非决定论是一种与拉普拉斯决定论相对的观点，该观点兼顾必然性和偶然性，它认为信息具有随机性，无法提前了解在什么时候选择什么信息进行传递，故而通信系统应围绕信息随机性这一特性进行设计，即面对不同的选择都能运行。

二、系统管理理论在医院绩效管理中的应用

系统管理理论作为管理学的一种主要理论，其为绩效管理学的发展提供了一种系统性思维，即从全局角度把握绩效管理的过程，与此同时还要关注绩效管理系统与各子系统之间的相互关系和作用。将其引申到医院绩效管理中不难发现，绩效管理并不是单纯关注医院组织绩效、科室绩效或医务人员绩效这三者中的一个，而是将这三者作为一个有机整体看待，在实施绩效管理时既考虑彼此的独立性，同时也注重组织、科室和医务人员绩效间的联系。此外，从绩效管理的内容来看，便能发现系统管理理论的系统思维贯穿其中。笔者就系统管理理论对我国医院管

理体制改革带来的启示，结合目前我国医院发展现状，提出医院管理发展的创新策略，总结出系统管理理论在医院管理中的应用主要体现在以下几个方面。

（一）改革医院管理体制

医院管理体制改革是一项非常复杂的系统工程，要推动这项改革，需要多方面力量的支撑、利益的调整和职能的转变。医院内部管理体制的整体性体现在行政机关、临床各科室、医技各科室、后勤保障部门等所组成的完整有机统一的系统及其内部的子系统。我们在这里强调医院的良性发展必须依靠其内部各部门、各科室的有序、协调工作。医院社会环境是极端复杂的，也是经常变化的，只有树立捕捉社会环境问题的思维模式，才能做到认识环境、适应环境、利用环境、改造环境，从而加快社会主义现代化医院的建设步伐，实现医院内部管理体制的变革，在培养自己的核心竞争力的基础上，建立与之相适应的管理制度，如医疗质量管理制度、设备管理制度、财务制度、人事制度、分配制度等。

根据系统科学理论，医院管理制度改革是一个复杂系统优化的过程，不仅是从医院或医疗行政部门一方来考虑，而是从国际、国内和全社会整个系统来考虑，协调好各部门要素之间的关系，使其之间相互支持、相互理解、相互协调、齐心协力。结合我国现阶段国情，明确界定医院、部门责任主体，在此基础上建立起以责任制为基础的医院制度，具体地说，就是以处理好所有者与经营者的关系为主线，明确划分医院内部权力机构、决策机构、经营机构和监督机构各自的责任、权力和利益关系，并且将各部门绩效管理责任任务分配到个人，做到各司其职，人人心中有计划、手中有责任，确保任务和目标顺利实现。

（二）创新医院管理理念

现代管理把文化作为精髓，比如现代企业管理重视企业文化，医院推进现代管理也要求重视医院文化。在现阶段医疗卫生体制改革的浪潮之下，创新的医院管理理念、转变医院管理思想对于我国医疗卫生事业改革的推进和新形势下医院的良性发展都具有一定的现实意义。

系统科学理论深刻地揭示了事物运动的规律与特性，成为现代科学研究共同的一般方法论，它对哲学、自然科学、社会科学等各个领域都产生了巨大的影响，也直接影响了我国医院管理制度改革的实施与发展，因此管理者应重视战略意识、危机意识、竞争意识、市场经营意识、成本意识、人本意识及法律意识的培养，这是职业化管理的基础。

首先，内部组织结构创新，遵循科学、合理、精简、高效的原则，将职能相近的行政部门归并，简化设置，以提高医院的运行效率，增强对医疗市场环境变化的应变能力。其次，外部组织结构创新，整合现有医疗资源，建立低成本集约化的新型医疗服务模式，逐步实现各级各类医疗机构纵向整合和横向竞争，组建医疗集群。有组织、有目的、按规划将城市优良医疗资源重心向农村下移，带动区域医疗服务水平整体提高。鼓励医院之间建立纵向、横向以及医院和社区之间的网络，使患者享受到全程健康管理和医疗护理服务。

（三）完善医院绩效管理考核模式

从系统论的角度看，社会是一个开放复杂的自组织系统，而人的能动性和目的性等活动可以对这个自组织系统进行合乎规律的控制。实施全面预算绩效管理是一个庞大的系统工程，时间紧，任务重。为此，可以运用系统管理理论基本原理，去优化完善预算绩效管理体系建设。系统的组织之间是紧密联系、纵横交错的。具体而言，为了建设好全方位、全过程、全覆盖的预算绩效管理体系，就需要分层次建设，区分任务类型并赋予相应的职责和权限，保持层次间的充分开放，鼓励低层次积极行动，同时建立起相应的层次控制方式。实际上，国务院在《关于全面实施预算绩效管理的意见》（中发〔2018〕34 号）政策中就明确提出了建立绩效自评和外部评价相结合的多层次的绩效评价体系：“各部门各单位对预算执行情况以及政策、项目实施效果开展绩效自评，评价结果报送本级财政部门。各级财政部门建立重大政策、项目预算绩效评价机制，逐步开展部门整体绩效评价，对下级政府财政运行情况实施综合绩效评价，必要时可以引入第三方机构参与绩效评价。”

具体到建设全面预算绩效管理体系方面，可以重点并持续抓好关键要素的建设，系统内部层级联动，将绩效理念和方法深度融入预算编制、执行、监督全过程，合理构建医院绩效管理体制。首先，组织内人员应该分工明确、责任明确、职权明确、要求明确，从管理层一直贯穿到一线员工层面，医院层面要确定一定时期内的战略规划及重点任务，为部门预算和绩效考核提供基本框架。其次，各部门要根据本部门特点制订管理制度，使绩效管理更加规范，有章可循。

参考文献

［1］沈晓，夏冕. 公立医院绩效管理与薪酬设计［M］. 武汉：华中科技大学出版社，2020.
［2］全国13所高校《社会心理学》编写组. 社会心理学［M］. 天津：南开大学出版社，2008.
［3］郎宏文，孙英杰，张文秀，等. 管理学基础［M］. 北京：中国铁道出版社，2017.

[4] Herzberg F, Mausner B, Snyderman BB. 赫茨伯格的双因素理论 [M]. 北京：中国人民大学出版社, 2016.
[5] 孙杨, 顾雪非, 冯友梅. 医保支付方式与公立医院薪酬制度改革协同机制研究——基于期望理论的领薪医生行为分析 [J]. 中国卫生政策研究, 2018, 11(12): 45-50.
[6] 乐国安. 社会心理学 [M]. 北京：中国人民大学出版社, 2017.
[7] 朱胤, 石泳钊, 张英作. 医院绩效管理 [M]. 北京：清华大学出版社, 2021.
[8] 何惠宇, 陈校云, 董立友, 等. 建立医院绩效评价系统的理论与实践 [J]. 中华医院管理杂志, 2003, 19(6): 15-17.
[9] 姜楠, 王健. 信息论与编码理论 [M]. 2版. 北京：清华大学出版社, 2021.
[10] 鲍玉荣, 英立平, 唐斯斯, 等. 系统论、博弈论及协同论视角下医疗与医保体系的关系及优化建议 [J]. 中华医院管理杂志, 2021, 37(8): 627-630.
[11] 马仁杰, 王荣科, 左雪梅, 等. 管理学原理 [M]. 北京：人民邮电出版社, 2013.
[12] 杨春时, 邵光远. 系统论信息论控制论浅说 [M]. 北京：中国广播电视出版社, 1987.

第二篇

公立医院运营与绩效管理的环境分析

第四章　公立医院运营管理的现状与政策背景

第一节　公立医院运营管理现状

公立医院的运营管理是对人、财、物等核心资源进行计划、组织和控制等管理手段和方法的集合，覆盖医疗、医技、辅助、行政等全院科室和物资采购存用全环节，贯穿计划、核算、分析、预算、控制、决策等全过程。运营管理内容包括对医疗服务进行资源投入以及为社会群众提供良好的诊疗服务，目标是产生相应的社会价值与经济效益，良好的运营管理能够促使公立医院长期稳健发展。2020 年 12 月，国家卫健委、中医药局联合下发《关于加强公立医院运营管理的指导意见》，以引导和推动公立医院高质量发展，加快管理模式和运行方式转变，进一步提高医院运营管理科学化、规范化、精细化、信息化水平，为建设健康中国提供有力支撑。

近年来，国家鼓励各地加大改革创新力度，进一步推动药品耗材零加成，形成多方联动格局，巩固破除以药补医的成果。同时，国家全面推进医保支付方式改革，推行按病种付费为主的复合型付费方式，按 DRGs 付费和按病种分值（DIP）付费方式正在试点推广。通过统筹考虑费用问题，以打包收费的形式控制医疗费用，从而促进合理医疗、强化成本管控，实现资源的合理配置，开展 DRGs 绩效评价，帮助公立医院加强成本管理和提高效率。在持续深化医改和高质量发展的时代背景下，公立医院的发展模式逐渐向质量效益型和精益管理型转变，新冠肺炎疫情也加速推进了这一进程。尽管目前我国医院运营管理体系不断改革完善，但大部分公立医院仍处于粗放型发展阶段，医院质量及效益发展相对滞缓，存在诸多问题和难点。

一、运营管理队伍建设

人才是现代公立医院运营管理团队的基石。随着信息化的快速发展，第三方支付、自助结算设备以及移动端支付等在公立医院不断普及。在此背景下，“把时间还给医生，医生还给患者，专人做专事实现效益最大化”，是设置运营管理岗位的初衷。运营管理需要既能与临床有效沟通，又能运用经济知识进行分析判断，为医院提供决策依据的综合性运营管理人才。但是，多数公立医院并未设置独立的运营管理部门，且从事运营管理的人员大多由财务部门或绩效部门担任，没有将医院的顶层运营理念渗透到各个科室，在相互沟通中存在障碍。由于缺乏一批熟悉临床业务、具备运营分析和医院管理技能的专业运营管理队伍，尚未实现成本投入有效化、资源利用最大化、质量效益最大化的运营目标。

究其原因，①重业务轻运营的情况普遍存在。医院领导层大多是医学专业出身，对于医疗质量安全专业化的质量控制、标准化的诊疗服务是了如指掌的，而在运营管理方面相对关注不足。公立医院的人、财、物、技术等方面的投入，如何才能发挥其最大的使用价值，在大多数医院不被重视，进而导致医疗资源配置的无效和重复投入，使医院的资金压力大、资源闲置现象严重，不能发挥其整体价值，医院运营效率低下。②医院管理层重视程度不足。运营管理部门需要多部门联合才能起到协同和分享的作用，而财务部门或绩效部门是事后才反馈和监督，因此不能及时反馈运营管理过程中的问题，无法为管理决策提供有效参考。③现有运营管理人员缺乏医疗、法律、信息技术等专业性知识，管理水平不足，未能构建合理的管理对策，这也导致其不能有效应对医保支付方式改变，阻碍了管理工作向精细化、科学化迈进。

二、运营管理人才培养

只有不断完善绩效考核标准，优化薪酬制度，才能充分调动人员积极性。目前，绩效考核以医疗为中心，体现岗位和职称级别差异，但是缺乏价值体现，如知识、劳务、技术、管理等要素价值以及公益活动和医德医风等道德价值。为了方便管理，还存在“平均主义”，对风险系数较高、紧缺重要岗位的特殊人员没有考虑公平性。医院科室、部门工作的复杂程度较高，在规范绩效考核标准的时候无法结合各个部门的实际情况，导致考核标准过于单一，并且薪酬分配机制未能配合医院的运营管理策略和绩效考核方案，未能充分调动医院各类人员主动创新活力。

究其原因，①对绩效管理的内容、含义和对策认识不足，未能引导运营管理人员不断提升管理水平，把握人才要素和创新驱动，促进医院协调发展。②缺乏科学的绩效评估模型，多数公立医院绩效评估体系研究中筛选指标体系大多采用一些带有主观色彩的方法，如专家咨询法等，指标带有片面性，评估模型建立的理论基础也比较简单，绩效评价未实现由单纯多劳多得向多劳多得、优劳优得并重的转变。③绩效考核未能与实际情况相结合，医院科室、部门工作的复杂程度较高，在规范绩效考核标准的时候无法结合各个部门的实际情况，缺乏各科室特色绩效考核标准，导致考核标准过于单一，员工的积极性无法被充分调动起来。④运营管理人才培养机制不完善，造成运营管理人员缺失。公立医院发展具有其特殊性，其运营管理不仅需要具备经济与财务相关的专业知识，还需要具备医疗、医保、物价等相关专业的知识储备，同时还需要跳出本身所在的小圈子，站在医院战略的角度思考问题，且需具备超强的沟通协调管理能力，这均需要完善的人才培养机制。但事实上，医院在招聘时，通常没有专门针对运营管理人才进行招聘，即使招聘进来，也忽视对其进行全面的培养。

三、财务管理方面

资金管理是医院财务管理工作的核心，贯穿于公立医院各项工作之中，很大程度上决定了医院经营的成败。药品耗材零加成、医保支付方式改革等新医改政策的推进给医院的运营成本管理带来极大挑战。同时，公立医院人员支出占比逐年提高，医院职工的薪酬待遇将因医院成本不足而备受压力。此外，在新冠疫情的冲击下，公立医院的运行普遍呈现“三降两升”的态势（诊疗人次下降、出院人次下降、业务收入下降、总体支出增高、疫情防控成本增高）。公立医院面临疫情防控和恢复日常诊疗秩序的双重考验及巨大经济压力，现有财务管理模式已经无法满足新医改和新冠疫情双重背景下医院发展的需求。一方面，成本管理起步晚，整体缺乏成本管控意识，成本管理制度不完善，导致医院成本管理流于形式；另一方面，预算管理存在误区，将其作为财务工作忽视管理性质，只是单纯上报预算数据而没有意识到预算对医院发展的重要性，没有将预算与医院发展规划有机结合，导致资源浪费。

究其原因，①缺乏财务管理意识。公立医院作为事业单位，一定程度上享受政府财政补贴，部分公立医院的管理人员没有对财务管理给予高度重视，一味扩大医院规模、采购医疗设备。在成本管控方面认知错误，只是对成本进行简单核算，应付性上报预算，忽视了管理的作用，导致运营成本无法得到有效的控制。在预算管理方面，由于医院领导层对预算管理的重要性认识不到位，所以医院未能建立健全预算管理体系，全院上下缺乏预算管理意识，并且管理层未有效地把预算管理与医院战略发展规划有机结合起来，在资源配置方面存在随意性，导致资源浪费。②财务管理仅纳入财务部门工作中，未能形成完善的财务管理机制和体系，部分公立医院没有根据自身发展状况制订财务管理对策，因此在落实阶段不能满足各项措施的要求，财务管理效率低下。③未能构建财务管理信息系统，医院评价体系给公立医院提出了明确要求，经济运营管理应涵盖资产、债务、预算、成本、绩效管理等多方面，但由于缺乏信息系统从而无法针对成本各项数据进行采集和分析，导致成本数据的利用率较差，不能达到成本管理的要求。④新冠肺炎疫情的冲击。在常态化疫情防控阶段，尽管医院运行明显回暖，但疫情防控相关的成本和支出仍居高不下，医院运营和发展面临巨大压力，医院运行成本和疫情防控支出增加，加上诊疗工作量的降低，医院效益相比之前必然有所折扣。特别是从全国来看，区域性小范围暴发时有发生，全球仍处于“大流行”阶段，常态化疫情防控正在成为医院面临的新常态。从“战时状态”转向“新常态”的大型公立医院，尤其是曾地处疫情高发区的公立医院，既承受着“疫后”恢复正常秩序和疫情防控的风险，还承担着维持收支平衡和有序发展的压力。

四、信息化建设方面

大数据信息时代背景下，医院信息化管理是大势所趋。医院有大量的数据堆积，需要用信息技术手段对数据进行有效整理，智能信息管理系统进行辅助。虽然大多数医院已引进先进的信息管理系统（如围绕医疗业务展开的 HIS 系统、医保对接系统、人力资源系统和物流系统等），但这些系统大多是为各个部门工作需要而建设的，各部门对于工作的需求不一样，数据的口径不统一，运营管理还不能达到互联互通的效果，容易形成信息孤岛。尤其对于成本核算来说，缺乏强大的信息化支持易造成成本核算效率低下，加重成本核算、预算管理数据分析人员的压力和负担，降低数据分析的质量，削弱相关数据为医院管理层提供信息的能力。此外，DRGs 的实行对医院来说既是契机也是挑战，一方面，推行 DRGs 对医疗机构的病案数据质量和医保经办机构的技术管理水平要求较高，许多医院也受到此类客观条件限制；另一方面，科室、团队、病种等多维度全方位的分析需要大量的 DRGs 分组数据作为管理依据，对此医院需要引进先进的信息管理系统，并由专人负责学习、操作、管理。但是，现阶段信息系统的操作大多是各科室人员，在信息处理时易发生操作失误，进而影响工作效率。

究其原因，①信息之间缺乏交流互通。医院各个科室与各个系统间缺乏数据的互联互通和协同共享，信息并未运作流转起来，导致各类信息之间的关系未被挖掘，数据不能反映整体运营状况。②医院内部缺乏统一的信息系统管理。医院在用的管理系统和业务系统种类繁杂，而且是分期、分批建设，导致很多基础信息口径不一致，核心业务和信息化平台也并未融合贯通。③医院内部缺乏 DRGs 应用的信息系统管理。作为一种基于诊断与治疗相关信息的患者分组方案，其编码填写的规范性、编码结果的正确性以及病案首页其他相关数据的准确性均是影响分组的重要因素，病案数据在医疗机构内部采集和归档过程中的全流程规范都应进行系统化的信息管理。而在部分可推行医院的应用过程中，通常缺少对电子病案填写的管控，临床医疗团队忽视病案首页的填写质量，职能部门也缺乏相应的管控措施，最终将严重影响疾病入组和正常的医保结付，给医院造成经济上的损失。

五、物资管理方面

医院的物力资源主要包括医疗设备、卫生材料以及其他固定资产。这些是医院进行生产运营中不可或缺的基础资源，在医院运营成本中占有非常大的比例。就目前而言，许多医院内部物资资源管理不到位，造成医院的物资资源使用效率低下，出现许多物资资源流失浪费的现象，甚至产生以此为重的畸形利益群体，阻碍医院物资精细化管理进程。

究其原因，①物资资源监管不力。医疗物资资源具有其特殊性质，医疗设备和卫生材料中包括价格高、种类繁多、资金占比大的高值耗材，因此医院需要设立专门的仓库管理和领用机制，各需求部门根据预算进行物资领用。但是，物资资源管理部门对领用单位所领取的物资资源没有及时进行消耗追踪和回报追踪，造成资源流失浪费现象。②物资管理流程不完善。物资是否得到合理有效的应用，在于支出是否合理，价格是否符合要求，质量和安全是否有保障，是否真正用到患者身上，但由于医院大多缺乏物资管理意识，物资管理流程链环节缺失，不能实现从物资资源的需求计划到物资资源的实际采购，再到物资资源的储存管理完整流程的监管，因此物资管理部门无法及时、准确地掌握情况，最终导致物资资源不能实现最大利用价值，资源闲置浪费现象严重。

小结

近年来，国家高度重视基层公共卫生与基本医疗服务工作，对公立医院建设发展的投入相对减少，而公立医院在开展公共卫生、预防保健、社会医务等公益性工作的成本和支出不断增加，公立医院运营管理面临巨大压力和严峻挑战。传统的扩张式发展战略难以维持医院的良性运营，只有增强自身综合实力，推动医院高质量转型，才能获得发展的主动权。因此，公立医院应更加重视医院运营管理精细化、科学化和现代化，助力医院高质量发展，实现经济效益和社会效益兼顾，服务于健康中国大局，满足群众多层次医疗卫生健康服务需求。

第二节　新医改条件下的我国医院运营管理

一、新医改对公立医院运营管理提出新要求

公立医院是我国医疗服务体系的主体，也是深化医药卫生体制改革的重点内容。随着新医改的推进，新的医改环境及制度对公立医院运营管理提出了更高要求。公立医院外部合法合规、内部提质增效的压力增加，应促进医院运营管理模式转变，实现服务质量和管理效率的提升。

（一）新医改促使医院经济运营模式转变

药品加成的全面取消，“以药养医”的传统经济运营模式难以适应新时期的医疗发展需求，要求医院在新的医疗体制环境中推行科学的经济运营管理。逐步建立以成本和收入结构变化为基础的医疗服务价格动态调整机制，按照“总量控制、结构调整、有升有降、逐步到位”的原则，降低药品、医用耗材和大型医用设备检查治疗和检验等价格，重点提高诊疗、手术、康复、护理、中医等体现医务人员技术劳务价值的项目价格，加强分类指导，理顺不同级别医疗机构间和医疗服务项目的比价关系。同时，应结合中医药特点，建立有利于中医药特色优势发挥的运行新机制。

（二）新医改要求公立医院财务管理模式转变

运营模式的转变和医保支付方式改革对医院加强资金的运营管理，加强成本核算，加强物价管理等提出了迫切要求。推动使财务管理工作向信息化、标准化、制度化等方向发展，建立健全医院全面预算管理制度、成本核算制度、财务报告制度、总会计师制度、第三方审计制度和信息公开制度，使财务管理工作与其他

运营管理工作结合在一起，形成完善的运营管理体系，不断提升医院整体的运营管理水平。

（三）新医改要求逐步完善公立医院管理体制

妥善处理医院和政府关系，做到政事分开和管办分离，加强政府在方向、政策、引导、规划、评价等方面的宏观管理，加大对医疗行为、医疗费用等方面监管力度，减少对医院人事编制、科室设定、岗位聘任、收入分配等的管理。健全医院法人治理机制，落实内部人事管理、机构设置、收入分配、副职推荐、中层干部任免、年度预算执行等自主权。创新医院编制管理方式，完善编制管理办法，积极探索开展医院编制管理改革试点。

二、新医改条件下我国医院运营管理现状

（一）经济运营管理

创新医疗模式，拓展服务供给。自 2015 年国家推进分级诊疗制度以来，上下联动的服务网络基本建立，公立医院充分发挥资源优势，搭建紧密型医联体、医共体，组建专科或区域医疗联盟，加强与基层医疗机构的合作，促进协作网内的资源融合和信息共享，实现院间转诊联动的高效通畅，但分级诊疗在分级、转诊和联动等方面的效果还有待提高。作为公立医院综合改革的典型模式之一，“三医联动”改革初显成果，医院服务量增加，医疗保险基金的抗风险能力显著提高，“以药养医”的运行机制被彻底扭转。发展“互联网 + 医疗”，积极探索线上业务，探索实现线上线下医疗资源的“一体化”。三级医院逐步取消普通门诊，控制门诊住院比，增设专病和 MDT 门诊，对专家（专科）门诊限号限流，在质量上拓展服务供给，同时推动分级诊疗的落实。

优化收入结构，彰显价值医疗。DRGs/DIP 付费改革促使医院的医疗行为更加规范化，在源头上限制了医疗费用，提高了医疗服务效率，提高了床位使用率，“大处方、大检查”现象得到遏制。“日间手术”“微创手术”“日间服务”等创新模式日益增多。加快引入各类新的医学技术，弱化内外科的分界，打造内外融合、医防融合的新诊疗中心，拓展服务项目，加强对疑难危重疾病的诊疗，提升服务能力。推动服务价格调整，建立以“价值医疗”为核心的服务价格动态调整机制，重点提高技术劳务类项目价格，匹配地区经济水平及医院功能定位和服务能力，同时增强价格对技术革新、项目调整的兼容性，协助控制费用不合理增长，提高医务人员的积极性，体现服务价值。

（二）财务管理

随着新医改的深入，公立医院的药品耗材占比呈逐年下降趋势，药品耗材零加成使经济收益受到限制。医保支付方式改革导致回款周期长、周转率低，一定程度上增加了医院运行的经济压力。医院财务管理紧跟医改形势，努力做好改革新引擎。加强医院财务成本的核算和控制，开源节流。精细成本核算，强化运营管理。设置运营管理部门，健全成本核算体系，设置专科运营助理，提升专科质量效益。由片面预算管理向全面预算管理转变，由“重采购轻管理”向“重管理重分析”转变，由总额管理向定额定量管理转变，由单一的成本核算向成本管理体系建设转变。全面预算管理是医院经济运行管理的重要部分，医改形势下，医院经济运营精细化管理严控全面预算管理的执行，对提高医院财务管理水平和经济运营水平大有裨益。加快医院财务管理信息化建设是财务精细化管理的基础，医院财务信息化管理帮助工作人员全面把控医院财务状况，将财务信息明晰化有助于各科室查漏补缺，从而有针对性地进行改进。

（三）固定资产管理

随着医疗体系改革的深入推进，我国在医院固定资产上投入很大。固定资产管理是医院在经营管理过程中的重要环节，高效、合理的固定资产管理模式是公立医院实现可持续发展的关键所在。固定资产精细化管理有利于科学有效地提高资产的使用效率，减少资产的闲置浪费，防止国有资产流失。尽管医院固定资产管理的探索正不断深入，但现阶段公立医院的固定资产管理仍存在一定问题，包括固定资产管理意识淡薄，固定资产管理制度体系不完善、考核监管不到位；固定资产账务处理不规范，各部门之间管理脱节；无购置预算，采购和配置不合理；日常维护与处置流程不合理，导致国有资产流失；固定资产信息化管理严重滞后，无法为决策提供支撑。

（四）人力资源管理

加强医院经济运营管理、人力资源管理至关重要。以往医院人力资源占优势的主要原因就是拥有编制制度，而随着新医改的深入，深圳市率先推行全面取消编制的试点工作并卓有成效，取消编制成为一种趋势，合同制和人事代理等制度正逐步代替编制制度，体制内与体制外逐渐实现同工同酬。新医改条件下不宜延续传统的岗位设定模式，不科学的岗位设置阻碍人才建设改革，导致不必要的人力成本损失。新医改政策指出要建立可持续发展的医药卫生科技创新机制和人才保障机制。目前，由于部分医院管理理念滞后，忽视了员工归属需要和人的主观能动性，严重影响全面发挥人力资源作用，导致部分人才流失，在一定程度上制约了医院发展，管理理念有待进一步提升。尚未形成科学的用人机制，用人机制落后，无法满足现代需求，主要表现在将人力资源工作的重点放在工资发放、人事调动任免、人事档案管理等方面，在帮助员工进行职业生涯规划、制订激励策略、建设医院文化等方面的工作开展有限，导致人力资源管理无法取得预期的效果，不利于营造良好的人力资源可持续发展。薪酬制度仍需完善，目前公立医院仍使用传统等级工资体系，国家政策对于医院薪酬设定了统一标准，员工薪酬与学历、职称相挂钩，没有考虑到各类医务人员不同工作的特殊性、贡献度、劳动参与度等因素，较难激发医务人员的积极性。虽然目前落实了医院的绩效考核机制，但是仍需不断优化及健全，大多医院在人力资源管理工作中仍旧使用传统方式，缺乏培训员工的意识，绩效考核及培训体系等方面均存在不标准情况。

（五）信息化管理

新医改以来，医院按照“权责清晰、管理科学、治理完善、运行高效、监督有力”的要求，建立现代医院管理制度，并在内部控制规范框架内开展了以医院资源管理信息化（hospital resource planning，HRP）为主体的运营管理系统建设，以完善模块功能、对接其他系统、提供多维度数据为主，规范业务流程，提高数据质量，促使预算、资产、收支、成本、绩效等管理工作一体化，做到管理制度化，制度流程化，流程表单化，表单信息化。但目前医院的信息化建设水平仍不能满足运营管理、财务管理、人力资源管理、固定资产管理等方面的需求。信息化需要有相关科技人才的支持，医院缺少运营管理信息化技术人才，并容易忽略此种人才的引进。

小结

新医改是医疗卫生事业发展的必然趋势，在给医疗卫生行业带来新挑战的同时，也带来了前所未有的机遇，推动着医院的改革和创新。在新医改背景下，加强医院经济运营管理，进一步优化医院资源配置，提升资源利用率，促使医院有序运行，提升服务质量，减少不必要的矛盾和纠纷，最终实现医院的经济效益与社会效益最大化。

参考文献

[1] 单玮, 刘惠娟, 丁志良, 等. 新形势下三级公立医院运营管理的探索与思考 [J]. 江苏卫生事业管理, 2022, 33(2): 145-148.

[2] 方来英. 我国公立医院规模扩张的现状与对策 [J]. 中华医院管理杂志, 2019(3): 177-180.

[3] 倪君文, 王贤吉, 杨中浩, 等. 公立医院临床科室运营助理设置的探索与思考 [J]. 中国医院管理, 2019, 39(7): 78-80.

[4] 张利惠. 公立医院运营管理难点及策略研究 [J]. 财经界, 2021(36): 27-28.

[5] 于慧. 新医改形势下公立型专科医院资金管理优化研究 [D]. 济南：山东大学, 2019.

[6] 储沛瑶. 医用耗材零加成政策下公立医院运营管理分析 [J]. 卫生经济研究, 2019, 36(11): 35-37.

[7] 李非非. 新形势下公立医院运营管理体系建设初探 [J]. 质量与市场, 2022(9): 175-177.

[8] 张明, 喻丹, 李敏, 等. "十四五"时期医保支付方式改革对我国公立医院经济运营的影响与思考 [J]. 中国医院管理, 2021, 41(3): 18-20, 25.

[9] 胡广宇, 刘婕, 付婷辉, 等. 我国按疾病诊断相关分组预付费改革进展及建议 [J]. 中国卫生政策研究, 2017, 10(9): 32-38.

[10] 巫建华. 浅谈公立医院运营管理存在的问题及建议 [J]. 现代经济信息, 2018(9): 144.

[11] 张钰婉, 谈在祥. DRG支付背景下公立医院运营管理问题与对策研究 [J]. 中国医院管理, 2022, 42(1): 49-52, 56.

[12] 汤惠子. 内部控制下公立医院运营管理系统建设的实践与探索 [J]. 卫生经济研究, 2021, 38(9): 74-76.

[13] 张燕. 公立医院经济运营现状及对策 [J]. 中国市场, 2020(27): 71-73.

[14] 汤云梅. 新形势下三级公立医院财务管理的改革创新研究 [J]. 经济研究导刊, 2018(30): 119-121.

[15] 刘静, 曾渝, 毛宗福, 等. 三明市公立医院"三医联动"综合改革模式再探讨 [J]. 中国医院管理, 2017, 37(2): 9-11, 45.

[16] 王明玉. 医保支付改革背景下公立医院财务管理路径分析 [J]. 中国冶金工业医学杂志, 2022, 39(2): 242-243.

[17] 汪晓丹. 新医改下医院运营成本管理措施 [J]. 财经界, 2020(17): 34-36.

[18] 韩芸. 医改形势下医院经济运营精细化管理方法的探讨 [J]. 当代会计, 2021(9): 171-172.

[19] 万芳. 新形势下提升公立医院财务管理能力的思考——评《现代医院财务管理》[J]. 林产工业, 2021, 58(1): 108.

[20] 赵艳. 新医改背景下公立医院固定资产管理策略分析 [J]. 财经界, 2022(7): 86-88.

[21] 向璐冰. 新医改背景下公立医院固定资产管理研究 [J]. 行政事业资产与财务, 2021(24): 19-20.

[22] 王治宇. 新形势下公立医院人力资源管理的挑战与应对策略 [J]. 现代营销(信息版), 2019(9): 205.

[23] 孙习习. 新医改, 公立医院人力资源管理如何革新 [J]. 人力资源, 2020(6): 28.

[24] 陆秉, 王慧玲. 公立医院人力资源管理结构科学化路径探究[J]. 中国医院, 2020, 24(5): 63-64.
[25] 王冉. 新医改背景下医院人力资源管理现状分析及对策研究[J]. 航空航天医学杂志, 2022, 33(2): 207-209, 256.

第五章　公立医院绩效管理的现状与政策背景

第一节　公立医院绩效考核存在的问题

绩效考核是绩效管理中较为重要的一环，公立医院绩效考核不可只注重“绩效考核”，其公益性才是“公立”的根本，在构建绩效考核体系时要注重公益性和社会性。在国家政策的牵引下，各级公立医院均在积极进行绩效考核体系的研究与变革，现已取得初步成效，但整体上仍处于起步阶段，尚存在一些亟待解决的问题，主要表现为以下几个方面。

一、发展不平衡、不充分

1. 横向发展

先行起步较早的试点地区，公立医院绩效考核工作“稳中向好”发展，绩效管理工作“纵深”推进；部分起步较晚的地区“扎实起步，稳扎稳打”，起点相对较高，各项考核工作“稳中有序”开展；但还有部分地区仍处于观望、筹备阶段，各项考核工作进展较为缓慢。

2. 纵向发展

部分省（直辖市）层面公立医院绩效考核工作多处于“高质、高速”发展阶段，绩效管理体制、机制较为健全，投入充足，基本达到预期绩效考核目标；部分市、县层面公立医院相关工作开展则相对落后，对绩效管理认识不到位，基础不扎实，保障不充足，绩效考核工作尚未取得实质性进展。

二、体系不健全

1. 缺乏根本的制度保证，公益性弱化

多数公立医院绩效考核制度仍不完善，虽已开展绩效考核相关工作，但由于医院管理层尚未建立统一完善的绩效考核标准及要求，医院绩效考核工作开展过程中缺乏严格的规章制度进行规范和指导；部分公立医院的绩效考核结果受相关领导主观性影响，考核标准有失公平性。同时，在进行绩效体系调整时，医院未能明确自身的定位和战略目标，未充分结合公立医院的公益性特质，绩效的评价地位显著，考核指标过于强调经济效益与财务指标，方法流于形式，从而限制了绩效管理作用的发挥。目前，国内公立医院绩效考核体系建设参差不齐，结构化和规模化管理层面问题显著。

2. 形式主义大于考核体系本身

我国公立医院在绩效管理体系和医院监督管理存在较多的冲突：公立医院有关绩效考核计划的制订往往仅由各医院的高层管理来负责，由于缺乏非高层员工的参与，绩效考核计划的战略目标笼统，缺少具体的考核重点和实施方案；诊疗流程复杂化、重复化，刻意追求绩效和奖金现象凸显，且部分公立医院绩效考核体系从指标建立到绩效考核的全过程均存在形式主义大于绩效体系的现象，偏离公立医院绩效考核的主要目的。

3. 考核重点偏离战略目标

服务水平、患者就医满意度、医务人员服务态度以及医疗就诊效果是公立医院绩效考核的重要标准。目前，多数公立医院仅以医院服务为绩效考核主体，同时，由于绩效考核标准的制定流程不透明，致使绩效考核效果与考核重点均发生一定程度偏移。此外，我国公立医院在局部目标与个体目标统一化考核方面有所欠缺，由于信息一体化建设与考核标准执行的不到位，导致整体绩效考核结果存疑。

4. 公立医院绩效考核指标体系缺乏科学性与有效性

我国公立医院绩效管理、绩效考核指标仍存在过于宏观、落实困难的问题。现有的绩效考核指标多从医院效益、科室发展等方面入手，缺少医院员工个体等角度的考量，指标设计不科学，不符合国家战略发展要求。当前绩效考核指标体系构建过程中并未纳入不同科室的重要性、各科室不同岗位职责权重以及医院总体规划目标等内容，绩效考评指标仅仅是对原有管理制度的简单拆分与拼合，存在考核内容覆盖不全面、指标权重设计不合理、发展规划重点不突出等缺陷。同时，绩效考核指标值的设定以历史数据为参考，结合各科室年度增长目标来设定，科室年度增长目标是职能部门根据医院年度预算进行分解的，分解过程可能存在信息系统数据统计有误、数据前后不一致、对科室业务调整情况考虑不周等因素，指标值过高或过低等不合理现象广泛存在，因此，在上述情况的影响下，绩效考核结果的准确性和合理性有待考量。此外，公立医院的绩效考核指标体系均由各医院独立设计、制订，制订的绩效考核指标难以对同类型医院的管理效果进行横向评价。

三、机制不完善

全面的绩效考核，包括了建立绩效计划、绩效实施、绩效评价和绩效反馈这四个互相支持的环节，沟通反馈、激励和监督机制应贯穿于整个考核过程。目前，我国公立医院的绩效考核机制未能与国家顶层设计和相关政策有机结合，约束力和制约力均有待提高，绩效考核工作与人力资源管理工作联系性不足，存在脱轨的现象，考核工作质量存疑。

（一）激励机制与补偿机制

补偿机制是为保证公立医院在医疗服务中资金的正常运转而对其消耗的补偿。公立医院的资金来源包括政府医疗服务收费和政府财政补助两方面。目前，政府对公立医院的投入不足，其余资金空缺需公立医院自盈补偿，而多数公立医院尚未建立完善的补偿机制，医疗服务定价不合理等问题层出不穷，严重制约了公立医院综合绩效的提升。同时，部分公立医院，尤其是基层公立医院的绩效考核激励机制不完善，奖励措施较多，忽略惩罚及控制措施，且在实施奖励措施的过程中，缺乏针对性，平均主义严重，不利于调动人员积极性。

（二）监督机制

公立医院有其作为公共组织的特殊性，同时也具有一般企业的共性，即营利性，公立医院在运行过程中可能会逐渐丧失其公益性，因此应加强对公立医院各个环节的监督管理。目前，公立医院绩效考核监管机制并不完善，缺乏独立的绩效监管部门对绩效考核工作进行制约；同时，部分公立医院绩效考核工作不注重考核结果的公开，考核过程缺乏透明度，从而难以做到全面有效的监督。

（三）沟通反馈机制

绩效沟通是员工与医院对绩效管理制度、指标体系建设、考评过程与考评结果进行有效沟通的过程。目前，多数公立医院管理层为降低绩效管理人力成本与工作繁杂程度，忽视了绩效沟通与反馈工作的重要性，沟通渠道有限，反馈机制不畅，导致管理层与基层员工之间信息的不对称；考评结果仅代表抽象的数字与评价等级，绩效考核的效果难以得到有效发挥。

四、基础不扎实

（一）绩效考核理念落后，认知不充分

我国公立医院绩效管理开展较晚，绩效理念还未牢固树立。由于受到传统观念的影响，“重业务、轻管理、重分配、轻绩效”的错误思想仍存在。公立医院的内部管理中对于绩效考核存在普遍不重视的情况，部分公立医院管理层对绩效考核意识淡薄且认识不到位，绩效考核方案的制订与公立医院的战略管理目标脱节，绩效评估仅用于完成上级任务，流于形式；绩效考核方案宣传力度不足，院内职工关于绩效考核相关信息缺失，缺乏主观能动性，导致绩效考核的相关工作在公立医院管理中更加边缘化。

（二）绩效考核指标构建不科学，考核方法不合理，结果利用率不高

公立医院的绩效考核缺乏客观量化的指标，同时可靠性受填报人主观性、人为性等影响，导致考核结果无法准确、客观地评价实际情况。由于医院信息资料开放程度有限，绩效考核指标的设置未充分考虑医院的实际情况，未根据各科室性质的不同对考核内容进行细化，忽视了各科室工作内容的差异；指标缺乏针对性和精细化，各考核指标无法进行有效连接，量化指标失真，无法达到预期的管理效果；此外，考核指标未与预算相关联，对成本管控的考核力度不强，大型设备效益未纳入绩效考核，公立医院成本效益低的现象屡屡存在。对于绩效考核方法，多数公立医院一般采用简单的排序法或比较法进行绩效考核评价，评价方法过于单一，缺乏创新性，尚不能根据评价指标选择合适的评价方法进行绩效评估，对于诸如关键事件法等描述型评价方法的运用有限。部分公立医院则采用全方位的绩效考核方式，虽然评价内容全面，但该考核方式主观性过强，违背了公平性、科学性原则，并不能真正激发员工的积极性和工作热情。医院绩效考核的主要目的是根据评价结果评价员工的工作能力，将其作为员工晋升、调薪、评优、奖励、培训及职业生涯规划依据的同时，对员工起到约束和指导作用，然而部分公立医院对于绩效考核结果的获取和利用率并不高；在实际工作中，评价结果多局限应用于员工薪酬与职位晋升两方面，应用范围狭窄，并未将绩效考核结果作为内部

管理完善的参考依据，使绩效评价的过程流于形式。

（三）绩效考核水平有待提高，专业度缺乏

部分公立医院绩效考核团队业务能力不足，尤其是基层公立医院，多数绩效考核人员为其他部门兼职人员，并未接受过系统、全面的业务培训，针对绩效考核内容及评价方法未达到全面熟知并掌握的程度，单纯采用惩戒评估、奖励评估、日常评价等方式，会导致考核结果不够客观准确，难以满足绩效考核标准要求。此外，公立医院信息化建设人员专业素质不高，不能及时处理相关数据的收集及传输工作的问题，无法达成信息共享的目标，信息化建设的滞后严重阻碍了绩效管理水平的整体提升。

五、保障不充分

（一）法制保障体系尚未形成

目前尚且缺乏相关法律对绩效管理做出明确规定；同时，多数省、市和部门相关制度不全面，配套措施不具体，规范性的制度多，操作性的办法少，尚未形成完备的法制保障体系。

（二）绩效考核资金投入不足

公立医院财政拨款占公立医院收入的比例较小，其余资金空缺需公立医院自盈补偿。而部分基层公立医院，由于患者较少，医疗服务价格偏低，医疗服务收入勉强支撑医院的发展建设和运行，对于医院绩效考核工作的相关投入（如专业绩效考核队伍的建设、信息化建设等的投入），更是寥寥无几，从而导致绩效考核工作难以有效开展。

（三）绩效考核主责部门单一，人员配置不合理，缺乏专业考核队伍

多数公立医院将绩效管理的主责部门设置为绩效管理办公室，但由于绩效考核各指标涉及医院管理部门繁多，绩效考核主体责任落实困难，进而阻碍了绩效管理整体工作统筹和联动机制的形成。部分县级公立医院仍存在专业考核部门虚设、人员配置不到位的问题，考核方式主要表现为上级对下级的直接考核，越位、缺位、职权模糊等情况仍然层出不穷，严重制约了绩效考核工作的进一步推进。

（四）公立医院信息化建设迟缓，绩效考核的信息系统支撑不足

多数公立医院现已配备 RIS、PACS、LIS 等功能完备的信息系统，但信息化平台主要功能模块的开发与使用更侧重挂号与诊疗系统方面，与人力资源管理和绩效管理的结合度并不紧密，无法满足精细化考核的需要。绩效考核是不断发现问题、解决问题并持续改进的过程，在持续改进的过程中会对信息系统提出新的数据采集或者功能需求，由于前期投入较少，导致当前公立医院各信息系统整合不到位，全方位的数据收集较困难，需要二次加工，数据的全面性和准确性得不到保证。多数医院缺乏独立的成本核算系统，或者成本核算系统功能简单、粗犷，无法进行精细化成本核算，进而无法进行有效的成本管控。

第二节　公立医院绩效管理的政策背景

一、国外医院绩效管理的体系和发展

（一）美国

美国的医疗体系是自下而上形成的，构成复杂，且多数以市场化为导向，尚无完整的管理机构。目前，美国的医疗机构绩效评价体系主要有 JACHO（目前为 TJC）质量体系、AHRQ 评价体系、AHA 和 IOM 等协会制订的绩效评价体系。应用最广泛的医院绩效评价方法有绩效考核法（KPI）、目标管理法（MBO）和平衡计分卡法（BSC）等。

20 世纪 80 年代，美国 OTA（技术管理办公室）组织指出，医疗服务质量应当作为医院绩效管理的重要考核依据。1990 年，美国 HHS（卫生与公共服务部）设计了一套科学、合理的绩效评定体系，包含患者护理程度、组织管理水平、医疗人员技术水平等 28 项指标，用于评估国内外医疗机构的绩效。1997 年美国联合评审委员会推出 ORXY 方案，指出应将绩效考核评价整合到医院评审中，评价指标涵盖了临床绩效、患者感觉（满意度）、健康状况和行政与财务状况等方面，同时鼓励各医院加入个性化指标。同年，国际医疗卫生机构认证联合委员会（Joint Commission on Accreditation of Healthcare Organizations，JCAHO）制订了医院管理评价标准，即 JCI 标准，用于认证美国以外的附属医疗机构，包括以患者为中心的标准和医疗机构管理标准两大部分。2001 年，美国医学研究所（IOM）发布的

《跨越质量鸿沟的一个新的21世纪卫生系统》提出医疗服务体系中绩效评价的6个维度，即服务安全性、效率、患者体验为中心、服务及时性、可及性和公平性。2003年针对美国评价框架分散、缺乏统一性等问题，AHRO发布了《国家卫生保健质量报告》（NHOR），包含及时性、有效性、患者满意、安全性4个维度；该报告以年度为周期并不断进行修补，之后又在此基础上增加了效率性、卫生系统基础设施、卫生护理协调性、可及性等维度。美国的《医院卓越绩效评价准则》是医院绩效评价的主要依据，包括领导、战略计划、医疗保健市场、医院绩效测量与知识管理、工作人员、过程管理、医院绩效结果7个项目、33个要点，旨在全方位地提高医院绩效管理和医疗服务质量。

随后，美国还发展了医疗保障提供者与系统的消费者评估体系（CAHPS）、Leapfrog Group评价体系、汤森路透百强医院（The Thomson Reuters 100 Top Hospitals）等评价系统。

（二）英国

国有化是英国医疗卫生服务体系的主要特点。1948年，随着英国国家医疗服务体系（National Health Service，NHS）的建立，绩效考核指标一并纳入全国统一考核标准。

英国的医院绩效评价始于1983年，早期的评价指标主要来源于行政管理数据，评价维度集中在医疗服务质量和医疗服务效率两个方面。随着医疗服务体系的完善，绩效评价框架以平衡计分卡方法为基础，对服务使用者、内部管理、持续改进和财务等4个维度进行考核，以提高医院服务质量和效率。2001年，英国引进星级评审制度，该制度由英国健康改进委员会发起，卫生审计和检查委员会（CHAI）负责对医院进行星级评审与监管；具体的评价指标包括4类，即关键指标（9个）、关注患者的指标、关注临床的指标、关注容量和能力的指标。2004年，英国卫生部引入第三方组织进行医院的星级评审工作，该政策使第三方评估监督机构完全独立，评估过程不受牵制。同年，英国国家优化卫生与保健研究所（NICE）引入全科诊所质量改进和考核激励机制（QOF），以考核NHS机构绩效。2008年，英国卫生部与国民医疗服务体系（NHS）联合发布《发展国民医疗服务体系绩效评价制度》，推行以财务绩效、服务绩效、董事局能力为维度的绩效框架，评价结果通过公开出版物*The Quarter*公布，加大了信息公开力度。2009年，英国国民卫生服务体系绩效评价框架同样包括组织财务维度、服务质量等维度，同时增加了整体绩效评价、英国健康医疗服务质量委员会（Care Quality Commission，CQC）认证等。2010年，卡梅伦政府发布了《公平和卓越：解放NHS》白皮书，该时期的改革重点之一是改善服务结果，即注重供方绩效考核的服务质量，并将对供方的支付与绩效考核结果挂钩。

（三）新加坡

新加坡的医疗卫生制度体系主要由医疗卫生管理体系、医疗卫生服务体系、双向转诊的分级医疗制度和医疗保健资助制度 4 个方面组成。新加坡实行了典型的双重卫生服务体系，公立和私立的服务机构均占据着重要的地位。2000 年 10 月 1 日，公立卫生系统进行了重组，成立了两个垂直的服务机构——国立保健集团（NHG）和新加坡保健集团（Sing Health）。

对于医院的绩效评价，两大集团主要关注患者的满意度和人力资源的提升程度两方面，前者以医务人员的工作量为参照，从患者角度出发，关注医疗服务质量、医疗消费、运转效率、医疗服务安全性等 4 个维度；后者重点关注医院员工个人发展和成长，包括人员培训费用的数量、科研课题的项目数量及资金等维度。

（四）德国

德国的医疗机构绩效评价始于 2002 年，由第三方机构德国医疗透明管理制度标准委员会（Cooperation for Transparency and Quality in Healthcare，KTQ）为主体实施。KTQ 目前是德国专业性和权威性最强的医院评审机构，是德国医院协会、德国护理协会、联邦健康保险公司等医疗协会和保险公司共同设立的评审专业组织。

KTQ 在对医疗机构进行检查评审、认证的同时，鼓励医院开展自我评价。KTQ 绩效评价以患者为核心，以提升医疗质量为目的，以患者入院就医为起点，针对医院各环节的工作质量制订了相应具体的管理制度和服务标准，评价过程公开透明。KTQ 制度对医疗机构质量结果的改进是在 PDCA 循环基础上建立的，其内涵框架包括以患者为导向、以员工为导向、安全、信息与交流、领导能力、质量管理 6 个方面。KTQ 认证主要通过调查员进行现场评价，最终形成评价报告，通过对现场报告和质量评价报告进行随机的抽样审查后，对于合格的医疗机构颁发 KTQ 认证证书；认证书有效期间，KTQ 每年对医疗机构进行检测，以帮助持续改进医疗机构服务质量。

（五）澳大利亚

澳大利亚卫生系统绩效管理的实践和探讨始于 20 世纪 90 年代。初始的医院绩效评价方案由国家卫生系统绩效委员会制订，以澳大利亚医疗卫生绩效评价框架体系（NHPF）为主，体系包括健康水平、健康影响因素、卫生系统绩效 3 个评价维度。1990年，澳大利亚联邦和州政府对医院绩效考核评价体系进行了大规模改革，新的评价框架主要强调医疗服务的可及性、有效性、适宜性、医疗技术、配置效率、患者的满意度以及医疗服务的连续性，正式演变成为一个以医院服务测评为主的医院绩效评价框架。1999年，澳大利亚联邦政府成立了国家卫生系统绩效委员会（NHPC），负责发展和完善卫生系统绩效评价框架及制订相应的绩效指标。

2000年，NHPC制订了新的绩效评价框架，包括健康状况和健康结果、影响健康的决定因素、卫生系统绩效3个评价层次，且每个层次都设定了6个评价维度、11项评价指标，其中5项指标需要报告给NHPC，以用于综合的评价分析，其他指标则可自行选择。2001年，澳大利亚医疗标准委员会（ACHS）采用了国家卫生部统一制订的绩效框架，开展了以临床功能指标、支持功能指标和治理功能指标为主的医疗评价与质量改善项目，实现了医院绩效评价与卫生系统绩效的统一。2007年，绩效框架做了较大幅度的调整，修改且合并了部分维度的名称，维度个数由18个减少到14个。

（六）日本

日本于1995年正式成立日本医疗机构质量评审组织，评审内容包括书面审查和访谈审查两部分，评审程序包括院方自评和评审机构复评两方面，绩效评价采取准入评价，定期评定，每通过一次给一星。

具体操作如下：首先，医院填写有关医院、各部门科室、诊治能力、财务经营和出院患者共5种调查表，并提出医院目前存在的问题以及解决方案；其次，评审组织根据自评结果及原始数据进行多角度复评，包括医院的宗旨和组织机构、地区居民保健所需的满足程度、诊疗质量、护理服务的适宜性和有效性、患者满意度和信任度、医院经营管理的合理性等方面；最后，根据评审结果出具相应的整改意见或建议。

（七）世界卫生组织（WHO）的欧洲医院绩效评价

2003年，世界卫生组织欧洲办事处发起了“用于质量改进的医院绩效评价工具”（PATH）项目，用于发展和推广医院绩效评价方法。该系统超越了基于财务绩效或临床绩效的传统评价方法，采用了绩效评价的多维视角，以质量和安全为基本出发点，通过安全和以患者为中心的两个横向维度，响应管理、员工导向、临床效果、效率4个垂直维度，构建了一个整体的评价指标体系，其中包括了17个核心指标以及24个附加指标，且允许各医院自设其他附加指标。PATH是以大量的文献综述及20个国家调查结果为基础，由国际专家共同研讨完成，作为标准化的评价工具，其操作层面与其他国际项目尚且保持一致。

二、国内公立医院绩效管理的沿革与制度变迁

绩效管理在我国现代医院管理中扮演了重要的角色，为我国卫生事业的发展做出了贡献。计划经济时代，医院作为政府全额预算拨款单位，尚未将绩效管理纳入医院管理层面探讨。改革开放后，随着“运用经济手段管理卫生事业”的提出，我国公立医院开始引入绩效管理这一概念。21 世纪初，我国医院绩效管理从单纯注重经济效益转变到同时兼顾社会效益。现阶段，在战略性管理思想指导下，公立医院逐步转向精细化管理，医院正式步入全面绩效管理阶段。

（一）2009—2014 年：以公益性为核心的绩效管理理念探索时期

2009 年 3 月，中共中央国务院发布的《关于深化医药卫生体制改革的意见》明确了公立医院的运行机制和根本原则，要求公立医院要遵循公益性和社会效益原则，实行以服务质量及岗位工作量为主的综合绩效考核和岗位绩效工资制度，也标志着我国公立医院绩效管理进入了新的起点。2013 年，十八届三中全会发布的《中共中央全面深化改革若干重大问题的决议》明确指出，要“建立科学的医疗绩效评价机制和适应行业特点的人才培养、人事薪酬制度”。在此阶段，公立医院绩效考核的理念逐渐形成，概念描述从“监管制度”到“绩效考核制度”和“绩效考核体系”，从“公益性为核心”到“公益性和运行效率为核心”。

（二）2015 年：理论向实践的转变

2015 年，我国实行公立医院全面深化改革相关政策，城市公立医院综合改革试点正式启动，县级公立医院综合改革全面推开，分级诊疗制度同步实施。基于此，公立医院绩效考核政策也迎来变革。2015 年 5 月，国务院办公厅发布《关于城市公立医院综合改革试点的指导意见》明确要求“建立以公益性为导向的评价机制”，指出要加强医务人员绩效考核，制定绩效评价指标体系，通过科学考核自主进行收入分配，建立现代医院管理制度。同年 12 月，《关于加强公立医疗卫生机构绩效评价的指导意见》（国卫人发〔2015〕94 号）首次明确了公立医疗机构绩效评价的目标和原则、评价主体、指标体系、评价标准、评价程序、结果应用与信息公开等，为各地公立医院绩效考核工作实践提供政策依据。2015 年是我国公立医院绩效考核政策发展的重要“分水岭”，各试点医院绩效管理工作实践百花齐放、相得益彰，正式拉开了全国公立医院绩效管理的新序幕。

（三）2016—2018 年：综合性绩效管理的探索

2016 年，国务院发布《“十三五”深化医药卫生体制改革规划》明确要求“建立以质量为核心、公益性为导向的医院考评机制”，指出要将绩效考核指标的改革纳入新医改政策，综合评价医疗机构，确保功能符合设置规划要求。2017 年 7 月，《国务院办公厅关于建立现代医院管理制度的指导意见》再次指出了健全绩效考核制度的重要性。其后，党的十九大报告中首次提出“建立全面规范透明、标准科学、约束有力的预算制度，全面实施预算绩效管理”。2018 年 9 月，中共中央、国务院正式印发《关于全面实施预算绩效管理的意见》，部署加快建立全方位、全过程、全覆盖的预算绩效管理体系。目前，各省份已陆续颁布实施预算绩效管理相关意见，这标志着各级政府部门“花钱必问效、无效必问责”的绩效管理制度正加速实施落地。持续改进医院绩效管理，是现代医院管理制度的建设要求，有利于进一步推进和深化公立医院改革。

（四）2019 年至今：公立医院绩效管理的全面实施

2019 年，国家卫健委完成了首次三级公立医院绩效考核工作，《国务院办公厅关于加强三级公立医院绩效考核工作的意见》（以下简称《意见》）指出应以绩效考核为抓手加强三级公立医院管理，引导三级公立医院进一步落实功能定位。《意见》从医疗质量、运营效率、持续发展、满意度评价 4 个维度考核公立医院绩效，以期促进公立医院主动加强和改进医院管理，加强内涵建设，推动公立医院综合改革。同年 11 月，国家卫生健康委办公厅和国家中医药管理局办公室共同印发《关于加强二级公立医院绩效考核工作的通知》，并启动了全国二级公立医院的绩效考核工作，充分发挥公立医院绩效考核“指挥棒”作用。2020 年 12 月，为一步指导公立医院加强自身建设和管理，促进我国医院实现高质量发展，国家卫生健康委印发了《三级医院评审标准（2020 年版）》。国务院办公厅发布的《关于推动公立医院高质量发展的意见》对医院高质量发展提出“五新”的工作要求，即构建新体系、引领新趋势、提升新效能、激活新动力、建设新文化，反映了高质量发展成效的绩效考核体系将成为公立医院绩效考核政策演变的主要方向。

参考文献

[1] 何莉. 公立医院绩效考核体系的落实与障碍分析［J］. 环球市场, 2019(29): 249.
[2] 原艳. 公立医院绩效考核体系的现状与构建思考［J］. 行政事业资产与财务, 2015(20): 13-

14.
[3] 周珠芳, 金明广, 陆富生. 公立医院绩效考核体系构建的探讨 [J]. 中国卫生经济, 2015, 34(3): 80-82.
[4] 冯绪淑. 公立医院绩效考核体系及管理的研究 [J]. 财经界, 2013(11): 109.
[5] 田方. 公立医院行政管理绩效考核指标体系研究 [D]. 南昌: 南昌大学, 2013.
[6] 仲西瑶, 米岚, 季加孚. 公立医院行政管理部门绩效考核体系探索 [J]. 中华医院管理杂志, 2016, 32(12): 951-953.
[7] 王禾. 公立医院医生薪酬激励机制与模型研究 [D]. 武汉: 华中科技大学, 2019.
[8] 李熹阳, 高红, 李国红. 国外医院评价对完善我国公立医院绩效考核的启示 [J]. 中国医院管理, 2021, 41(9): 92-96.
[9] 余园园, 金苗苗, 余震, 等. 基于公益性浅析公立医院绩效考核体系 [J]. 中国医院, 2010, 14(5): 12-14.
[10] 孙玉栋, 张城彬, 王丹. 借鉴国际经验探索我国公立医院绩效评价体系构建 [J]. 中华医院管理杂, 2018, 34(5): 371-376.
[11] 王萱萱. 农村乡镇卫生院绩效管理与实施效果评价研究 [D]. 南京: 南京医科大学, 2015.
[12] 马谢民. 三级公立医院绩效考核指标中医疗质量指标及相关问题探讨 [J]. 中国医院管理, 2022, 42(4): 49-52.
[13] 赵彦昌. 我国公立医院绩效考核体系的研究 [J]. 财经界, 2020(29): 255-256.
[14] 姚德明, 褚湜婧, 王栋, 等. 我国公立医院绩效考核政策分析与思考 [J]. 中国卫生质量管理, 2021, 28(6): 51-54.
[15] 刘世蒙, 谢士钰, 刘静, 等. 我国三级公立医院绩效考核主要问题及对策分析 [J]. 中华医院管理杂志, 2020, 36(10): 793-797.
[16] 王裕利. 新医改背景下公立医院绩效考核体系的构建研究 [J]. 商情, 2019(30): 61.
[17] 张青昊. 新医改背景下公立医院绩效考核研究——以天津为例 [D]. 天津: 天津科技大学, 2019.
[18] 马晓静, 秦佳鑫, 黄菊. 医院管理人员对公立医院绩效考核政策认同评价研究 [J]. 中国医院管理, 2021, 41(8): 17-21.
[19] 周海迎, 谢世堂, 戴力辉, 等. 以公益性为导向的公立医院绩效考核体系构建 [J]. 中国医院管理, 2015, 35(4): 16-18.
[20] 马万里, 潘江涛, 魏肖, 等. 优化公立医院绩效考核管理的对策思考 [J]. 卫生经济研究, 2022, 39(2): 61-64.
[21] 苏阳. 优化公立医院绩效考核体系的有效策略 [J]. 人力资源, 2020(24): 100-101.
[22] 谢士钰, 刘静, 刘世蒙, 等. 政策执行视角下地方公立医院绩效考核体系构建路径分析 [J]. 中国卫生政策研究, 2021, 14(6): 14-20.
[23] 张岚, 郭文博, 郑小华, 等. 公立医院公共卫生服务补偿存在的问题及建议 [J]. 卫生经济研究, 2015(9): 50-52.
[24] 刘渤松. 公立医院绩效考核现状与对策探讨 [J]. 行政事业资产与财务, 2020(8): 12-13.
[25] 王景毅, 周巧玲, 秦博, 等. 公立医院内部实行绩效管理存在的问题及对策探讨 [J]. 中国卫生标准管理, 2021, 12(23): 40-43.
[26] 王志飞, 冯丙东, 王占胜, 等. 某三级公立医院院内绩效考核指标体系构建与实践 [J]. 中

国医院, 2022, 26(2): 64-66.
[27] 顾啸天, 熊季霞. 公立医院综合绩效提升面临的问题与对策[J]. 南京中医药大学学报(社会科学版), 2015(4): 262-265.
[28] 丁海宁. 关于医院绩效考核指标体系构建的相关研究[J]. 中国卫生标准管理, 2021, 12(12): 12-15.
[29] 张志强, 顾啸天, 熊季霞. 基于公益性的公立医院综合绩效评价指标体系实证研究[J]. 医学与社会, 2015(6): 36-40.
[30] 肖雄英. 县级公立医院绩效考核存在的问题和对策[J]. 财会学习, 2021(24): 158-160.
[31] 彭月华, 余传鹏. 现代企业管理理念在公立医院绩效考核中的运用[J]. 中国卫生标准管理, 2021, 12(23): 44-47.
[32] 梅正斌. 新形势下关于公立医院绩效考核的几点思考[J]. 财会学习, 2021(17): 156-158.
[33] 陈莉. 新医改形势下公立医院绩效改革思考分析[J]. 财经界, 2021(24): 191-192.
[34] 刘钰. 医院绩效考核管理工作的思路和对策研究[J]. 财经界, 2021(34): 74-75.
[35] 封国生, 张金保, 李慧, 等. 北京建立公立医院绩效考核制度的实践与思考[J]. 中华医院管理杂志, 2015(7): 487-491.
[36] 张永勤, 郭群英, 杨玥, 等. 2019版三级公立医院绩效考核指标分析及其对医院管理的影响[J]. 中华医院管理杂志, 2019, 35(9): 774-777.
[37] 何晓娟, 周国江. 基于公益性的公立医院综合绩效评价指标体系研究[J]. 现代经济信息, 2016(12): 26.
[38] 孔令燕. DRG支付模式下公立医院绩效考核研究[J]. 财经界, 2022(9): 155-157.
[39] 张宇. 新医改背景下公立医院绩效管理模式的研究[J]. 商讯, 2021(24): 173-175.
[40] 刘爽. 新医改下基层公立医院绩效改革的挑战与应对[J]. 商讯, 2021(18): 119-121.
[41] 徐佳佳, 唐瑜励. 三级公立医院绩效考核问题的研究[J]. 中国管理信息化, 2021, 24(11): 143-144.
[42] 秦佳鑫. 基于医院管理人员视角的公立医院绩效考核政策认同评价工具研究[D]. 北京: 北京协和医学院, 2021.
[43] 吴春峰, 祖平, 付晨, 等. 新时代上海市疾病预防控制体系建设进展与对策思考[J]. 上海预防医学, 2021, 33(2): 97-101.
[44] 张明. 辽宁省三级综合性公立医院绩效考核效果分析[D]. 沈阳: 中国医科大学, 2021.
[45] 王韵菲. 公立医院绩效考核研究[D]. 郑州: 郑州大学, 2020.
[46] 陈勇, 吴春峰, 陈卓蕾, 等. 上海区级疾病预防控制机构财政经费保障现状: 对财政事权与支出责任划分的启示[J]. 中国卫生资源, 2020, 23(1): 38-42.
[47] 施楠. 三级综合公立医院产科绩效考核体系构建与应用研究[D]. 武汉: 华中科技大学, 2019.
[48] 王秀龙. 公立医院绩效考核体系研究[D]. 武汉: 华中师范大学, 2018.
[49] 王曼丽. 纵向紧密型医疗联合体绩效评价模型及其绩效改进策略研究[D]. 武汉: 华中科技大学, 2018.
[50] 高誉峰. 重庆市公立医院绩效考核第三方评估机制研究[D]. 重庆: 重庆医科大学, 2018.
[51] 王石. 公立医院绩效考核问题研究报告[D]. 郑州: 郑州大学, 2014.
[52] 郑见立. 公立医院绩效考核指标体系及评价系统设计[D]. 武汉: 华中科技大学, 2012.

[53] 王霞, 张瑶, 曾多, 等. 公立医院绩效考核指标体系用于医院内部考核的方法与实践 [J]. 中国医院, 2022, 26(4): 8-11.
[54] 朱文赫, 王佩, 陈悦, 等. 国外医疗机构绩效考核评价做法及启示 [J]. 中国医院, 2022, 26(4): 15-18.
[55] 高铭泽. 长春A医院绩效管理优化研究 [D]. 长春: 长春工业大学, 2021.
[56] 蒋锋. 绩效考核这件事, 其他国家做了什么 [J]. 中国卫生, 2021(4): 32-33.
[57] 冯欣. 加强公立医院预算绩效考核的实践及思考 [J]. 会计之友, 2020(8): 122-127.
[58] 王文, 许平. 公立医院绩效考核研究综述 [J]. 中国卫生产业, 2019, 16(23): 187-190, 193.
[59] 韩珂珂. S医院绩效考核体系优化研究 [D]. 济南: 山东师范大学, 2019.
[60] 杨娟, 张丽华. 发达国家经验对我国公立医院绩效评价的启示与思考 [J]. 中国卫生质量管理, 2019, 26(2): 110-112.
[61] 张俪铧. CY医院绩效管理优化研究 [D]. 南昌: 南昌大学, 2019.
[62] 孙玉栋, 张城彬, 王丹. 借鉴国际经验探索我国公立医院绩效评价体系构建 [J]. 中华医院管理杂志, 2018, 34(5): 371-376.
[63] 陈晓玲. 公立医院绩效管理改革探究与思考——以A医院为例 [J]. 中国卫生标准管理, 2017, 8(21): 15-18.
[64] 卜胜娟, 熊季霞, 武宜珉. 发达国家公立医院的绩效评价体系对我国的启示 [J]. 南京中医药大学学报(社会科学版), 2015, 16(4): 255-261.
[65] 蔡瑜. 国内外医院绩效管理现状分析及思考 [J]. 科技广场, 2015(7): 248-252.
[66] Arah OA, Westert GP, Hurst J, et al. A conceptual framework for the OECD Health Care Quality Indicators Project [J]. International Journal for Quality in Health Care, 2016, 18 Suppl 1: 5-13.

第三篇

公立医院运营体系

第六章 公立医院经济运行概述

第一节 公立医院经济运行的内涵

一、强化公立医院经济运行工作的意义

随着公立医院经济规模不断扩大，医教研防等业务活动、预算资金资产成本管理等经济活动、人财物技术等资源配置活动愈加复杂，加快补齐内部运营管理短板和弱项，坚持公益性发展方向，向经济运行管理要效益变得愈加重要。

强化公立医院经济运行工作，是以新发展理念引领医院高质量发展，落实现代医院管理制度的重要抓手；是深化公立医院综合改革，构建维护公益性、调动积极性、保障可持续的新运行机制的内在要求；是加强供给侧结构性改革，有效提升医教研防等核心业务供给效率的有力举措；是缓解公立医院经济运行压力，提升内部资源配置效率和运营管理效益的重要手段。

二、公立医院经济运行的内涵

公立医院经济运行主要包括外部和内部的运行体制机制及管理制度流程。

公立医院经济运行的外部体制机制主要涉及管理体制、财政投入、医保支付、运行监管、绩效考核和收入分配等方面。

公立医院内部运营管理是以全面预算管理和业务流程管理为核心，以全成本管理和绩效管理为工具，对医院内部运营各环节的设计、计划、组织、实施、控制和评价等管理活动的总称，是对医院人、财、物、技术等核心资源进行科学配置、精细管理和有效使用的一系列管理手段和方法。医院内部经济运行主要包括内部

资源配置、财务管理、资产管理、风险防控、绩效考核等内部管理机制、制度和流程。

第二节　公立医院经济政策与运营机制

一、构建公立医院经济运行新机制的意义

公立医院通过综合改革建立和维护医院公益性、调动积极性、保障可持续性的运行新机制，使医院不与民争利，一心一意为人民健康服务，就必须破除公立医院现行的创收机制，切断医务人员与服务收费之间的利益联系，从根本上化解医务人员与人民群众之间的利益冲突。

以现行公立医院存在的问题为导向，通过取消药品耗材加成和实施药品耗材集中带量采购，破除以药补医。合理调整医疗服务价格，重新确立医疗技术服务价值观。落实政府投入，建立健全多渠道补偿，强化医院公益性考核，构建医院运行发展新机制。加强能力建设，引导“以药养医”向“以技养医”转变，切实提升公立医院的医疗水平、服务质量和运行效率。

二、公立医院经济政策与运营机制

（一）公立医院经济政策

影响公立医院经济运行的外部经济政策主要包括政府财政投入、医疗服务价格和医疗保障三大政策。

通过梳理发现，财政对公立医院的投入逐渐加大，主要经历了投入较少的 20 世纪中后期、有所倒退的 20 世纪后期和新医改 20 年来财政经费保障机制得以强化的阶段。

医疗服务价格政策主要经历了政府全过程管理的计划价格时期、从计划经济向市场经济过渡时期、市场经济体制政府价格管制探索时期和适应市场经济体制的完善时期，目前正经历着进一步理顺医疗服务比价关系和规范医疗服务价格管理，积极探索建立通过制定医保支付标准引导价格合理形成机制的新阶段。

医疗保障主要经历了计划经济体制下的医疗保障体系、改革开放后探索时期的医疗保障体系和新时期的医疗保障体系三个发展阶段。目前已建立和完善了以基本医疗保障为主体，其他多种形式的补充医疗保险和商业健康保险为补充，覆

盖城乡居民的多层次医疗保障体系。

（二）公立医院运营机制

党的十八大以来，以习近平同志为核心的党中央把保障人民健康放在优先发展的战略位置，将深化医改纳入全面深化改革统筹推进，推动“以治病为中心”转变为“以人民健康为中心”，围绕解决“看病难”“看病贵”两个重点难点问题，推出一系列重要改革举措，深化医改取得显著阶段性成效。当前，我国进入高质量发展阶段，党的二十大对持续深化医改作出全面部署，准确把握深化医改所处的高质量发展新阶段新要求，坚持“一个中心”，即以人民健康为中心；用好“一个抓手”，即促进“三医”协同发展和治理；突出“一个重点”，即深化以公益性为导向的公立医院改革，不断将深化医改向纵深推进。

当前，公立医院收支规模不断扩大，医教研防等业务活动、预算资金资产成本管理等经济活动、人财物技术等资源配置活动愈加复杂，经济运行压力逐渐加大，亟需坚持公益性方向，加快补齐内部运营管理短板和弱项，向精细化管理要效益，推进管理模式和运行方式加快转变，进一步提高医院运营管理科学化、规范化、精细化、信息化水平。为积极落实医改要求和高质量发展目标，公立医院运营机制应坚持公益性，努力实现社会效益与经济效益的有机统一。大力推动公立医院核心业务工作与运营管理工作深度融合，将现代管理理念、方法和技术融入运营管理的各个领域、层级和环节，提升运营管理精细化水平；坚持高质量发展和内涵建设，通过完善管理制度、再造业务流程、优化资源配置、强化分析评价等管理手段，将运营管理转化为价值创造，有效提升运营管理效益和投入产出效率；重点关注各类业务活动内涵经济行为的事项，建立健全内部控制管理和风险监控制度措施，构建适应公立医院自身发展特点的运营管理模式、架构和机制。

第三节　公立医院运营管理内容

公立医院在运营管理过程中，要坚持公益性，努力实现社会效益与经济效益的有机统一。将运营管理的各项要求融入医教研防等业务流程控制和质量控制各环节，促进业务管理与经济管理深度融合。以提升质量、提高效益为主线，转变重业务轻管理的现状，提高医院全员执行制度和重视内控的意识，不断提升医院经济管理工作整体水平。

公立医院在实践中将现代管理理念、方法和技术融入经济运行管理的各个领域、层级和环节，重点关注各类业务活动和经济行为，通过完善管理制度、再造业务流程、优化资源配置、强化运行分析评价等管理手段，将经济运行管理转化为价值创造，有效提升经济运行管理效益和投入产出效率。

一、资源配置

依据医院建设规划和中长期事业发展规划，建立人、财、物、技术、空间、设施等资源分类配置标准；加强资源调配与优化，促进各类资源动态匹配，提高内部资源配置对医教研防等业务工作的协同服务能力。

二、财务管理

建立健全医院内部有关预算、成本、采购、资产、内控、运营、绩效等制度体系，依法依规规范经济活动，提高经济管理水平，发挥经济管理工作的服务、保障和管控作用。将事业发展目标任务、绩效考核业务指标和质量控制流程要求等融入财务管理，发挥财务管理服务、保障和管控作用；加强财务信息共享共用，为业务发展提供支撑保障。

三、资产管理

加强货币资金、固定资产、无形资产、物资用品、在建工程等资产管理，构建资产采购、领用、库存等全链条管理体系；做好资产配置、使用、处置等各环节管理工作，强化资产使用效益分析和追踪评价。

四、后勤管理

推进后勤服务社会化。加强水电气热、餐饮、环境卫生、建筑用房、安全保卫等后勤管理，优化服务流程，规范管理机制，强化能耗管控。探索智慧化“一站式”服务模式，持续改进后勤服务质量和效率。

五、业财融合

加强对临床、医技、医辅等业务科室运营指导。探索建立运营助理团队，常态化关注科室运营发展情况，有效指导医疗业务科室提升运营效益；强化教学、科研、预防、后勤服务等工作的制度管理和成本控制。

六、风险防控

加强内部审计监督管理、风险管理及内部控制建设，建立健全风险研判、评估和防控机制；加强单位层面、财务层面、业务层面内部控制建设，实现医院经济事项全过程管控；建立医疗、价格、财务等管理部门联检联查日常监督机制，定期和不定期开展医疗服务规范化管理检查，避免发生违法违纪违规追求经济利益的行为；加强债务风险管理，严禁举债建设。

七、绩效考评

医院应当根据卫生健康、中医药主管部门确定的绩效考核指标，建立内部综合绩效考核指标体系，从医教研防和学科建设等方面全方位开展绩效评价工作，全面考核运营管理实施效果；通过强化信息技术保证考核质量，并将考核结果与改善内部管理有机结合。

八、运营信息化建设

按照国家和行业已发布的医院信息化建设标准，加强医院内部运营管理信息系统建设，促进实物流、资金流、业务流、信息流四流合一；加强各个信息系统的有效对接，确保各类数据信息的规范性、完整性和有效性，支撑运营数据的统计、分析、评价、监控等利用；加强运营管理信息安全，完善信息保护技术措施和制度。

第四节 公立医院运营管理评价

一、政府对公立医院的运营管理评价

政府对公立医院组织开展运营管理评价工作，是检验公立医院运行管理成效的重要标尺，也是建立科学的公立医院激励约束机制、促进现代医院管理制度建

设的重要方面。为认真落实深化医改任务要求，采取务实有效管用的措施，切实维护公立医疗卫生机构公益属性，政府应强化经济运行评价导向，提高公立医院服务能力和运行效率。强化考核结果运用，形成改革发展合力。将绩效考核作为推动医改政策落地的重要抓手，使得政策传导至医院内部乃至医护人员行为，使日常监管与经济运行评价工作互补，形成推动公立医院改革发展合力。

在评价指标体系制定过程中，需系统考虑财政补助、医保管理、行政管理部门、审计监管等外部政策和管理对公立医院经济运行的要求及影响，同时将经济运行评价的结果作为公立医院发展规划、重大项目立项、财政投入、经费核拨、绩效工资总量核定和医保政策调整的重要依据。目的在于通过对公立医院的经济运行评价，完善公立医院运行机制，建立医务人员激励机制，将社会效益和经济效益、当前业绩和长久运营、保持平稳和持续创新相结合，强化评价工作的导向性，推动公立医院落实公益性，提高诊疗服务能力和经济运行效率。

我国政府对公立医院的运营管理评价，主要分为财务经济类指标体系和综合指标体系两个发展阶段，在具体实践中，医院经济服务于医疗业务管理，也为业务运行提供必要条件，与业务管理紧密相关。

财务经济类评价指标体系，实践中分别设置了评价指标和监测指标。评价指标立足于公立医院经济管理规范性、科学性和有效性等要求，以公立医院实现公益性、有效运行、可持续发展和职工满意等为基本切入点和评价维度，主要对全面预算管理、医药费用控制、内部业绩管理、节能降耗、财务风险控制和综合满意度 6 个方面开展的管理活动的内容、质量及效果进行评价。评价指标按照一定标准评分，并最终按得分情况将各医院经济运行结果分为不同的等级。监测指标主要监测年度间医院医疗资源、服务提供、教学科研、医疗收支和次均费用等经济运行要素及经济管理。由于各医院业务特性、发展阶段不同，医院间存在很多不可比的因素，因此，将这类指标设为监测指标，只列示指标结果，不进行评分。

综合评价指标体系由医疗质量、运营效率、持续发展和满意度评价 4 个方面的指标构成。医疗质量维度主要通过医疗质量控制、合理用药、检查检验同质化等指标，考核医院医疗质量和医疗安全。运营效率维度主要通过人力资源配比和人员负荷指标考核医疗资源利用效率、收支结构、门诊和住院患者次均费用变化，衡量医院主动控制费用不合理增长情况。持续发展维度主要通过人才结构指标考核医务人员稳定性，通过科研成果临床转化指标考核医院创新支撑能力，通过技术应用指标考核医院引领发展和持续运行情况。满意度评价维度主要通过门诊患者、住院患者和医务人员满意度评价，衡量患者获得感及医务人员积极性。

二、医院内部运营管理评价

目前公立医院运行面临挑战，亟需彻底扭转重资源获取轻资源配置、重临床服务轻运营管理的倾向，提升内部经济运行管理水平，推进管理模式和运行方式加快转变，向强化内部经济运行管理要效益。

强化经济运行与业务管理相融合。强化预算、成本、绩效、内控管理意识，将经济管理各项要求融入医院核心业务流程和质量控制各环节，促进业务与资源管理深度融合；探索完善临床路径标准化，规范临床术语，促进医疗服务活动规范化管理；强化医疗服务行为转化为经济行为的流程管控和内部监管。

强化内部资源的全流程管理与运行评价。主要围绕人力、财务、物资、基础运行和综合决策五大领域，医疗、医保、药品、教学、科研和预防等六大事项，重点提升人力资源管理、财务绩效考核（资金结算、会计核算、预算管理、全成本管理、审计管理等）、物资用品管理（药品、试剂、高值耗材、低值耗材及办公用品、消毒器械及材料等）、采购管理、资产管理（房屋、医疗设备、后勤设备、无形资产、在建工程）、内部控制、项目、合同、科研、教学、后勤等内部资源管理水平。

建立内部决策分析体系。运用各类管理理论和方法，重点围绕成本管理、预算管理、绩效管理等薄弱环节，坚持补短板强弱项，健全全成本核算体系、运营管理制度措施、内部控制全流程体系、预算绩效管理目标指标导向等，推进形成经济管理价值创造，提高业务活动和经济活动的质量效益。整合业务数据和经济运行数据，从战略决策、管理决策和业务决策三个层面建立决策分析体系。

推进决策分析一体化平台建设。通过对运营数据进行标准化、集成化、自动化处理，实现数据共享，强化数据应用，为医院运营管理持续改进提供全面、准确、及时的数据支撑。

加强分析结果应用。医院应当将决策分析结果重点应用于业务管理、资源规划、资金统筹和风险管控等方面，进一步提高运营效率和管理能力，推进医院现代化治理体系构建和治理能力提升。

第七章　公立医院运营体系的主要内容

第一节　公立医院运营的内涵

一、运营的基本涵义

运营是根据企业的资源状况和所处的市场竞争环境，对企业的长期发展进行规划，并制定相应目标的过程。运营管理是指企业在市场经济条件下，以效益为中心，进行全面管理和统筹规划，把计划、组织、生产、营业、财务有机结合起来，以追求最佳经济效益的过程。

二、公立医院运营的涵义

虽然公立医院是以实现社会效益为最高准则的，但是公立医院也必须提高经济效益以确保能够持续生存和发展下去，只有这样才能实现更大的社会效益。因此，公立医院与以营利为目的的企业单位一样需要运营管理。公立医院运营管理是从社会效益与经济效益相统一的角度出发，按照医学科学和现代经济规律的要求，对医院全部活动，即医疗服务产品的生产、交换、分配和消费的全过程，进行计划、组织、指导、调节和监督，同时合理筹集和使用医院的人力、财力和物力资源，将公立医院经济管理与经济效益结合起来。

第二节 公立医院运营组织保障体系

一、公立医院运营管理组织体系建设顶层设计

按照《关于加强公立医院运营管理的指导意见》有关工作要求，医院不断完善运营管理组织框架体系和各项规章制度。在原有运营管理办公室基础上，完善组织架构，成立运营管理委员会，逐步形成运营管理委员会、运营管理办公室和运营助理团队共同组成的多层级联动的运营管理组织体系。

运营管理委员会是开展医院运营管理工作的最高决策机构，围绕医院总体发展目标，推动核心业务工作与运营管理工作深度融合，促进医院核心资源的科学配置、精细管理和有效使用。运营管理领导小组组长由医院党委书记、院长担任，副组长由副院级领导担任。小组成员由发展规划、医务、护理、财务和信息等部门负责人组成。运营管理委员会的议事形式参照医院“三重一大”制度及发展规划与运营管理委员会议事规则。运营管理委员会的日常工作机构设在运营管理办公室，由总会计师直接领导。运营助理团队由具有财务、审计、人事、医疗、护理、物价、医保、信息化、工程技术等知识背景的专职人员构成，由运营管理办公室统一领导，负责运营助理的培训、组织、协调、管理、考核等工作。

（一）组织体系内工作职责

1. 运营管理委员会主要职责

一是建立医院运营管理组织框架体系和各项规章制度；二是制定医院运营管理年度工作目标、指标和计划；三是审议医院运营管理分析评价报告；四是对医院运营管理工作进行监督评价；五是对医院运营管理工作提出意见和改进措施；六是决定医院运营管理工作中其他重大事项。

2. 运管管理办公室主要职责

一是研究起草医院运营管理工作制度、计划、分析评价报告等；二是提出完善运营管理流程、优化资源配置、绩效考核指标等意见建议；三是组织推动各项运营管理措施任务有效落实；四是建立完善决策分析体系，组织开展运营效果分析评价，撰写运营效果分析报告等；五是完成运营管理相关的其他工作。

3. 运营助理团队主要职责

一是常态化关注科室运营发展情况，辅助会同临床业务科室进行内部运营管理及价格管理工作，有效协助医疗业务科室提升运营效益，降低医院运行成本；二是协助医院相关职能部门梳理运营流程，进行流程描述，结合内部控制要求，注重系统性、协同性和高效性，持续优化运营流程设计；三是协助推动医院制度在相关临床、医技、医辅等业务科室中的有效执行。

（二）相关职能科室的协同工作机制

在运营管理组织体系整体框架内，各部门基于协同理论，各司其职，发挥运营管理有关工作职能。

1. 发展规划部

一是根据国家有关医院发展规划的方针、政策和法规，结合医院战略定位、运营目标及精细化管理需求，建设医院规划和中长期事业发展规划，引领医院高质量发展；二是坚持问题导向和目标导向，指导医院各科室完成战略规划目标。

2. 医务部

一是探索完善临床路径标准化，规范临床术语，促进医疗服务活动规范化管理；二是依据医疗活动的制度依据、管理原则、质量要求、岗位职责、业务内容及资源配置进行医疗业务流程描述，按照活动规范和内在要求顺序，绘制医疗业务流程图，持续优化医疗流程设计，有效防范医疗风险，确保医疗业务活动能够及时适应医院内外部环境和条件的不断变化；三是及时将经过实践检验并且切实可行的医疗业务流程固化到规章制度和信息系统中，推动流程管理标准化和信息化，做到有章可循、规范运行、高质高效。

3. 护理部

一是量化护理质量与安全控制指标，推动护理质量的准确测量和持续改进，提高患者满意度，促进护理服务活动规范化管理；二是依据护理活动的制度依据、管理原则、质量要求、岗位职责、业务内容及资源配置进行护理业务流程描述，按照活动规范和内在要求顺序，绘制护理业务流程图，持续优化护理流程设计，有效防范护理风险，确保护理业务活动适应医院内外部环境和条件的不断变化；三是及时将经过实践检验并且切实可行的护理业务流程固化到规章制度和信息系统中，推动流程管理标准化和信息化，做到有章可循、规范运行、高质高效。

4. 质量控制与评价办公室

一是建立内部综合绩效考核指标体系，从医疗、教学、科研、预防等多方面全方位开展绩效评价工作，全面考核运营管理实施效果；二是保证内部综合绩效考核质量，将考核结果与改善内部管理有机结合；三是将各项经济管理要求融入医院质量控制环节，促进业务与资源管理深度融合。

5. 人力资源管理部

一是依据医院建设规划和中长期事业发展规划，建立人力资源配置标准；二是依据人力资源管理的制度依据、管理原则、质量要求、岗位职责、业务内容及资源配置进行人力资源管理流程描述，按照人力资源管理规范和内在要求顺序，绘制人力资源管理流程图，持续优化人力资源管理流程设计；三是及时将经过实践检验并且切实可行的人力资源管理流程固化到规章制度和信息系统中，推动流程管理标准化和信息化，做到有章可循、规范运行、高质高效。

6. 审计工作部

一是从人财物技术等方面，强化对医疗服务行为转化为经济行为的流程管控和内部监管；二是加强内部审计监督管理和风险管理，建立健全风险研判、评估和防控机制；三是从质量、风险、时间、成本等维度，结合内部控制要求，定期检查评价医疗、人力、财务、物资等业务流程的科学性、规范性和适应性，找出问题，分析原因，提出建议。

7. 预算管理办公室

一是强化全面预算管理，提高资金使用效益；二是明确全面预算管理的预算工作环节，依据外部政策环境和医院经济活动变化，及时调整完善预算管理制度、流程，规范医院收支运行，强化预算约束；三是依据医院建设规划和中长期事业发展规划，建立资金类资源分类配置标准。

8. 会计核算办公室

一是强化基建财务、经济合同、医保结算等管理，发挥财务管理服务、保障和管控作用；二是加强债务风险管理，避免举债建设；三是依据财务业务活动的制度依据、管理原则、质量要求、岗位职责、业务内容及资源配置进行财务业务流程描述，按照财务业务活动规范和内在要求顺序，绘制财务业务流程图，持续优化财务业务流程设计，做到环环相扣，相互制约，有效防范财务风险；四是及时将经过实践检验并且切实可行的财务管理流程固化到规章制度和信息系统中，推动流程管理标准化和信息化，做到有章可循、规范运行、高质高效。

9. 成本管理办公室

一是强化成本核算管理，降低医院运行成本，促进医院可持续发展；二是通过对运营数据进行标准化、集成化、自动化处理，实现数据共享，强化数据应用，推进决策分析一体化平台建设，为医院运营管理持续改进提供全面、准确、及时的数据支撑；三是会同发展规划部、人力资源管理部门、质量控制办公室，将事业发展目标任务、绩效考核业务指标和质量控制流程要求等融入财务管理。

10. 物价收费办公室

一是强化价格管理，规范医疗收费行为，为业务发展提供支撑保障；二是会同质量控制与评价办公室，建立联检联查日常监督机制，定期和不定期开展医疗服务规范化管理检查，避免发生违法违纪违规追求经济利益的行为。

11. 资产管理办公室

一是做好资产配置、使用、处置等各环节管理工作，强化资产使用效益的分析和追踪评价；二是依据医院建设规划和中长期事业发展规划，建立资产类资源配置标准；三是依据资产管理的制度依据、管理原则、质量要求、岗位职责、业务内容及资源配置进行资产管理流程描述，按照资产管理规范和内在要求顺序，绘制资产管理流程图，持续优化业务流程设计，保障资产安全完整；四是及时将经过实践检验并且切实可行的资产管理流程固化到规章制度和信息系统中，推动流程管理标准化和信息化，做到有章可循、规范运行、高质高效。

12. 信息中心

一是会同医院相关职能部门，按照国家和行业已发布的医院信息化建设标准，建立医院内部运营管理信息系统、基础平台、数据接口和运营数据中心等，实现资源全流程管理；二是依托信息平台，加强信息系统标准化、规范化建设，强化数据的会同共享，实现临床与管理系统间的互联互通；三是利用数据分析技术，构建运营数据库，从医、教、研、防各业务信息系统中抽取用于支持运营管理决策的相关数据，经过清洗转换形成运营数据库，为运营数据分析展示和运营决策模型构建提供依据；四是加强各信息系统的有效对接，确保各类数据信息的规范性、完整性和有效性，支撑运营数据的统计、分析、评价、监控等利用；五是加强运营管理信息安全，完善信息保护技术措施和制度。

13. 药学部

一是依据医院建设规划和中长期事业发展规划，建立药物类资源配置标准；二是依据药物资源管理的制度依据、管理原则、质量要求、岗位职责、业务内容及资源配置进行药物资源管理流程描述，按照药物资源管理规范和内在要求顺序，绘制药物资源管理流程图，持续优化药物资源管理流程设计；三是及时将经过实践检验并且切实可行的药物资源管理流程固化到规章制度和信息系统中，推动流程管理标准化和信息化，做到有章可循、规范运行、高质高效。

14. 招标采购中心

一是建立完善采购主体职责清晰、采购行为规范、监管机制健全、内控管理有效的采购监管长效机制体系，有效控制系统性风险，促进廉政建设；二是健全完善医院采购管理流程，规范采购及招标工作，提高医院采购资金的使用效益，提升医院采购活动的组织管理水平。

15. 物资装备部

一是依据医院建设规划和中长期事业发展规划，建立物资类资源配置标准；二是依据物资管理的制度依据、管理原则、质量要求、岗位职责、业务内容及资源配置进行物资管理流程描述，按照物资管理规范和内在要求顺序，绘制物资管理流程图，持续优化业务流程设计；三是及时将经过实践检验并且切实可行的物资管理流程固化到规章制度和信息系统中，推动流程管理标准化和信息化，做到有章可循、规范运行、高质高效；四是加强医院医疗设备维修、维护管理，对医用设备使用情况予以监控，保障医疗质量，降低医疗隐患；五是强化对医学装备全生命周期的技术管理和应用管理，为医疗、科研、教学工作提供及时优良的技术物资装备。

16. 后勤保障与基建工作部

一是推进后勤服务社会化；二是加强水电气热、餐饮、环境卫生、建筑用房等后勤管理，优化服务流程，规范管理机制，强化能耗管控；三是探索智慧化“一站式”服务模式，持续改进后勤服务质量和效率；四是依据医院建设规划和中长期事业发展规划，建立能源、空间及设施类资源分类配置标准；五是依据相关制度依据、管理原则、质量要求、岗位职责、业务内容及资源配置进行能源、空间及设施管理的流程描述，按照能源、空间及设施的管理规范和内在要求顺序，绘制能源、空间及设施管理流程图，持续优化业务流程设计；六是及时将经过实践检验并且切实可行的能源、空间及设施管理流程固化到规章制度和信息系统中，推动流程管理标准化和信息化，做到有章可循、规范运行、高质高效。

二、公立医院运营管理制度体系

运营管理制度是对运营系统以及运营活动的支持，涉及各项医疗服务标准、操作规范、业务流程、内部控制、经济管理制度等，具体包括预算管理制度、收入管理制度、支出管理制度、成本管理制度、绩效管理制度、政府采购管理制度、资产管理制度、建设项目管理制度、合同管理制度、决策机制等。

三、人才体系

为发挥运营管理部门的职能，需要打造医院复合型运营管理人才队伍。运营管理人才除了要具备战略管理、预算管理、成本管理、营运管理、绩效管理、风险管理等能力外，还应具备多专业知识基础、科学管理思维、有效沟通能力、综合协调能力及创新意识等，要熟识业务科室的业务内容和工作要求，对国家政策、宏观经济环境、涉医法律法规等保持较高的敏感性。

四、信息化系统

积极利用“大智移云物”时代先进技术，实现运营管理流程的信息化，并从复杂的运行环节中高效抓取关键信息，从各类信息的相互关系和变化趋势中分析挖掘数据背后的运营实质。运营管理信息系统的构建，包括以下四个层级：

（一）业务活动层级

在每一流程活动中进行关键资源全生命周期管理，实现信息化无死角，通过嵌入式运营管理信息系统和基础字典库，实现对人、财、物、事的全流程管理。

（二）财务管理层级

从医、教、研、防各业务信息系统中抽取运用于支持运营管理的相关数据，通过清洗、转换建立运营数据库，并使用各类运营管理工具开发不同需求层面的运营管理决策分析平台，提高精细化管理水平。

（三）管理决策层级

建立运营数据中心，基于运营数据中心的分角色分析主题及应用，构建公立医院综合运营分析系统，充分发挥运营数据价值，实现数据支撑下的精细化运营决策。

（四）系统集成

打破信息孤岛，加强医院内部各系统之间的连接及集成，确保各系统之间数据的高效传输和精准对接，让信息多跑路，实现业务管理与运营管理的充分融合。

第三节 公立医院运营涵盖范围

公立医院运营管理是公立医院管理的重要组成部分，公立医院的各项活动都围绕着运营管理活动展开。公立医院运营管理的主要内容包括：公立医院财务管理、公立医院筹资管理、公立医院收支管理、公立医院成本核算、公立医院预算管理、公立医院流程管理。

一、公立医院财务管理

（一）公立医院财务管理的目标、特点

公立医院财务管理是指围绕有关医院资金的筹集、使用、分配等财务活动所进行的计划、组织、协调、指挥、控制、考核等工作的总称，是医院组织资金活动、处理各方面财务关系的一项经济管理工作，是医院管理的重要组成部分。公立医院的财务活动反映了医疗服务过程中的资金运动，体现了医院各个方面的经济管理。要深刻认识医院经营活动的特点，了解并熟悉医疗服务的全过程，就必须研究医院财务存在的客观基础和医院财务的经济内容。

公立医院财务管理的目标是医院进行财务活动的根本目的，它决定着医院财务管理的基本方向。公立医院作为公益性事业单位，决定了医院的财务管理不能像企业一样以营利为目的，公立医院财务管理的目标是以比较低廉的费用，提供较优质的服务，不断满足人民群众的各种医疗需求。具体来说，它可以表现为三个方面：第一个方面在于结余最大化；第二个方面是资产的保值增值；第三个方面是事业基金累加。

（二）公立医院财务管理的基本原则

财务管理基本原则是公立医院组织财务活动、处理财务关系的准则。具体原则如下。

1. 遵守并执行国家相关法律、法规和财务规章制度。

2. 在以社会效益为主的原则下讲求经济效益，即社会效益与经济效益相结合。

3. 资金合理配置原则，即通过对资金的运用、调拨和组织各类资产，使其具有最优化的结构比例关系。

4. 收支平衡原则，即根据现有财力安排医院各项开支，以达到医院的收支平衡，防止出现赤字。

5. 收益与风险均衡原则，即管理者在进行经济决策时，必须科学、全面地分析和权衡收益与风险，以提高决策的科学性。

6. 坚持厉行节约、勤俭办事、制止奢侈浪费的方针。

7. 坚持统一领导和集中管理的原则。

（三）公立医院财务管理的意义

在社会飞速发展的今天，任何一个企业或事业单位的担当性，都是通过资金的形式来体现的，而财务管理正是公立医院管理中必不可少的重要组成部分之一。公立医院进行财务管理，对于医院运营管理的改善、医院经济效益的提高具有重要作用。

1. 能够提高医院的经济效益

对公立医院进行财务管理能够保证资金的安全性与完整性，对公立医院的内部资源进行合理的分配，最大限度地发挥这些资源的利用效率，从而提高公立医院的经济效益。同时，对医院进行财务管理有利于医院合理投资及分配，提高资金的使用效率。正确合理地使用资金是财务管理的终点。

2. 为医院作出决策提供依据

正确的决策是建立在及时、准确的会计信息基础之上的，因此对公立医院进行财务管理，有助于医院提高财务和会计信息的质量，这是医院作出科学、合理决策的前提。

3. 有利于医院的发展和建设

通过加强财务管理可以使更多的资金用于医疗新业务的开展、新技术的开发，从而促进医疗卫生事业的发展，提高人民群众的健康水平。

4. 有利于医院更好地筹集资金

筹集资金是财务管理的特点。

5. 其他

有利于降低医疗费用，减轻患者负担。

二、公立医院筹资管理

（一）公立医院筹资管理概述

公立医院筹资是指公立医院通过各种合法方式，为医院医疗业务活动、投资活动、医疗竞争活动、管理活动筹集必要的资金，满足医院正常经营发展的资金需要，维持医院正常运行的管理活动。不同来源的资金，其财务风险、使用时间、资金成本及附加条款都不一样。这就要求医院为了选择最佳筹资方式，在进行资金筹集过程中不仅要从数量上进行考虑，而且还要考虑各种筹资方式、资金成本的高低以及财务风险的大小。

资金筹集是公立医院经营管理活动的起点。公立医院资金筹集的主要方式有医疗业务收入，其他经营、服务收入，国家财政对卫生事业的拨款及补助，各种贷款、租赁等。

（二）公立医院筹资的基本原则

1. 充分了解筹资渠道和资金市场，合理选择资金来源

资金的来源渠道和资金市场为医院提供了资金的源泉和筹资场所，也决定着筹资的难易程度。不同来源的资金，对公立医院的收益和成本有不同的影响，因此应认真研究资金渠道和资金市场，合理选择资金来源。

2. 研究各种筹资方式，选择最佳资金结构

确定最佳资金结构，也就是说要医院的负债率控制在一定范围内，负债率、支付利息过高会造成公立医院信用危机。

3. 合理预测资金需要量

公立医院的资金需要量是不断变化的，医院财务人员要认真分析医疗活动状况，采用一定方法预测资金的需要数量，从而防止资金筹集过多造成资金闲置。

4. 合理安排资金的筹集时间，适时取得所需资金

在筹集资金时需要根据资金需求的具体情况，合理安排资金的筹集时间，适时获取资金。尽量避免过早筹集资金造成闲置，导致不必要的利息支付，同时也要防止取得资金的时间滞后，错过最佳投放时间。

5. 充分衡量筹资风险

公立医院筹集起来的资金分为自有资金和负债资金，负债有多种形式，如借款、贷款、融资、租赁等。筹资风险主要是负债资金的风险。因此，要根据国内外经济动态、国内政策及各单位的具体情况决定负债筹资形式，选择筹资种类。

6. 考虑投资可行性及自身偿债能力

要对所有投资进行可行性分析和自身偿债能力分析，再来考虑筹资与否和筹资结构。

三、公立医院收支管理

（一）公立医院收入、支出的内容

公立医院收入是指医院为开展业务及其他活动依法取得的非偿还性资金。主要包括如下几点：

1. 财政补助收入，即公立医院从主管部门或主办单位取得的财政性事业经费（包括定额和定项补助）。

2. 上级补助收入，即医院从主管部门或主办单位取得的非财政性补助收入。

3. 医疗收入，即医院在开展医疗业务活动中所取得的收入，包括挂号收入、床位收入、诊察收入、检查收入、治疗收入、手术收入、化验收入、护理收入等。

4. 药品收入，即医院在开展医疗业务活动中取得的中、西药品收入。

5. 其他收入，即上述规定范围以外的各项收入，包括培训收入、救护车收入、废品变价收入、不受用途限制的捐赠和对外投资收益、利息收入等。

医院的支出是指医院在开展业务及其他活动中发生的资金耗费和损失，主要包括如下几点：

1. 医疗支出，即医院在医疗过程中发生的支出，包括在开展医疗业务活动中的基本工资、补助工资、其他工资、职工福利费、社会保障费、公务费、业务费、卫生材料费、修缮费、设备购置费和其他费用。

2. 药品支出，即医院在药品采购、管理过程中发生的支出。

3. 其他支出，即医疗、药品支出以外的支出，包括被没收的财务支出、各项罚款、赞助、捐赠支出、财产物资盘亏损失、与医院医疗业务无关的基础性科研支出、医疗赔偿支出等。

4. 财政专项支出。

（二）公立医院收支管理措施

收入是医院现金流入的主要来源，是补偿医疗成本费用和形成收支结余的有效保证。具体管理措施如下：

1. 认真贯彻国家物价政策，严格执行卫生收费标准。

2. 调动一切积极因素，有效地利用现有的卫生资源，充分挖掘内部潜力，提高医疗服务水平，提供优质的医疗服务，扩大医疗市场占有率，增加业务收入。

3. 建立健全医院收入管理制度，不容许有收入滞留在账外。

4. 实行预算收入指标分级管理责任制。在确定当年预算收入指标后，应按时间和科室层层分解，各基层单位具体组织落实实施，保证医院全年整体收入指标的顺利完成。

5. 加强各种欠费的催收管理。

支出是医疗活动正常开展必需的物质保证，支出管理要求医院根据国家的有关方针、政策和财务规章制度，按照上级核定的预算，合理使用资金。具体管理措施如下：

1. 建立健全支出管理制度。

2. 遵循“以收定支、收支平衡、统筹兼顾、保证重点”的原则编制支出预算，严格执行预算。

3. 注重以人为本，确保人员经费。

4. 大额用款部门要逐月报送用款计划。

5. 做好支出预测、分析工作。

四、公立医院成本核算

（一）公立医院成本核算基本概念

1. 医院成本和医疗成本

医院成本是指医院在为病人提供医疗服务过程中发生的各种耗费的总和。医疗成本是医疗单位在开展医疗卫生服务的过程中所发生的物化劳动和人力劳动耗费的总和。主要有劳务费、业务费、公务费、原材料费、固定资产折旧费、低值易耗品等。

通常把医院成本和医疗成本当做同一个概念。实际上，两者是有区别的。一般认为，医院成本的构成中包括医疗成本的全部费用要素，而医疗成本则是构成医院成本费用的主要要素。医院在为病人诊治的过程中，需要耗费一定数量的物质资料，如医疗设备、器械、药品、材料、燃料和水电等，还要耗费一定数量的人力，如医生、护士以及其他工作人员付出的体力和脑力劳动等。这些已经消耗掉的医务劳动资料费用和补偿医务劳动者劳动力的费用，是医疗服务过程中劳动消耗的综合反映，均为医疗成本。

2. 医院成本核算

成本核算的概念源自企业管理，医院成本核算是指医院按照《医院财务制度》有关成本费用开支范围的规定，将一定时期内医院生产经营过程中所发生的费用，按照其性质和发生地点，分类归集、汇总、核算，计算出该时期内生产经营费用发生总额，并分别计算出每种产品的实际成本和单位成本，是对医疗服务过程中费用的发生和医疗服务、药品销售、制剂生产形成的成本所进行的核算。医院成本核算的目的是把医疗活动的财务状况和经营成果真实地反映出来。

（二）公立医院成本的构成和种类

1. 公立医院成本构成

公立医院成本构成主要有以下费用要素：

（1）劳务费：医院正式职工、临时职工和离退休职工的全部工资、辅助工资、福利费和各种津贴、奖金等。

（2）业务费：卫生材料、燃料、水电费、低值易耗品和一般杂支费等。

（3）折旧费：固定资产折旧、大修理基金等。

（4）管理费用：办公费、邮电费、差旅费等。

（5）研究和进修费用：研究材料费、图书资料费、研究用杂费、职工培训费等。

（6）其他费用：药品降价损失、盘点的耗损和消耗、固定资产的废弃拆除损失、租赁费、支付利息和保险金等。

2. 公立医院成本种类

（1）按照成本计入方式可分为直接成本和间接成本：直接成本是直接计入各品种、类别、批次产品等成本对象的成本，可以直接计入支出，包括基本工资、补助工资、其他工资、职工福利费、社会保障费、公务费、业务费、卫生材料费、药品费、修缮费、购置费和其他费用。间接成本是直接成本的反义词，是指与成本对象相关联的成本中不能用一种经济合理的方式追溯到成本对象的那一部分产品成本，是不能直接计入，需要经过分摊的成本。包括医院行政管理部门和后勤部门发生的各项支出以及职工教育费、咨询诉讼费、坏账准备、科研费、报纸杂志费、租赁费、无形资产摊销、利息支出、银行手续费、汇总损益等。

（2）按照它与某一种成本对象的变化关系可分为固定成本、变动成本和混合成本：固定成本是指在一定时期、一定业务服务量范围内，成本总额保持相对稳定，不受服务量变化的成本，如房屋、设备折旧、人员工资等。变动成本是指成本总额与服务量呈正比例变化的成本，如医疗活动中消耗的材料、试剂等。混合成本是指成本随服务量的变化而变化，但不保持一定的比例关系的成本，可分为半固定成本、半变动成本、延期变动成本。

（三）公立医院成本核算的目的

公立医院实行成本核算，其目的在于通过对医院和医疗服务成本的核算与管理，更新医院经济管理的观念，提高医院全体成员的成本意识，减少浪费，从而提高医院的社会效益和经济效益，使公立医院的发展更适应当前市场经济环境。具体说来，其目的在于：

1. 加强对医院资产的分级管理，防止国有资产流失。

2. 促进医院优质、高效、低耗、可持续发展，增强医院在市场经济条件下的竞争能力。

3. 准确及时地计算医院的成本费用和消耗，客观反映不同服务对象的医疗需求。

4. 改善经济管理的方法和手段，促进管理的科学化、现代化。

5. 合理分配卫生资源，以最少的投入取得最大的社会效益和经济效益。

（四）公立医院成本核算的意义

1. 从宏观上讲

（1）可以为卫生行政部门和物价、财政部门合理制定卫生服务收费标准、经费补助标准提供科学、合理的依据。

（2）建立鼓励质量和效益的机制是深化卫生改革的目标之一，公立医院实施成本核算，政府部门按照卫生服务社会平均成本制定收费标准，鼓励卫生机构展开公平竞争，有利于建立、培育和完善医疗服务市场，因此公立医院实施成本核算是深化卫生改革的要求。

2. 从微观上讲

（1）公立医院通过成本核算可以反映医院经济效益。通过医院成本核算来反映医院的经济效益，既是医院实行成本核算的根本目的，也是其主要意义所在。

（2）公立医院通过成本核算可以充分利用资源。

（3）公立医院通过成本核算可以提高劳动生产率。

（4）公立医院通过成本核算可以改进管理措施。

（5）公立医院通过成本核算可以增加社会效益。

（五）院级成本核算和科室成本核算的一般程序

1. 院级成本核算的一般程序

院级成本核算是以医院为成本核算单位，其核算的目的主要是反映整个医院的经济运营状况，核算结果可反映医院的经济运营状况，可反馈给投资人、医院决策者和主管人员，也可用于医院间效益的评估和比较。院级成本核算的一般程序如下：①财务部门对成本费用进行审核和控制，并按费用要求归集；②将本期发生的管理费用，在各成本核算对象之间进行分摊；③计算并结算成本。

2. 科室成本核算的一般程序

科室成本作为医院总成本下的一级核算对象，是通过医院各科室在提供医疗服务过程中所耗费的费用的归集和分配，使用累计阶梯分配法，将资源耗费最终分配到临床医疗科室，形成医院的科室成本。科室成本核算以部门、科室或班组为成本归集核算单位，其核算目的是区分并反映医院内部各个科室或各个部门的成本效益情况，其结果需要分别反馈至医院各级领导和有关员工，主要用于成本差异分析和成本控制。科室成本核算的一般程序如下：①在医院财务部门或有关科室设立科室成本核算责任会计，对成本费用进行合理分类，按照科室进行明细成本核算；②根据院级成本核算结果，进行各科室成本费用的归集；③将间接成本科室的成本费用按照其受益的对象和范围采用合适的分摊方法，逐步逐级分摊到各直接成本科室。

五、公立医院预算管理

公立医院预算管理贯穿于医院运营管理活动的全过程，是医院运营管理的重要组成部分。财政部下发的《关于企业实行财务预算管理的指导意见》（财企[2002]102号）中对预算管理定义为：预算管理是利用预算对企业内部各部门、各单位的各种财务及非财务资源进行分配、考核、控制，以便有效地组织和协调企业的生产经营活动，完成既定的经营目标。它是指导医院业务活动，实现财务收支平衡，贯彻落实国家的卫生方针政策进行财务监督的重要依据，是动员医院广大职工积极挖掘潜力、增收节支，在保证社会效益不断提高的前提下，努力提高经济效益的重要手段。因此，加强医院预算管理，对保证各项任务的完成，促进公立医院的运营管理，有着非常重要的意义。

（一）公立医院预算管理的基本概念、主要内容及编制原则

1. 公立医院预算

公立医院预算是医院根据事业发展计划和任务编制的年度财务收支计划，对计划年度内医院财务收支规模、结构和资金渠道所做的预计，是计划年度内医院各项事业发展计划和工作任务在财务收支上的具体反映。利用医院预算可以对医院各项经营活动进行监督、控制和分析。

公立医院预算由收入预算和支出预算两部分组成。医院所有收入应全部纳入医院预算管理。医院预算参考以前年度预算执行情况，根据预算年度的收入增减因素和措施，测算编制收入预算；根据事业发展需要、业务活动需要和财力可能，编制支出预算。编制收支预算必须坚持以收定支、收支平衡、统筹兼顾、保证重点的原则，一般不得编制赤字预算。

2. 公立医院预算管理

公立医院预算管理是依据核定的预算，通过运营管理和财务会计工作，对医院的资金活动和医疗业务活动进行管理和监督。它贯穿在预算的预测、计划、编制、审批和实施的全部过程中。国家对医院实行“核定收支、定额或定项补助、超支不补、结余留用”的预算管理办法。

（1）核定收支：医院将全部收入包括财政补助的业务收入和各项非财政补助

的业务收入与各项支出统一编列预算，报经主管部门审核，汇总报财政部门核定。主管部门和财政部门根据医院发展计划、财务收支状况以及国家财政政策的财力可能，核定医院的年度预算收支规模。

（2）定额或定向补助：这是因医院非财政补助收入不能满足支出而实行的办法。国家财政根据医院收支情况，确定对某些支出项目进行补助，如对工资、大型修缮、设备购置等支出项目进行补助。定额或定项补助的具体内容和标准，根据各级各类医院不同的特点和业务收支状况以及财力的可能进行确定，大中型医院一般以定项补助为主，小型医院一般以定额补助为主。

（3）超支不补、结余留用：医院预算经主管部门和财政部门核定以后，其预算由医院自求收支平衡。除特殊原因外，主管部门和财政部门对其增加的支出不再追加经费；因增收节支形成的结余可留归医院继续使用。

3. 公立医院预算的编制原则

（1）收支平衡原则：医院预算是国家预算的组成部分，因此医院应根据国家的有关方针、政策，按照主管部门下达的事业计划指标、任务，本着收支平衡的原则，编制医院预算。

（2）量入为出原则：医院在编制预算时，收入预算要参考上年预算执行情况和对预算年度的预测编制。支出预算要量入为出，要正确处理好需要与可能的关系，分清轻重缓急，把有限的资金安排到最需要的地方。

（3）勤俭办事原则：要坚持勤俭办事的原则，开源节流，增收节支，挖掘内部潜力，努力提高资金使用效率。

4. 公立医院预算编制的方法

编制医院预算通常有基期法和零期法。

（1）基期法：基期法又称为基数法或基数增长法，是指以基期水平为基础（通常是上一年度），分析预算期业务量水平及有关影响因素的变动情况，通过调整基期项目及数额，编制相关预算的方法。

基期法的前提条件是：现有的业务活动是医院所必需的；原有的各项业务都是合理的。基期法的缺点是：当预算期的情况发生变化时，预算数额会受到基期不合理因素的干扰，从而可能导致预算不准确。

（2）零期法：零期法又称为零期预算法，采用零期法编制费用预算时，不考虑以往期间的费用项目和费用数额，主要根据预算期的需要和可能分析费用项目和费用数额的合理性，综合平衡编制费用预算。运用零期法编制费用预算的具体步骤如下：①根据医院预算期利润目标、销售目标和生产指标等，分析预算期各项费用项目，并预测费用水平；②拟定预算期各项费用的预算方案，权衡轻重缓急，划分费用支出的等级并排列先后顺序；③根据医院预算期预算费用控制总额目标，按照费用支出等级及顺序，分解落实相应的费用控制目标，编制相应的费用预算。

使用零期法编制预算，编制要求比较高，编制时间相对较长。但是相对于“基期法”而言，“零期法”更加科学，正确按照“零期法”编制医院预算，使医院的收支指标更加切合实际情况，可以排除基数中不合理的因素。在一定程度上反映资金分配的科学性和合理性，有利于发挥预算的分析、监督和调控职能，有利于科学合理地安排预算，有利于提高资金的使用效益，有利于调动医院各部门当家理财的积极性。

六、公立医院流程管理

公立医院流程管理是通过运营管理流程的设计和优化，实现对各类业务活动各个环节的人、财、物的有机管理。①梳理现有流程，绘制标准流程图。②开展流程现状分析，从时间、服务、成本、质量、风险等方面进行评估，找出存在的主要问题。③从医院的战略目标及患者需求出发，遵循价值增值、成本效益、适应性等关键原则，进行流程优化或再造。④从流程效率、流程成本、流程质量、患者满意度等四个方面，科学评价流程的优化效果及存在的问题，并持续改进，确保业务流程能够及时适应医院环境和条件的变化，形成全生命周期循环。⑤实现流程管理标准化和信息化，形成规章制度固化下来，作为业务指南。同时，将规范化的业务流程嵌入信息系统各环节中。

（一）医院服务流程管理相关概念

流程是组织流程管理及其优化理论的基石。流程理念在20世纪80年代末90年代初开始在西方企业流行。1993年Davenport提出流程是为特定的客户或市场生产特定产品或服务的一系列组织起来的可度量的活动的总和。它集中于组织中的工作是如何完成的，而不是集中于产品。根据该定义，流程是指为了完成某一目标而进行的一系列逻辑相关活动，包括输入资源、活动、活动的相互作用结构、输出结果、顾客、价值六个要素。

1993年，美国著名管理学家Michael Hammer和James Champy在《企业再造：公司管理革命宣言》中正式提出了“业务流程再造”（简称“BPR”）的概念，并提出了BPR的经典定义：重新构思经营过程，重新设计，以达到在一些诸如成本、质量、服务和速度等关键性能方面的显著性提高。从此，基于顾客（customer）、竞争（competition）、变化（change）的BPR被广泛地应用到商务、政务和服务等各项工作中，医院作为服务单位，也不同程度地应用了这套管理理论来提高工作效率，改善医疗服务流程。

业务流程再造的原则和方法是：①围绕结果而不是工序进行组织；②注重整体流程最优的系统思想；③将信息处理工作纳入产生这些信息的实际工作中；④将各地分散的资源视为一体；⑤将并行工作联系起来，而不是仅仅联系它们的产出；⑥使决策点位于工作执行的地方，在业务流程中建立控制程序。在实际操作过程中还要注意以下几点：①建立扁平化组织；②新流程应用之前应该做可行性实验；③再造必须估计受影响人们的个人需求，设计变革方案必须邀请当事人参与；④再造应该在 12 个月内初见成效。

目前，BPR 理论在国内外企业管理中已被广泛采用，并取得了显著效益。BPR 的应用不仅限于制造企业，也已广泛扩展到服务业等领域，关于其在医院流程中的应用也进入了探索和实施阶段。

（二）医院服务流程管理

医院流程通常可分为行政管理流程、医疗服务流程和后勤保障流程。其中行政管理流程是战略流程，医疗服务流程是核心流程，而后勤保障流程是支持流程。医疗服务流程是医院向服务对象提供各种医疗和其他相关服务的先后次序，是与患者关系最直接、最密切的流程，它是医院的核心流程，包括门诊、急诊、住院等流程。行政管理流程由医院管理人员执行，该流程遍布于临床科室和职能科室，属于医院内部管理流程。后勤保障流程是为了保障后勤服务能够高效、及时、便捷地运转而设计的流程，它直接关系到医疗、行政服务流程的顺利实现、畅通和优化。

医院服务流程管理包括以下三个方面的内容。①服务管理主要以“超越患者的期望”为导向，营造医务人员与患者的“零距离”服务氛围。要求对医务人员进行相关的职业道德教育与人文素质培养，使其建立深厚的职业认同感与正确的职业行为；通过强化医务人员的职业技能培训，保持技术水平的先进性；进行规范的医务人员服务礼仪培训，培养医务人员的人性化服务理念，使其养成良好的服务习惯，逐步建立起医院特有的文化氛围。②服务管理主要体现在医院区域布局与科室设置等硬件环境方面。医院在新建、改建和扩建过程中要按照流程再造的理念进行设计改造，真正做到“以患者为中心”“以流程为导向”，进行组织设计与硬件建设，建立一流的现代化、人性化的服务流程。③医院服务管理需要在服务制度和服务规程的改造与完善上下功夫。一是明确每位工作人员的职责，坚持职、权、利相统一的原则，建立互不矛盾的职责体系，促进和保障人与事的最佳匹配，真正做到人尽其才、才尽其用，保证医疗机构内部的协调运转与和谐发展；二是要改造和完善制度，使其在保证工作健康开展的基础上，围绕流程导向进行改进，从而有利于从质量、效率、数量和效益上更好地服务于患者与医护人员；三是建立完善的服务规程，使医务人员在工作过程中真正有法可依，严格按照技术操作规程办事，保证服务质量，进而提高服务效率。

（三）国内外医院服务流程管理相关研究

1. 国外医院服务流程管理研究

在国外，BPR 已经被成功引入到了许多医院和卫生保健系统。许多医疗机构都在依据患者需求的变化、医疗市场的变化和竞争的变化进行不同程度的流程再造，并且建立了流程型组织。

Mariado 采用经验主义的方式列举了为人们所忽视的医院业务流程再造的成功因素。BPR 的实施是以效率和效益为中心，以人为本的团队管理模式，并以顾客为导向。在提升效率和效益方面，成功的例子有 Stockholm 医院和英国伦敦的 Hillingdon 医院。

瑞典的 Stockholm 医院是率先系统应用工业企业管理技术的医疗机构之一，该医院对手术流程进行重组，通过并行手术方式缩短了手术的间歇时间；整合手术室功能，使得一个手术室可以进行多种手术，提高了手术室的利用率，节省了手术室的资源。

英国伦敦的 Hillingdon 医院在医疗服务流程的重组中，将血液检查由中心化验室转移到在患者所在的临床科室，使等待血液检查结果的时间大为缩短。由原来平均至少需要 1 天缩短为 5 分钟。

美国俄勒冈州的 St.Charles 医疗中心通过引入 BPR，融合多个单科专业，将某些护士的工作适当转给未取得医师资格证书的医务人员，节省了大量人力成本。

宾夕法尼亚州的 BrynMawr 康复医院，用 BPR 的方法简化了患者简历的填写，加强了病历管理，更好地满足了职工每日的需求，很好地实现了以患者为导向，以人为本的团队管理模式。

通过使用模拟软件 MedModel，新加坡医院进行了外科手术流程重组的深入研究，并对手术室区、外科医生和麻醉师的利用情况进行详细的分析。软件模拟了复杂的手术室系统，并对医院的所有活动进行了建模，重组了手术室的最佳流程，优化了工作效率。

天津大学、天津医科大学和加拿大阿尔伯塔大学联合进行了急症患者医疗流程再造研究。他们使用“ITHINK”软件作业工具，在诊断当前医疗流程中影响服务质量和经济效益的关键因素的基础上，设计出新的流程，建立了流程模型。通过灵敏度分析和 MonteCarlo 模拟，确定了能明显改善服务质量和经济效益的最佳方案。

2. 我国医院流程服务管理研究

我国已具备了实施 BPR 理论的操作环境，而医疗服务本身的特点也使 BPR 理论在医院业务流程再造中的应用具有可行性。20 世纪 90 年代末以来，我国学者也开始注重对医院服务流程管理的研究和探索。马谢民等认为参照作业流程重组的理论与方法开展临床常见病种住院流程重组的研究，对于提高我国医院管理研究的水平，特别是缩短平均住院日研究的水平和实际效果具有十分重要的意义。

（1）门诊服务流程管理：管燕通过将信息系统核心从护士工作站向医生工作站转移，对医院业务流程进行再造，提升了医院的核心竞争力。

张澄宇对医院门诊辅助检查流程进行再造，极大地方便了患者，更充分地提高了医疗资源的利用率。

为了克服按病种分科这种被动封闭的服务模式，周莉等提出了将客户关系管理应用到门诊流程管理。提出建立全科预处理门诊和患者接待中心的门诊流程改善方案。针对医院存在的门诊负荷不均匀、患者满意度不高等问题，首先在患者进入医院的第一个环节建立了全科预处理门诊。首先，该门诊针对不同的就医主体进行导向分流；其次，全科预处理门诊发挥过滤功能，做到相关疾病的过滤排除；再次，全科预处理门诊发挥部分科室的前期治疗功能，即对一些简单的常见病、多发病做到简单的预处理。调查显示，自该医院实施门诊流程改造以来，每位患者门诊平均停留时间由原来的 1 ~ 1.5h 降低到 0.5 ~ 0.8h，患者的有效就诊时间由原来的 10% 提高到 25%。

（2）急诊服务流程管理：陈剑铭等项目组对急性心肌梗死院前诊疗流程和急诊诊疗流程进行了分析，并提出了建议。该项目组使用美国国家标准协会（ANSI）定义的“标准流程图”基本符号和方法，绘制了该院的急性心肌梗死“院前诊疗流程图”和“急诊诊疗流程图”，并参照中华医学会心血管病学分会制定的“急性心肌梗死诊断和治疗指南”以及流行病学和循证医学的相关研究成果为基准，对该医院心肌梗死的“院前诊疗流程”和“急诊诊疗流程”进行评价，得出了如下结果：患者到达医院时间、开始心电图诊疗的中位时间和患者到达医院直接进行介入治疗的中位时间基本符合要求；急性心肌梗死患者的诊断和一般治疗在该院做到同步治疗，基本符合要求；急诊再灌注治疗（直接介入治疗和溶栓治疗）方法比较先进。但该项目组针对进门时间、心内科二线医师会诊时间、患者在急诊的一般治疗时间和溶栓开始时间提出了改进措施。

（3）住院服务流程管理：平均住院日（简称“ALOS”）是指一定时期内每

一出院者平均住院时间的长短，等于“出院者占用总床日数”与“出院人数”之比。平均住院日是一项全面反映医院工作效率、管理水平、工作质量、医疗护理技术水平、各科室之间配合程度、医院经济效益和患者切身利益等多方面状况的综合性指标。平均住院日被认为是直接反映医院医疗服务效率和资源利用情况，间接反映医疗服务质量的重要指标，也是反映医院的医、护、技力量和医院的管理水平的综合指标。因此，通过缩短平均住院日，一方面可以有效地降低医疗费用，减轻患者负担；另一方面可以提高医院资源利用率，加快医院的运行效率。

国内关于缩短平均住院日的研究和实践已经进行了多年，并取得了一定的成效。但是由于种种原因，目前平均住院日的控制仍以控制全院或临床科室的平均住院日为主。但在医院或科室的水平上控制平均住院日的实际效果常常不尽如人意，甚至流于形式。对于缩短平均住院日必须以控制单病种平均住院日为基础这一观点也逐渐形成了共识。

标准住院流程是根据为患者提供适宜医疗服务和实现资源成本最小化的原则，参照作业流程重组的理论与方法对原住院流程进行重组后的新住院流程。通过缩短检查项目出报告的时间、进行科际会诊、手术室全天候开放、白内障日间手术、肿瘤患者门诊化疗、危重患者集中管理等举措，大大提高了工作效率。

展永等运用作业流程重组理论中的“系统性重新组合”方法对医院住院流程进行重组，并针对原有流程中存在的问题制定相应的干预措施。重组后单病种平均住院日大幅缩短，社会对医疗服务的满意度由 92% 上升至 96%，医疗质量和医疗业务收入均较重组前大幅度提高。因此，住院流程重组在不影响医疗质量与医疗业务收入的前提下，能提高医疗服务效率，提高患者和家属的满意度。

（4）其他服务管理：药品领用流程的不顺畅和落后的手工处理模式，导致病区药品领用差错多、效率低下、临床和患者满意度不高。通过对医院药品领用流程进行分析，可以发现造成领用时间过长与作业流程过于复杂的主要因素有：送医嘱不及时；病区药房手工处理医嘱效率低；护士到药房领药时间集中。由此提出改进方法：升级医院信息系统（HIS），实现了药品计价、统计、入出库、数据查询等基础功能的网络化管理，并且实现了符合临床要求的摆药标签的自动生成与打印，真正实现了病区药房全程操作的无纸化；增设专用送药电梯，电梯出口设置在每个病区的治疗室，方便护士提取；药品每次到达时提醒护士及时取药，电梯开回时，不能在其他楼层停留，以防电梯用作他用。实行全新的工作流程：医生查房完毕后开出医嘱 – 护士接到医嘱后输入医嘱 -HIS 自动划价并自动生成药品汇总单与摆药标签 – 药剂人员摆药盘、汇总发放针剂药品 – 护士在药梯取药。

黄海樱等对医院检验科采用条形码改进实验室标本流程做了相关研究。通过引入条形码技术，根据临床不同检验要求生成条形码，粘贴在标本容器上。条形码检验信息标签包含患者基本资料、送检科室、接收科室、检验项目、标本采集量和容器、打印时间等，然后再进行标本的接收和处理。依照标本标签上的信息将其分发到不同的检验室，通过读取标本容器上标签的唯一条码号，获取详细检验信息。

第四节　公立医院主要运营方法

公立医院运营管理是以全面预算管理和业务流程管理为核心，以全成本管理和绩效管理为工具，对医院内部运转经营各环节的设计、计划、组织、实施、控制和评价等管理活动的总称，是对医院人、财、物、技术等核心资源进行科学配置、精细管理和有效使用的一系列管理手段和方法。公立医院运营管理要以满足患者和临床需求为出发点，以公益性和事业发展战略为导向，在完善组织体系、制度体系、人才体系和信息化建设的基础上，综合运用战略管理、预算管理、成本管理、绩效管理、风险管理等管理会计工具，优化门诊、住院、科研、教学等核心业务流程，并将人、财、物、技等核心资源配置到核心业务中，通过完善制度、改善流程、资源配置、分析评价等手段，将运营管理转化为价值创造。

一、公立医院战略管理

（一）运用 PEST 分析和 SWOT 分析，科学全面助力战略分析

制定适合医院运营、适配人民需求的战略规划，需要医院在进行战略规划之前，进行一系列准备工作。①成立由“一把手”领导的医院战略规划小组，小组由运营管理部门牵头，小组成员应包括但不限于医院决策层、职能管理层、核心骨干人才以及院外监管部门人员。②进行战略分析。战略分析是战略规划制定之前必不可少的环节，直接关系着战略规划制定的科学性与合理性。公立医院具有公共性和公益性特征，在战略分析的工具中，建议采用 PEST 分析与 SWOT 分析对医院内外部情况进行全面分析。PEST 分析主要针对医院的外部环境进行分析，包括公立医院外部的政治、经济、社会、技术方面的具体状况，厘清医院目前发展的局限，分析未来的发展机遇与障碍。SWOT 分析用来剖析医院内部状况，即在深入分析医院自身优势与劣势的基础上，找出未来可能面临的机会与挑战。战略规划小组在充分分析商讨、访谈调研、专家咨询的基础上，制定医院总体战略规划，

并指导和协助完成医院的业务部门规划和职能部门规划。

（二）用好战略地图，清晰准确助力战略规划实施

战略地图是将战略目标借助因果关系和可视化网络展现给各战略规划实施单位的管理会计工具。用战略地图助力医院战略规划的实施，具有直观性和可评性。通常，战略地图分为财务、客户、内部业务流程、学习与成长四个大维度。医院根据自身情况，分析这四个维度的相互关系，在每个维度中划分出逻辑层次，并选出每个层次中具有代表性的关键指标标示在战略地图中。战略规划是一个中长期的规划，不便于及时修正，而战略地图则相对具有灵活性，便于医院运营管理团队定期结合绩效考核反馈，或在医院内外部环境发生重大变化时，适当调整。

二、公立医院全面预算管理

全面预算反映的是医院未来某一特定期间（一般不超过一年或一个运营周期的全部业务和管理活动的财务计划），以实现医院的计划目标为目的，以业务量预测为起点，进而对收入、成本及现金收支等进行预测，并编制预计损益表、预计现金流量表和预计资产负债表，反映医院在未来期间的财务状况和运营成果。

（一）公立医院全面预算管理的含义

全面预算管理是利用预算对医院内部各部门、各单位的各种财务及非财务资源进行分配、考核、控制，以便有效地组织和协调医院的业务活动，完成既定的目标，是医院全过程、全方位及全员参与的预算管理。预算是一种系统的方法，用来分配医院的财务、实物及人力等资源，以实现医院既定的战略目标。医院可以通过预算来监控战略目标的实施进度，有助于控制开支，并预测医院的现金流量与结余。

（二）公立医院全面预算管理的作用

全面预算是公立医院财务管理的重要内容，是以货币形式综合反映医院资金运动和财务成果的形成与分配的计划，是指导医院业务活动，控制财务收支，进行财务监督的重要依据，是动员医院广大职工积极挖掘潜力，增收节支，在保证社会效益不断提高的前提下，努力提高经济效益的重要手段，是以价值形式衔接医院各项计划，促进医院资金运动与业务活动紧密结合的重要环节。全面预算管理已经成为现代化医院不可或缺的重要管理模式。通过业务、资金、信息、人才的整

合，明确适度的分权授权，战略驱动的业绩评价等，来实现医院的资源合理配置并真实地反映医院的实际需要，进而对作业协同、战略贯彻、运营现状与价值增长等方面的最终决策提供支持，对提高医院财务管理水平具有十分重要的作用。

1. 全面预算是单位战略目标的具体化。

2. 全面预算是协调各部门的重要手段。预算涉及医院各部门以及各项活动，推动行为部门确定具体可行的努力目标，同时也建立必须共同遵守的行为规范。

3. 预算是事前、事中、事后控制的有效工具，便于管理层在流程中控制和监督业务执行情况，及时发现执行中存在的偏差并确定偏差的大小，预算是执行流程中进行管理监控的基准和参照。

4. 全面预算是控制日常经济活动的工具，是业绩考核的标准。

（三）公立医院做好预算编制工作的前提

医院的预算编制是一项系统工程，并不是财务部门或某一部门单独能完成的，它涉及行政、后勤、医疗和医技等各个部门。只有全员参与预算的编制，才能使预算成为各部门、各科室及全体员工自愿努力完成的目标。

1. 领导重视是预算编制工作开展的先决条件

为提高预算编制工作的严肃性和可靠性，以使预算真正成为医院各级各部门工作的奋斗目标、协调工具、控制标准和考核依据，医院必须成立预算管理领导小组。组长由院领导亲自担任，成立医务科、护理部、设备科、总务科、财务科等相关职能科室，财务部门牵头组织日常业务工作，从而为预算编制工作的开展提供了组织保障。

2. 部门配合是保证预算编制工作正常开展的重要方面

预算编制是一项综合性工作，它的特点决定了部门之间的配合至关重要，因此应打消部门科室间的疑惑。组织学习有关预算方面的规定和文件，并阐明预算编制工作的重要性，尤其是在某些资金定额预算编制方面、成本核算控制方面及项目资金投入方面等取得各部门的理解和配合，从而为开展预算编制工作打下良好基础。

3. 凸显全面预算的约束作用

全面预算以医院的总体战略规划为导向，将医院所有的经济运营活动全部纳入预算进行管理。医院的年度部门预算要与医院的年度业务计划相结合，运用预算的约束作用，促进资源效率提升。从管理会计角度出发，全面预算管理应在事前、事中和事后，充分发挥其控制作用。医院业务活动发生前，应制定全面、合理、详细的预算；业务活动中，实时运用预算指标来反馈与控制；业务活动结束后，需要结合医院内部控制与绩效评价要求，对业务活动进行决算，出具业务活动决算报告，便于医院管理层全面掌握业务活动的实际效果。

4. 合理选用预算编制方法，凸显预算的配置机制

编制预算可采用定期预算、滚动预算、增量预算、零基预算、固定预算、弹性预算、项目预算、作业预算等多种方法，每种方法都有其优缺点和侧重点，医院在开展全面预算工作时，可以有针对性地选择适合自身发展和特点的预算编制方法。

（四）公立医院全面预算编制的方法

1. 基期法

也称基数法或基数增长法，是指在编制本年度全面预算时，首先确定基期（通常是上一年度）全面预算收支的基数，然后在基期执行数的基础上，加上计划期影响全面预算收支的各种增减因素，比较两期的事业计划和工作任务，根据有关因素的发展变化，按照一定的增减比例或数额确定全面预算年度收支指标的方法。

按照基期法编制全面预算，相对而言是比较简便的。在财务收支规模不大，编制全面预算所需信息不足的情况下，采用基期编制全面预算不失为一种较好的选择。但是基期法也有其局限性，运用基期法编制全面预算的一个前提是承认既成事实，不考虑影响收支的因素是否发生变动，也不考虑已经发生的收支是否合理。运用基期法编制全面预算，实际上是增量全面预算，只能升不能降。都是在上一年度的基础上增加增长比例，基期法不利于加强财务管理，不利于调动职工当家理财的积极性。

2. 零期法

也称零基全面预算法，是指在编制全面预算时，不考虑基期情况，将对比基数设为零，测算编制全面预算年度指标的方法。单位编制全面预算时，不以以前年度全面预算收支范围、收支全面预算安排水平和实际执行结果为依据，一切从零开始计算编制全面预算。

（五）公立医院编制全面预算的计算方法

1. 定额计算法

依据定员定编等相关的基本数字与全面预算定额进行计算的方法。适用于按照定员或其他基本数字计算的项目，如人员经费等，是编制单位全面预算常用的一种基本方法。

2. 比例计算法

依据某个基础数据的一定比例进行计算的方法，通常用于按比例掌握开支的经费全面预算，如养老保险、失业保险、医疗保险、住房公积金、职工福利费、工会经费、科研费、折旧费、医疗风险金等，可以运用这种方法计算。

3. 标准计算法

按照制度规定的收支标准进行计算的方法，适用于国家有明确规定收支的项目，如防暑降温费、冬季取暖费等，可以运用这种方法计算。

4. 比较分析法

与上年相同项目比较或不同类单位条件相同的项目进行比较计算的方法。

5. 估计计算法

综合各种因素进行预计编制全面预算收支数额的方法，通常用于无法核定全面预算定额，又无规定标准的全面预算项目。在实际工作中，一般都是交叉综合运用上述编制全面预算的方法。

（六）公立医院收入预算编制

医院收入全面预算由医疗收入、财政补助收入、科教项目收入和其他收入组成，主要是医疗收入预算的编制。

（七）医院支出全面预算的编制

医院的支出全面预算由医疗业务成本、管理费用和其他支出组成，医院在编制支出全面预算时，要分清不同性质的支出项目，正确编制各项支出全面预算。医院支出按照具体支出项目可以划分为医疗业务成本、管理费用和其他支出三部分，按照支出的性质可划为人员经费、卫生材料费、药品费、固定资产折旧费、无形资产摊销费、计提医疗风险金、其他费用和其他支出。在编制医院支出全面预算过程中，有支出定额的按定额计算编列，没有支出定额的根据有关规定并结合实际情况测算编列，医院支出全面预算的编制应本着既要保证医疗业务正常进行，又要合理节约的精神，根据年度事业发展计划、工作任务、人员编制、开支定额、标准、物价等因素合理编制。

（八）公立医院预算的申批

医院的全面预算从编制到审批，一般按照两上两下的程序进行，即医院自下而上编制年度全面预算建议数，财政部门和主管部门自上而下下达全面预算控制数，医院根据上级下达的全面预算控制数自下而上编制正式年度全面预算，财政部门和主管部门自上而下核定并批复单位年度全面预算。

经批复的医院全面预算是控制医院日常业务、经济活动的依据和衡量其合理性的标准，医院要严格执行，并将全面预算逐级分解，落实到具体的责任单位或责任人。医院在全面预算执行过程中应定期将执行情况与全面预算进行对比分析，及时发现偏差、查找原因，采取必要措施，保证全面预算整体目标的顺利完成。

财政部门核定的财政补助等资金全面预算及其他项目全面预算执行中一般不予调整。当事业发展计划有较大调整，或者根据国家有关政策需要增加或减少支出、对全面预算执行影响较大时，医院应当按照规定程序提出调整全面预算建议，经主管部门（或举办单位）审核后报财政部门按规定程序调整全面预算。收入全面预算调整后，相应调增或调减支出全面预算。医院全面预算在执行过程中，由于客观因素影响，当上级下达事业计划有较大调整或根据国家政策增加或减少支出，全面预算变化较大时，如年度中间大幅度调整工资，承担政府下达的突发性重大急救任务等，由财会部门在认真审核的基础上，及时提出调整全面预算和财务收支计划的意见，由主管领导或总会计师审查后，经院务会通过，报主管部门或财政部门审批。项目零星数额不大，由医院自行调整，并报主管部门和财政部门备案。

（九）公立医院全面预算的执行检查和分析

医院全面预算经主管部门和财政部门审查批准后，要实现全面预算收支任务，还必须做大量的工作，通过全面预算的执行来完成。组织全面预算执行，是一项从年初到年末每天都要进行的经常性工作，涉及医院内的各个方面，在执行过程中，必须充分调动一切积极因素，克服消极因素，以保证全面预算的顺利完成，促进医院各项业务的顺利开展。

1. 合理分解年度全面预算

医院为了全面预算的顺利执行，应将全面预算中已含的各项指标按照与各部门的关系分解成具体的指标，落实到各个部门，并规定相应的职责权限，计入各自的管理责任，定期考核。

全面预算指标的分解过程，实际上是医院内部责权利的有机结合过程，通过对全面预算指标的合理分解，能够充分调动医院内部各部门、科室和个人当家理财的积极性，这是完成全面预算的重要条件之一。

2. 全面预算执行的检查和监督

医院全面预算指标分解落实后，全面预算能否有效地被执行，关键是能否实施及时有效的检查和监督，在全面预算执行过程中，要经常开展检查和监督，加强收入管理，保证收入任务的完成。努力控制支出，认真遵循年度支出全面预算，严格执行国家财务制度和财经纪律，不得擅自扩大开支范围和提高开支标准，控制非全面预算开支，加强财务管理，提高资金使用效益，在全面预算检查和监督过程中，要处理好以下几种关系。

（1）处理好全面预算内外的关系：医院要重点保证医院全面预算内安排，同时也需要兼顾全面预算外一些突发临时性安排。

（2）处理好全面预算检查、监督和经济管理的关系：经济管理是指医院的多项经济业务活动按照客观经济规律的要求，科学地加以计划组织、检查和评价，加强全面预算执行情况的检查和监督，是搞好经济管理的重要内容，通过检查监督发现问题，提出意见并及时纠正处理。

（3）处理好专业检查和群众检查的关系：专业检查指财政、审计、主管部门或单位财务审计专业人员的检查，群众检查是专业检查的重要补充和助手。广大职工处在工作第一线，全面预算收支和增收节支都要靠他们来实现。因此必须把专业检查和群众检查有机结合起来，以专业检查为主体，群众检查为基础，调动广大职工当家理财的积极性，找出存在的不足，努力降低耗费，减少浪费，增加效益，圆满地完成全面预算任务。

3. 全面预算执行情况分析和考核

医院要加强全面预算执行结果的分析和考核，并将全面预算执行结果、成本控制目标实现情况和业务工作效率等一并作为内部业务综合考核的重要内容。逐步建立与年终评比、内部收入分配挂钩的机制。

在医院全面预算执行过程中，财政部门和主管部门及单位应建立健全定期检查分析考核制度，保证全面预算的顺利完成。对医院全面预算执行情况的分析，是全面预算管理的一个重要组成部分，它是根据年度医院事业全面预算和计划，运用会计、统计资料、结合业务活动的实际，对全面预算执行的结果进行比较和分析，其目的是指出全面预算管理中的经验和问题，以提高管理水平。

预算考核是全面预算管理中重要的一个环节，不仅能够对预算执行情况给予评价和反馈，还对预算的编制和改进有着至关重要的作用。预算考核近年来越来越得到重视，其主要内容包括医院全面预算完成情况、全面预算的组织架构、全面预算管理情况等。

三、公立医院成本管理

（一）公立医院成本核算与管理概述

公立医院是提供医疗服务的公益福利事业单位，医疗服务作为社会服务的组成部分，其实质也是一种商品，只是不同于一般商品，是具有公益性和福利性的一种特殊商品。随着医疗卫生体制改革的继续深化，医院必须妥善研究和处理各种经济利益关系。加强成本核算与管理，争取以较少的耗费，取得较大的社会效益和经济效益。

从管理会计视角来看，无论是宏观上的战略成本管理还是较为微观的单项服务成本核算，无论是价值链理论还是产品的生命周期理论，都需要“全成本”理念贯穿始终。在具体实践中，公立医院应该在总体战略指引下，建立自身的战略成本管理框架。一项医疗服务的成本核算需要考虑到医疗服务价值链条上的每一个环节，在对于流程及分工较强的基础作业服务中，可以采用作业成本法；对于有较为成熟的成本标准的医疗服务，可采用标准成本法。

（二）公立医院成本核算管理的目的和意义

医院成本核算与管理的目的是全面、真实、准确地反映医院成本信息，强化成本意识，降低费用，提高医院绩效，增强医院在医疗市场中的竞争力。

1. 公立医院成本核算管理的目的

（1）全面、真实、准确地反映医院成本信息：核算管理成本在促进医院改进经济管理、降低各种消耗、加强经济核算中起着重要作用。最大限度地节约社会劳动，以尽可能少的物化劳动和活劳动耗费提供尽可能多、尽可能好的适合社会需要的医疗服务，这就要求医院全面有效地开展成本核算，对医疗服务过程中耗费的物化劳动和活劳动进行计算和监督，真实准确地反映医院成本信息。

（2）强化成本意识，降低医疗成本，提高医院绩效：医院加强成本管理，树立成本效益观念，强化成本意识，由传统的节约、节省观念向现代效益观念转变。一切成本管理活动应以成本效益观念作为支配思想，以尽可能合理的耗费提供更好的医疗服务，努力以尽可能少的成本付出，创造尽可能多的使用价值，提高医院社会效益和经济效益。

（3）为医院加强精细化运营管理提供依据：医疗服务成本是表现医院工作质量的一个重要的综合指标，在很大程度上反映着医院各个方面活动的经济效果，如劳动生产率的高低、药品材料物资消耗的多少、医疗设备利用是否有效等。市场经济条件下，同行业市场竞争异常激烈。要在激烈的竞争中取得优势，就必须对医院医疗服务活动进行管理和控制，加强对医院成本严格、细致的科学管理，作出正确的决策，努力降低医院医疗服务成本，增加患者就医的吸引力。提高工作效率，以增强医院在医疗市场中的竞争力。加强医院成本核算与管理，为医院精细化运营提供所必需的信息，为医院制订运营战略计划、设定预算及目标提供决策所必需的数据。

（4）为准确核定医疗服务项目收费标准提供依据：医疗服务成本是医疗服务价值的货币表现。医疗服务价格应当大体上符合它的价值。因此，制订医疗收费标准，医疗服务成本就成为一项重要的经济依据。在现阶段，人们还不能直接计算医疗服务的价值，而只能通过计算医疗服务成本的价值，制订医疗收费价格。因此，加强成本管理，对医疗服务成本进行核算，可以为准确核定医疗服务项目收费标准提供依据。医疗服务成本是制订医疗收费价格的一项重要依据，而不是唯一依据。因为，医疗收费价格的制订除考虑成本外，还要考虑历史上形成的价格水平、人民群众的经济承受能力、党和国家经济政策的要求、国家财力等。

（5）为完善医疗保险和新型农村合作医疗支付制度改革提供依据：随着医疗保险和新型农村合作医疗支付制度改革，有限的基金资源难以应对广大的就医需求，支付制度改革势在必行，门诊均次定额支付和单病种付费制度必将来临。结算支付的标准将参考医院平均医疗服务成本资料测算，因此医院医疗服务成本管理显得更为重要。

（6）为落实卫生经济政策、合理补偿医院提供依据：为了保证医疗服务活动的不断进行，必须对医疗耗费进行补偿。医疗服务成本是衡量这一补偿份额大小的尺度，而医疗服务成果则表现为社会效益和经济效益。国家卫生经济政策的制定，财政补贴政策的落实都需要医院医疗服务成本资料数据，因此医院必须加强成本管理，开展成本核算。

2. 公立医院成本核算管理的意义

加强成本管理实行成本核算，有利于促进医院运行机制改革，增强员工成本费用意识观念，调动广大员工的积极性和主动性。树立服务意识，进一步挖掘内部潜力，节省费用支出，有效利用人力、物力、财力等资源；有利于建立和完善医院内部管理制度，促进医院科学化管理，由外延规模型向内涵质量型转变，由粗放运营管理向集约运营管理转变；有利于健全和完善激励机制，体现按劳分配、效率优先的原则，为利用经济手段考核工作质量，实行经济奖惩，进行分配制度改革奠定良好的基础；有利于正确处理国家、医院、患者及积累与消费的关系；有利于医疗服务成本的测算；有利于健全和完善医院补偿机制，拓宽医院筹集渠道；有利于开展项目成本、诊次成本、床日成本、单病种成本的核算。加强成本管理实行成本核算，可以有效地促使医院以较少的成本投入取得较好的医疗服务效果，达到社会效益和经济效益的最佳结合，走优质、高效、低耗的可持续发展之路。因此，加强成本管理实行成本核算具有极其重要的意义和作用。

（三）公立医院成本的分类

成本是一个宏观的经济范畴，具有一定的规定性和独立性。由于医院行业的特殊性，医院成本的分类更具有自身的规律，一般情况下，为了满足医院成本管理的需要，可以按照以下方法分类。

1. 按成本习性分类

（1）变动成本：变动成本是指那些成本的总发生额在相关范围内随着业务量的变动而呈线性变动的成本。变动成本与业务量之间的线性依存关系也是有条件的，即有一定的适用区间，超出相关范围时，变动成本发生额可能呈非线性变动。根据变动成本发生的原因可将变动成本分为技术性变动成本和酌量性变动成本。

技术性变动成本是指单位成本由技术因素决定而总成本随着消耗量的变动而成正比例变动的成本；酌量性变动成本是指可由医院管理层决策加以改变的变动成本。

（2）固定成本：固定成本（又称固定费用）相对于变动成本，是指成本总额在一定时期和一定业务量范围内，不受业务量增减变动影响而能保持不变的成本。固定成本通常可区分为约束性固定成本和酌量性固定成本。

约束性固定成本。为维持医院提供服务的运营能力而必须开支的成本，如房屋和机器设备的折旧、管理人员的工资等。由于这类成本与维持医院的运营能力相关联，也称运营能力成本。这类成本的数额一经确定，不能轻易加以改变，因而具有相当程度的约束性。

酌量性固定成本。医院根据运营、财力等情况确定的计划期间的预算额而形成的固定成本，如新项目新技术研发费、广告费、职工培训费等。由于这类成本的预算数只在预算期内有效，医院可以根据具体情况的变化，确定不同预算期的预算数，所以，也称自定性固定成本。这类成本的数额不具有约束性，可以根据不同的情况加以确定。

（3）混合成本：混合成本介于固定成本和变动成本之间，其总额既随业务量变动又不成正比例变动。针对混合成本的特有性质，管理会计把混合成本分为半变动成本、半固定成本和延期变动成本三类。

第一类半变动成本。半变动成本是一种同时含有变动成本和固定成本的混合成本。半变动成本的特点是：其成本有一个初始量，形成一个基数，类似固定成本，它不随业务量增减而变动；在此基础上，增加一个服务量，成本也随着增加一部分，这部分成本又类似于变动成本。半变动成本是混合成本中最普遍的形式，包含设备维护和修理费、公用事业服务费中的水费、电费、气费、电话费及其他服务费。

第二类半固定成本。半固定成本也称阶梯型混合成本。它的特点是：当业务量在一定范围内增减变动时，成本发生额固定在一定的水平上保持不变；当业务量增减超过一定范围的限额时，其成本发生额就突然跳跃到一个新的水平，然后又在业务量增减的一定限度内保持不变，直到业务量增减再突破到新的限度时，才又开始下一次跳跃式的升降，其成本变化构成的曲线呈阶梯型。

第三类延期变动成本。延期变动成本在日常生活中范围也比较广，例如在正常工作时间（每天 7 ~ 8 h）的情况下，医院对一般职员所支付的工资是固定不变的。但当工作时间超过正常水准，则需要根据加班时间的长度呈比例地支付加班工资或津贴。

2. 按成本归属分类

（1）直接成本：是指与某一特定对象之间具有直接联系，可按特定标准将其直接归属该对象的成本。由于直接成本可直接归属于某一特定对象，故又称可追溯成本，如人员工资、药品费、卫生材料费、低值易耗品等。

（2）间接成本：是指与某一特定对象之间没有直接联系，无法按某一特定标准直接归属有关对象的成本。由于间接成本的发生与许多对象都有联系，必须选择适当的标准在各对象之间进行分配，才能归属于某一特定对象，故又可称其为“共同成本”，如各种管理费、共用设施、中央空调费、水电费等成本。

3. 按成本责任归属分类

（1）可控成本：在某个部门或某个人的责任范围内能直接确定或控制的成本，可控制成本的项目通常为直接成本，包括用人费用：主治医生、住院医生、护理人员、技术人员、科室行政人员；变动成本：计价药品、不计价药品、计价材料、不计价材料；固定成本：折旧、消耗品、杂项购置、公务费用、洗涤费、科室管理费用等。

（2）不可控成本：指某一特定部门无法直接掌握或不受某一特定部门服务量直接影响的成本，如分摊费用。不可控成本项目包括变动成本：水费、电费、蒸汽费；固定成本：维保费、修缮费、中央空调费、清洁费、科室行政费、教育培训经费、医疗保险费、其他费用；医院管理费用；科研费用；教学费用。

可控成本与不可控成本是按费用的发生能否为考核对象所控制来划分的成本。可控成本是指考核对象对成本的发生能予以控制的成本，不可控成本是指考核对象对成本的发生不能予以控制的成本，因而可控成本与不可控成本都是相对的，而不绝对的。对于一个部门来说是可控的，对另一个部门来说就可能是不可控的，从整体上看所有的成本都是可控成本。

4. 按成本在医院中的作用分类

（1）财务成本：财务成本是指根据国家统一的医院财务和会计法规及制度核

算出来的，用于编制财务报表和内部成本管理的成本。财务成本也称法定成本或制度成本，目前我国会计核算都是按这种成本入账的。

（2）管理成本：管理成本是用于医院内部运营管理的各种成本的总称，是根据财务成本和其他有关资料进行不同的归类、分析和调整后计算出来的，是对财务成本的进一步深化和发展。管理成本主要包括决策成本和控制与考核成本两类。

（3）决策成本：决策成本是指医院用于运营决策方面的成本指标，按决策的不同要求，分为目标成本、机会成本、相关成本、沉没成本和重置成本等。

目标成本是医院根据一定时期的目标结余，预测成本目标控制水平。

机会成本是经济学中的一个重要概念，制定运营决策时，从各种可供选择方案中选择一种最优方案，必然放弃次优与最差的方案，把放弃的方案可能取得的收益，称为最优方案的机会成本，只有考虑已失去机会可能产生的效益才能对最优方案的经济收益进行全面的评价。

相关成本和非相关成本是按费用的发生是否与所决策的问题相关来划分的成本。相关成本是指与制定决策相关的成本；非相关成本是指与制定决策不相关的的成本，决策时可不予考虑。

重置成本是指按目前的市价来计算的所耗资产的成本。

（4）控制与考核成本：控制和考核成本是医院运营过程中的劳动耗费，其考核指标主要包括标准成本、定额成本、责任成本、可控成本、计划成本和可比成本等。

（四）公立医院成本核算的类型

1. 根据成本核算的目的分类

（1）医疗业务成本：医疗业务成本是指医院业务科室开展医疗服务活动自身发生的各种耗费。不含医院行政及后勤管理部门的耗费、财政项目补助支出和科教项目支出形成的固定资产折旧和无形资产摊销。

医疗业务成本 = 临床业务成本 + 医疗技术类成本 + 医疗辅助类成本。

（2）医疗成本：医疗成本是指医院为开展医疗服务活动，各业务科室和行政及后勤各部门自身发生的各种耗费。不含财政项目补助支出和科教项目支出形成的固定资产折旧和无形资产摊销。

医疗成本 = 医疗业务成本 + 管理费用

（3）医疗全成本：医疗全成本是指医院为开展医疗服务活动，医院各部门自身发生的各种耗费以及财政项目补助支出形成的固定资产、无形资产耗费。

医疗全成本 = 医疗成本 + 财政项目支出形成的固定资产折旧 + 无形资产摊销

（4）医院全成本：医院全成本是指医院为开展医疗服务、科研、教学等活动，医院各部门发生的所有耗费。

医院全成本 = 医疗全成本 + 科教项目支出形成的固定资产折旧 + 无形资产摊销

2. 根据核算对象分类

（1）科室成本核算：科室成本核算，指将医院业务活动中所发生的各种耗费，按照科室分类，以医院最末级科室作为成本核算单元进行归集和分配，计算出科室成本的过程。

（2）医疗服务项目成本核算：医疗服务项目成本核算，指以临床服务类、医疗技术类科室开展的医疗服务项目为对象，归集和分配各项支出，计算各项目单位成本的过程。医疗项目是医院在医疗服务过程中所采取的医疗服务措施。每项措施都要按国家规定收取一定的费用，它已含医院所有的医疗收费的内容，这些收费的高低直接关系到医疗的再生产。只有准确地核算每种医疗服务的费用支出，才能为制定相应的收费标准提供依据。由于医疗项目往往与科室工作内容是一致的，所以，计算医疗成本与医院的科室成本核算有着密切的联系。

（3）病种成本核算：病种成本核算，指以病种为核算对象，按照一定流程和方法归集相关费用，计算病种成本的过程。病种成本是以单病种为核算对象，计算出单一病种的全部耗费，计算病种成本既有利于医院的经济管理，又有利于制定长期、中期、短期的卫生规划，有利于建立按病种付费的医疗保险制度，病种成本也是评价医院技术水平高低、运营管理优劣的重要指标，也可以用来考核每个医院对某一病种治疗的消耗水平。

（4）诊次和床日成本核算：诊次和床日成本核算，指以诊次、床日为核算对象，将科室成本进一步分摊到门急诊人次和住院床日，计算出诊次成本和床日成本的过程。根据医院对患者的服务，分门诊和住院两大部分，以床日和门诊人次计算医疗服务费用的耗费，这种计算成本的方法是把各医疗项目进行综合反映，用来考核医疗完成单位医疗任务量的耗费，也可以为医院预算提供依据，还有利于加强成本的计划管理和控制。

（5）每一出院者成本核算：以出院患者作为核算对象，计算出院患者成本耗费，并计算某一时期的平均耗费水平，有利于对医院医疗质量、医院成本水平、医院的经济效益和社会效益进行评价，也为卫生主管及有关部门进行宏观指导提供资料。

（五）公立医院成本管理的基本要求

医院成本管理是指通过对医疗业务服务成本的形成进行计划、控制和分析，以达到降低成本的一种管理活动。根据医院成本管理的客观内容，医院对成本管理的基本要求包括以下几个方面：

1. 正确处理好成本与服务量和医疗质量之间的关系

（1）成本与服务量之间的关系：在劳动消耗和劳动占用一定的条件下，劳动服务量增多就可以有效地降低成本，提高经济效益，增加医疗服务量是降低服务成本的重要途径之一。劳动服务量的增多，使每单位服务量承担的固定成本费用下降，变动成本费用也会随着服务量的增加而产生规模效应，形成节约。因此，医院的服务量与成本之间具有密切的关系，对于医院进行成本预测、计划、决策具有重要的作用，要正确认识和处理好两者的关系，努力扩大服务量，以降低单位成本费用。

（2）成本与医疗质量之间的关系：医疗质量是医院的生命线，是医院最具吸引力的一个重要因素，医疗质量的高低，对提高医院竞争力，扩大医院知名度，增加服务量，增加收入等方面，都有至关重要的影响。由于现代化治疗技术水平的不断提高，其成本也相对地增加，但医疗质量与成本并不一定成正比例关系。相对地说，医疗质量的提高，会相应地增加收入，其单位成本费用就会相对地降低；医疗质量较低，业务量不足，收不敷支，就会造成单位成本相对增加。因此，医院要在提高医疗质量上下工夫，增强竞争力，扩大服务量，相对地降低成本消耗。

（3）正确划分各种费用支出的界限，保证成本计算的正确性：正确地划分各种费用支出的界限，有利于医疗服务成本的确定，有利于收入与费用支出的合理配比。为此，医院成本管理中要划清以下几个方面的界限。

1）划清资本性支出与收益性支出的界限：医院的资本性支出是指该项支出的发生不是为了当期收益，而是与当期和以后各期的收益都有关系，如固定资产购置，应当按原值计提折旧，在以后逐步分配计入各期的费用。收益性支出是指该项支出的发生，是为了本期收益，必须反映在本期收益中，如诊疗服务过程中的材料、工资、药品的销售成本等。资本性支出与收益性支出应严格划分清楚，如果将资本支出列为收益支出，就会使本期成本费用增加，净收益减少，以后各期净收益增加。如果将收益性支出列为资本性支出，就会使本期费用减少，净收益增加，以后各期净收益减少。正确划分收益性支出和资本性支出的界限，有利于保证资产价值以及当期收益支出的正确性。

2）划清其他支出与业务支出的界限：其他支出是指与医院医疗服务活动无直接关系的各项支出，如被没收的财产支出、各种罚款、赔偿、捐赠支出、财产物资盘亏及净损失等，这些支出的共同特点是与医院的各项业务无直接关系，既不属于资本性支出，也不属于收益性支出，不能计入成本。划清业务支出与其他支出的界限，有利于正确反映医疗支出与其收入配比的关系，以及正确评价医院管理的水平。

3）划清直接成本费用支出与间接成本费用支出的界限：正确划分直接成本费用支出与间接成本费用支出的界限，能使医院管理者有效地考核与分析直接效益和总效益，也有利于医院内部经济责任制的建立与各类费用支出的控制。

4）划清本期成本费用与下期成本费用的界限：权责发生制原则或收益与支出的配比原则，要求把本期成本应承担的费用支出与下期成本应承担的费用支出做出不同的会计处理，凡应由本期负担而未支出的费用，应作为预提费用计入本期成本费用。凡是已经支出但应由本期和以后各期负担的费用，应作为待摊费用分期摊入各期成本费用。用待摊和预提两种处理方式，有利于医院的收支结余处于合理或平衡状态。

（六）成本控制的作用

成本控制以实现最佳财务成本为目标，提高资产使用效率为目的，运用现代信息科学的基本原理，借鉴医院生产运营管理经验，对医院的资金使用、分配各环节进行全员、全过程、全方位的系统控制。因此，实施成本控制可以最大限度地利用新的医疗技术，促使医院以较小的卫生资源向社会提供较多的质优价廉的医疗服务，可以促使医院在市场经济形势下，转变运营机制。加强运营管理，全面提高自身素质，在市场竞争中发展壮大。可以监督医院遵守国家财经纪律，严格执行国家物价政策，保证国家宏观调控的顺利进行，促进卫生资源的合理配置和有效利用。可以协调医院内部各部门、各科室、各层次之间的关系，使其为医院整体化发展目标共同奋斗。成本控制作用具体可归纳为保证、促进、监督和协调四个作用。

1. 保证作用

医院实施成本控制可以在时间上、空间上，对医院发生的各种成本费用进行监督、调控，发现偏差及时揭示，并采取有效措施纠正不利差异，发展有利差异，使实际成本费用被限制在预定的成本目标范围之内，保证完成或超额完成预定成本目标，进而保证医院运营目标的实现。因此，医院成本控制可以保证医院实现既定的运营目标。

2. 促进作用

成本控制是利用系统工程原理，结合医院实际，对医院的物资消耗和资金运动各环节进行计算、调节和监督的过程，同时也是发现医院管理的薄弱环节，挖掘内部潜力，最大限度利用卫生资源的过程。通过成本控制将成本目标分解到各科室、各直接责任人，结合责任权利机制，促使职工从自身利益出发，发奋学习，提高知识和技能，产生最大的社会和经济效益。因此，成本控制具有促进作用。

3. 监督作用

成本控制是一个全员、全过程、全方位的系统控制过程，它要求将医院发生的一切耗费时刻置于当事人的监督之下，同时灵敏的成本信息反馈系统可以将一切浪费行为、违法乱纪行为迅速反馈给主管人员，以便采取有效措施将一切浪费、违法行为消灭在萌芽状态。因此，成本控制系统可以通过健全内部控制制度，将医院的运营情况置于直接监督之下，保证国家财经法规及价格政策的贯彻执行，为国家宏观调控的顺利进行提供信息保障和纪律保障。

4. 协调作用

成本控制涉及医院管理的各层次、各职能科室，成本控制的好坏直接影响着各方面利益的高低，而物质利益的高低，直接影响着各成本控制环节部门人员的成本控制工作能否顺利进行。就医院管理而言，成本综合目标因种种主客观因素的影响及责任分担往往很难划分得十分合理、公平，因而，在具体的成本控制实施过程中就会出现争抢利益，推诿责任的现象，挫伤了各职能部门、各业务科室在成本控制上的积极性，使成本控制目标不能实现或不能完全实现，导致医院整体利益受损失。例如：医院购置高精尖设备，归某一科室使用，则此科室业务收入上升，利益增加，该科室如不承担设备折旧费，这就损害了其他科室控制成本、增加医院利润的积极性。因此，加强成本控制，合理承担责任，能够协调各科室、各层次的工作和利益，为医院整体目标的实现共同奋斗。

（七）成本控制的原则

1. 可控性原则

成本控制主体应对其成本控制效果承担责任。为了合理反映成本控制主体承担的责任，其成本控制对象应为可控成本。通常情况下可控成本应满足三个条件：一是成本控制主体能够通过一定的途径和方法在事前知道将发生哪些费用；二是成本控制主体能够对发生的费用进行可靠计量；三是成本控制主体能够对发生的消耗加以限制和调整。凡是不同时满足上述三个条件的成本，一般为不可控成本。但是，成本控制主体发生的某些无法限制和调整的成本，如果能够对其可靠计量，并以此确定成本计划，使其实际发生数与计划数能够绝对保持一致，则可以将这些成本视为可控成本。

可控成本与不可控成本的划分是相对的，与成本控制主体所处管理层次的高低、管理权限的大小，以及控制的范围密切相关。一项成本对于较高层次的成本控制主体来说属于可控成本，而对于其下属的较低层次成本控制主体来说，可能是不可控成本，而较低层次成本控制主体的可控成本，一定是其上属较高层次成本控制主体的可控成本。例如：固定资产折旧费用提取，对于医院来说属可控成本，而对于使用科室来说，如果没有资产购置和处置权，则属于不可控成本。

一项成本对处于同一管理层次的某个成本控制主体来说是可控成本，而对另一个成本控制主体来说可能就是不可控成本。例如：由于材料单位成本变动形成的差异，对于使用材料的成本控制主体来说，是不可控成本，而对于供应材料的成本控制主体来说则是可控成本。

综上所述，一项成本是否可控，必须根据成本控制主体的具体条件来判定，按照可控制原则、成本控制主体只对其可控成本承担责任。

2. 例外管理原则

例外管理就是成本控制主体对于在控制标准之内发生的可控成本，不必逐一过问，而只对可控成本中不符合常规的“例外”差异特别关注。所谓“例外”差异有以下几种情况：一是数额较大的差异，或者数额不大但经常发生，并对医院收益有较大影响的差异；二是偶然发生且性质比较严重的成本差异，如违价罚款、医疗赔偿等。成本控制主体应对可控成本中的“例外”差异进行重点控制，发现问题，及时采取措施加以解决。

3. 责权利相结合原则

成本控制必须适用责权利相结合的原则，成本控制主体既要有成本控制权限和成本控制责任，更要有成本控制利益，没有利益则成本控制权限和成本控制责任主体便不会积极主动地去进行控制甚至会失控，所以只有责权利紧密结合起来，成本控制主体才会努力工作。

（八）成本控制的方法

1. 事前控制

所谓事前控制，主要是指在业务活动开始前，对业务活动中人、财、物所进行的成本控制。

2. 事中控制

所谓事中控制，就是在业务活动成本形成的过程中，根据各种事先确定了的定额、标准、预算等对成本进行控制。

3. 事后控制

所谓事后控制，就是在成本形成后，通过对比分析找出差异以及产生差异的原因，总结经验教训，为今后的成本控制工作找到新的突破点。

4. 建立标准成本系统

所谓标准成本系统，是指制定标准成本，引导员工遵守标准成本的要求，计算并分析实际成本与标准成本的差异，提出改进措施的成本管理制度。

5. 医院成本计划考核

（1）医院成本计划考核的作用：①进行成本计划考核，有利于完善医院内部经济核算责任制，进行成本计划考核可以评价内部成本责任制的履行情况，为进一步健全整个医院内部经济核算责任制度提供保证。②进行成本计划考核，有利于提高成本会计工作水平，提高成本核算质量。③进行成本计划考核，有利于成本计划执行的监督和评价，找出差异，纠正偏差，制定更合理的成本计划指标。

（2）成本计划考核的实施：成本计划考核是成本控制与管理的一项重要内容，是对医院成本计划执行情况和有关执行人员工作履行等作出综合评价。进行医院成本计划考核，加强成本考核内部控制，制订切实有效的奖惩措施，使成本计划考核起到有应有的作用和效果。

①建立健全成本计划考核组织：医院要成立考核组织，对医院各级、各部门、各科室，直至个人成本计划的执行情况进行考核。由主管领导或总会计师具体负责成本计划考核工作，由各成本计划执行责任中心组成自上而下的考核控制系统，对各责任执行中心的成本计划执行情况进行全面考核。②加强成本计划考核的内部控制：建立健全考核组织，还要加强成本计划考核的具体实施，建立考核内控机制，注重考核质量使各参与主体互相监督，互相制约，互相促进，协调进行，明确各责任主体的职能范围。③切实制订奖惩措施：通过考核找出成本计划执行中存在的问题，进行认真的分析和研究，明确责任，制订有效的奖惩措施。对计划完成好的部门和个人进行精神和物质奖励，对计划完成差的部门与个人，做出必要处罚或批评，以利于成本计划考核工作起到应有的作用和效果。④成本差异分析：所谓成本差异，是指实际成本脱离标准成本的差异额。通过对实际成本执行情况与标准成本或上年同期成本执行情况进行对比，分析差异形成原因，找出解决办法。

四、公立医院绩效管理

（一）公立医院绩效管理的含义

绩效管理是指对员工和部门绩效水平产生影响的管理过程，能够促进员工和团队提高能力、改进绩效水平的活动都是激励活动。绩效激励是指为实现组织发展战略和目标，采用科学的方法，通过对员工个人或群体的行为表现、劳动态度和工作业绩以及综合素质的全面检测考核、分析和评价，充分调动员工的积极性、主动性和创造性的活动过程。公立医院激励体系构建的目标就是使个人和团队达到与医院战略目标相一致的工作绩效水平，也就是促使员工提高工作水平和能力，不断开发潜能，使自己的工作绩效达到一个又一个更高的水平。

（二）公立医院绩效管理的原则

根据现代组织行为学观点，绩效激励是指通过高水平的努力实现组织目标的意愿，而这种努力以能够满足个体的某些需要为条件。一个有效的激励机制必须是针对不同的个体需求而综合设计的。人的需求往往是不同的，一个符合员工需求的激励行为才能引起员工重视，使员工产生共鸣，促使高水平绩效的产生。因此在综合设计激励机制时要遵循下列原则：

1. 人性化原则

就是要从人本主义思想的角度，以尊重和满足员工需求为导向来进行激励，以争取最大的员工满意度为目标，针对不同的个体进行激励。

2. 客观公平原则

充分运用正面激励调动积极因素，要以业绩考评依据为基础进行激励行为。奖励水平要相当，奖励主要不是针对一般业绩水平的员工，要着重奖励那些在同等条件下进步水平更高、更快的员工和团队。

3. 针对行为原则

所有的激励行为都应该是针对员工某些具体行为的，绝不凭印象、凭感觉来实施激励。

（三）公立医院绩效管理的方法

绩效激励方法的选择和运用直接关系着组织绩效管理的效果，进而对组织目标的实现有着深远的影响。尤其是随着人本化管理观念的进一步发展，对我国传统的人力资源管理方式和管理理念形成了巨大的冲击和挑战，如何获取人才、用好人才、培育人才、激励人才和留住人才已成为医院必须考虑的问题。因而，从人性的角度出发，如何建立一套有效的绩效激励制度，对内激励员工，对外树立医院的形象，扩大医院对人才的吸引力，已成为医院能否在竞争中获取优势的根本保证。医院绩效激励的方法一般分为物质激励和非物质激励。

1. 物质激励

（1）基本工资：医院根据员工所承担或完成的工作或者是员工所具备的完成工作的技能或能力而向员工支付稳定性报酬。反映的是工作或员工技能的价值，员工之间的个体差异容易被忽视。公立医院执行事业单位工资制度，即职位薪资制或岗位薪资制。基本绩效薪酬是最稳定的工资形式，只要员工在岗，就可以持续得到，它是为员工提供的基本生活保障和稳定收入的来源。目前国内大多数医院员工的工资基本都是根据学历、职称和工龄来确定的，它带有明显的计划性色彩，与员工的实际岗位、职责、业绩和贡献关系不大，难以起到激励的功效。在医院的支付能力确定的情况下，应尽量将基本绩效薪酬水平紧密地与竞争性劳动力市场保持一致，保证组织能够获得高质量的人才。

（2）绩效工资：也被称作激励工资、浮动工资或奖金。绩效工资的激励效果有赖于绩效评估体系是否有效和评估是否公平。目前国内医院根据其奖金考量指标分为以下几种：以结果为导向的、以劳动工作量为导向的、以质量为导向的、以岗位业绩为导向的。业绩可以是员工个人的业绩，也可以是某一个科室甚至是整个医院的业绩，面对新形势新要求，加快绩效工资制度改革，对于充分发挥员工积极性具有重要的作用。

（3）福利：是指除工资和奖金之外医院向员工提供的金钱、物质或其他方面的待遇。福利的功效是让员工有较好的保障感、归属感和产生组织忠诚度与员工满意度，而这些又是其他激励行为能发挥功效的基础所在。针对员工个体不同需求而设计的弹性福利制度，可以使员工对福利更加满意，从而产生更好的激励作用。

2. 非物质激励

（1）培训和晋升：一个员工要达到较高的绩效水平，除了本身努力工作外还要提高业务技能。员工的业务熟练程度和相关的业务水平是达到高绩效水平的重要条件。医院要为员工尤其是那些表现较好的员工给予提升业务能力的机会和发展空间。具体的做法就是根据医院总的业务发展需求和员工实际情况为员工制订职业生涯发展计划，其中重要的内容就是适当的培训计划和晋升机会，从而激励员工不断地提高业务能力达到更高的绩效水平。医院的发展最终要依赖于员工服务技能的全面提高，所以要重视员工的培训和晋升。晋升的形式并不单纯是给予行政职务，要根据情况设计不同的技术和行政方面的晋升层次和机会，保障员工实现个人价值的需求。

（2）员工参与管理：充分发挥员工的能动作用，鼓励他们参与管理，不仅可以增加沟通，增进相互理解，还可以发挥集体智慧改进团队和个体绩效，增强员工的荣誉感和归属感。

（3）表扬：管理者对于员工的正确行为与良好绩效要及时地表扬，这是一种良性的反馈，是一种正能量，可以使员工受到鼓励心情愉悦。表扬必须以具体的绩效指标作为条件，不是来自于感性的认知随便地表扬，否则一个不够公平的表扬和奖励，会使激励作用难以奏效并带来负面的激励效应。

（4）批评和惩罚：要保证员工的行为规范有效，批评和惩罚措施是必要的。适当的制度规范和惩罚措施同样是一种负激励措施，如果行为不规范、低绩效的员工得不到及时的批评和惩罚，就会影响其他员工的积极性。在进行批评和惩罚时要极为慎重，要和员工进行深度沟通，使其认识到错误和不足，从而制订出改进计划。形成一种赏罚分明，奖勤罚懒的奖罚机制，这些都是激励体系建立的重要内容。

医院的激励机制要由医院管理者根据本院的实际情况来制订，并不存在一种完全公平和适合于所有医院的激励机制。但是就一个单位而言，激励机制要制度化和程序化，不能过于频繁地改变激励的原则和方法。在实际工作中具体的应用还是要根据医院的职能定位和战略目标的不同而选取，所有的激励行为最终都要以能否提高员工和团队的绩效水平为衡量指标。

（四）公立医院绩效薪酬管理

绩效薪酬管理即一个组织针对所有员工所提供的服务来确定他们应当得到的报酬总额，以及报酬结构和报酬形式的一个过程。在这个过程中，医院还要对绩效薪酬水平、绩效薪酬体系、绩效薪酬结构、绩效薪酬形式以及特殊员工群体的绩效薪酬作出决策，同时还要不断地制订绩效薪酬计划，拟定绩效薪酬预算，与员工沟通绩效薪酬管理问题，对绩效薪酬系统的有效性作出评价并不断予以完善。总之，绩效薪酬管理是医院管理的一项重要内容，也是一个比较棘手、敏感的问题。

1. 公立医院绩效薪酬管理的原则

（1）公平性：员工对医院绩效薪酬管理系统以及管理过程公平性、公正性的看法或感知。这种公平性涉及员工对于本人绩效薪酬与医院外部劳动力市场绩效薪酬状况、与本医院内部不同职位上的员工以及类似职位上的员工的绩效薪酬水平之间的对比结果。亚当•斯密早在他的公平理论中就指出，一个人做出了成绩取得报酬以后，他不仅关心自己所得报酬的绝对量，而且关心自己所得报酬的相对量，也就是说，既要将自己获得的报酬与自己的投入比较，还要与他人的报酬投入比进行比较，所谓横向、纵向都要对比。具体说有三种类型的社会比较。①绩效薪酬的外部公平性或者是外部竞争性：员工将个人的绩效薪酬与其他医院从事同样工作的员工的绩效薪酬进行对比。很明显，这会影响员工或者是求职者是否离职或是选择该医院工作。②绩效薪酬的内部公平性或内部一致性：员工关注医院内部不同职位之间的绩效薪酬对比。由于信息来源和客观情况等原因，员工对于医院内部的绩效薪酬状况更加关注，尤其是对相同或相近岗位上的绩效薪酬尤为关注，对内部公平性的关注直接影响员工对工作轮换、工作调动、工作提升等的认识，还会影响不同部门、不同职位员工之间的协调配合。③绩效薪酬的自我公平性：员工与身在同一医院中完成相同工作的其他人进行绩效薪酬的内部公平性比较。经过绩效考核得到优秀、一般以及绩效差等结果，是否能够合理地反映在绩效薪酬的差距上，是否能够通过绩效考核实现个体的公平性。

（2）合法性：医院的绩效薪酬管理体系和管理过程是否符合国家的相关法律法规。目前医院由于受编制政策的限制，存在同工不同酬问题。

2. 绩效薪酬体系

主要任务是确定医院的基本绩效薪酬。目前医院基本绩效薪酬执行的是与事业单位统一的工资体系，即岗位绩效薪酬体系，它是以工作为基础的，确定员工的基本绩效薪酬水平时依据的是员工所从事的工作自身的价值。

3. 绩效薪酬水平

医院中各职位、各部门以及整个医院的平均绩效薪酬水平，决定了医院绩效薪酬的外部竞争力。影响绩效薪酬水平的主要因素有：同行业或同地区竞争对手支付的绩效薪酬水平、医院的支付能力、绩效薪酬战略、社会生活成本指数等。医院和员工关注更多的是职位与职位之间或者是不同医院中同类工作之间的绩效薪酬水平对比。

4. 绩效薪酬结构

当医院总的绩效薪酬水平已定时，员工就关注医院内部的绩效薪酬结构。医院内部的绩效薪酬结构实际上反映了医院对不同职位的重要性以及职位价值的看法。绩效薪酬结构的合理与否往往会影响员工的工作积极性，特别是在我国从计划经济向市场经济转轨的很长时间内，人们还受以前的平均主义、“大锅饭”等思想的影响，即使工作性质、工作职责、工作难易程度有很大差别，但是在绩效薪酬上反映出来的差距并不是很大。现在一些医院通过引入职位评价的方法来确保绩效薪酬结构的公平、合理。

5. 绩效薪酬形式

员工所得到的总绩效薪酬的组成部分，包括基本工资绩效薪酬、绩效工资绩效薪酬等。

6. 特殊群体

医院内部有一些岗位上的人会对医院做出更多、更大的贡献。因此，对不同的员工采取不同的绩效薪酬对医院、对员工都是必要的，也是有利的。一般来说，对于这些特殊员工群体，应该制定特殊的绩效薪酬政策。

7. 绩效薪酬管理政策

主要涉及医院的绩效薪酬成本与预算控制方式以及医院的绩效薪酬制度、绩效薪酬规定和员工的绩效薪酬水平是否保密等问题。

（1）运用关键业绩指标法，突出绩效管理的引导性：公立医院绩效管理中运用的关键绩效指标法，是指建立与医院战略地图里各维度目标具有有效联系的关键绩效指标体系，构建可以量化医院预算管理、全成本管理、医疗服务和管理活动绩效的一系列关键指标体系。通过对这些关键指标的选取与考核，筛选出高质量、高效益的核心资源，并引导核心资源流向人民群众急需、医院发展必需的方向和领域上，提升公立医院的运营效率。关键绩效指标可以分为结果类指标和动因类指标。结果类指标是对医院投入资源所产生的价值量的衡量，如人均治疗费、病种成本率、医保支付率、科技成果转化率等。动因类指标是指能够促使公立医院价值提升的动因指标，如就诊人数、出院人数、患者满意度、职工满意度等。公立医院的关键绩效指标的选取应突出其专业性和公益性。

（2）运用约束资源优化工具，甄别医院发展瓶颈：约束资源优化是指在医院各项绩效考核中识别出制约绩效提升的瓶颈资源，通过对相关资源进行改善和调整，优化资源配置，以提高医院运营绩效。医院运营管理团队应将约束资源的分析和识别在运营报告中指出，提请医院决策层关注。分析识别的方式包括指标定量分析、医院内部问卷调查、外部专家评议等方式。医院决策层在确认约束资源后，应组织相关归口管理部门和一线人员进行约束性对比分析，找出制约的关键突破口，寻求最佳解决方法，促进医院发展和总体战略规划的实现。

五、风险管理

内部控制应从医院的业务流程、经济合同管理和风险管理方面来制定内控制度。完善的内控制度是医院开展各项业务和经济活动的边界保证。

（一）完善医院信息系统助力精准内控

要建立及时、完善、共享、融合的医院信息系统。随着信息技术的发展，公立医院普遍都构建了自身的信息系统。应进一步完善信息系统，注意避免医疗信息和人、财、物信息相对割裂，融合性差，数据录入延迟滞后及缺失。

（二）运用风险管理工具防患未然

风险管理是内部控制中的一个重要部分，突出风险管理的重要性是顺应医院战略发展需要的。在医院的实际运营管理中，可以使用风险清单、风险矩阵等管理会计工具来准确识别、分析医院的经济风险和医疗风险。在识别和分析风险的基础上，由管理决策层牵头，高效准确地控制和应对风险。

六、信息系统

（一）公立医院运营管理系统建设的目的及思路

按照系统互联、数据共享、业务协同的原则，在医疗服务与医疗管理信息化建设基础上，突出业务管理与经济管理相融合，强化医院内部运营各环节设计、计划、组织、实施、控制和评价等信息化手段。内部控制下公立医院运营管理系统建设的主要目的是按照“建立现代医院管理制度”要求，规范业务流程、提高数据质量、为领导决策提供有用的信息支持。建设思路是：管理制度化，制度流程化，流程表单化，表单信息化。在梳理规章制度及工作流程并提出单位层面和业务层面的制度或流程缺陷基础上，完善制度建设、流程梳理再造，在运营管理系统建设中利用信息技术手段，将医院特色的管理理念、方式方法与内部控制规范中的建设实施原则、控制方法有机结合起来，完善和提高预算业务、收支业务、采购业务、资产业务、基本建设业务、合同业务、医疗业务（含互联网医疗）、科研业务等管理水平，提升医疗质量和管理效率，为医院转变发展方式、管理模式和投资方向提供有力支撑。

（二）公立医院运营管理系统建设中内部控制的主要内容

新医改以来，随着一系列政策文件的出台和落地，公立医院的生存环境发生较大改变，原有的粗放式管理已不合时宜，对各项活动的合法合规性要求越来越高。因此，公立医院运营管理系统建设要结合外部政策要求和内部控制制度规范，以梳理内部运营管理制度及工作流程为起点，总结单位层面和业务层面的缺陷及风险点，提出内部控制制度的更新完善、工作流程的调整再造、信息系统的改造升级等举措建议。

在 HRP 系统建设前，开展的内部控制工作以内部控制评价为主，针对医院组织架构、运行机制、人事管理等单位层面和预算、收支、政采、资产、合同、存货等业务层面的运营情况，开展访谈、查阅资料、穿行测试等，查找缺陷及风险点，结果发现：

1. 从单位层面来看，内部控制薄弱、执行力不足，没有把国家政策、监管要求与内部控制、管理提升有机结合起来，缺乏内部控制岗位专职人员，未定期针对重要部门的内部控制工作进行分析评价。

2. 从预算管理来看，预算编制、审批、调整、执行、分析等流程的信息化程度较低，未实现全流程全方位预算管控。

3. 从财务收支来看，预交金及退费制度缺失，监管力度较弱；医疗服务价格及耗材准入审批流程简单，缺少复核。

4. 从采购业务来看，采购流程（如采购计划审批、采购目录维护等）规范性不够，采购过程相关文件未合理存档。

5. 从资产管理来看，部分资产管理制度缺失，资产台账信息维护不全，未实现资产全流程全生命周期管理。

6. 从合同管理来看，相关制度和机制不完备，合同管理层级划分不完善，缺少统一归口管理部门，合同示范文本未实行全面管控。

7. 从存货管理来看，验收入库、退库、领用、盘点环节存在漏洞，账实相符的准确性不高。

8. 从资金、对外投资、财务报告管理来看，存在制度待完备、事项待明确、流程待规范等问题。

基于上述内部控制评价中揭示的问题，医院运营管理系统建设应利用信息技术推动工作流程的规范化，促使预算、资产、收支、成本、绩效等管理工作一体化，提高资产的安全效益性、经济活动的合法合规性、院内资源配置和使用的合理性，实现医院社会效益和经济效益的双提高。

（三）公立医院运营管理系统建设的实施步骤

1. 统一基础信息，规范院内现有系统

院内业务系统（如 HIS、PACS、LIS 系统）与管理系统（如科研系统、物资管理系统）由于建设厂家不同、升级改造周期不同等原因，存在科室名称、物资名称、人员编码等基础信息不一致现象，严重影响工作效率和数据质量。基于内部控制的 HRP 系统建设只有在统一部门档案、人员档案、供应商档案、客户档案的基础上，才能实现各流程的全面规范，进而提高管理效益，运营管理系统建设的第一步就是统一院内现有系统的基础档案，实现全院各系统数据口径统一，为数据科学准确、互联互通扫清障碍。

2. 抓住工作重点，有计划分阶段推进

（1）运营管理系统建设初期：在运营管理系统建设初期，以 HRP 系统建设、提高财务工作效率及保证经济活动合法合规为主，建设目的是实现财务核算、预算管理、物资管理、人力资源管理、绩效管理等模块功能整合建设，并实现与院内业务系统、管理系统的数据联通。通过 HRP 建设整合，固化原有预算、核算、成本、资产、绩效等方面的工作流程，同时根据国家法律法规尤其是内部控制规范，对存在重大内部控制缺陷的业务及时进行整改。对制度缺位或尚需调整完善的（如预算管理制度、退费管理制度、采购管理制度等），提请责任部门根据国家及主管部门的相关规定，尽快拟定或更新制度；对管控措施缺位或尚需调整改进的（如规范资产存货合同数据模板、增加退费及耗材准入复核等），在系统建设时针对管控内容，通过确定数据颗粒度、规范数据信息、设置权限等手段，实现业务管控精准有效。

（2）运营管理系统建设中后期：在实现院内系统数据互通后，挖掘数据潜力，以建设决策支持系统及数据中台为主，建设目的是针对国家关注的热点、外部监管的重点、院内管理的难点，为医院各项管理工作提供决策依据。

1）财务收支：通过院内各系统改造，逐步解决退费及耗材管理的问题。比如梳理原有退费流程，按照不同的退费项目及原因，在 HIS 中设置审批人及审批权限，并利用信息化手段简化退费手续，从而使退费流程更透明、更方便、更高效。又如在医疗服务价格与耗材准入管理上，设置收费准入复核人，并联通物资管理系统与 HIS 中的相关耗材信息，将 HIS 中可收费耗材的品种、数量、规格型号与物资管理系统中的科室实际库存挂钩，实现“计费减库存”，有效降低溢库风险。

2）采购及合同管理：考虑到与预算管理及财务核算的关联性，需要增加合同管理功能建设，与采购管理系统对接，实现预算、采购、合同、核算的合同采购全流程管理；逐步理清工作流程和部门职责，理清合同主要部门（设备处、后勤保障部、信息中心）的合同类型，按照各部门工作需求设定各类合同模板及关键信息，提取关键信息与预算管理及财务核算中的相关信息对接，自动获取预算数据及进度安排，及时进行会计处理。待合同管理功能完善并覆盖全院所有经济合同后，联通现有采购系统与运营管理系统中的合同管理系统，实现经济事项从预算申报、采购、合同签订到付款、会计核算的全生命周期管理。

3）资产及存货管理：在规范流程及完善信息的基础上，深入分析资产使用情况及经济效益。例如对大型设备，利用 HIS 中该设备的医疗服务项目收费数据、物资管理系统中该设备的购置成本及预期使用寿命数据，综合考虑其他支出（如人员薪酬、维修保养等），开展设备经济效益分析，考量其购置及使用的合理性和有效性，挖掘设备潜力，并以此作为设备更新及购置预算审批的依据。

3. 公立医院运营管理数字化转型

（1）提高医院数字化基础设施水平：采用现代信息技术，如互联网、移动互联网、物联网、虚拟现实等，构建信息通信网络的基础设施。全面实现医院多种信息系统的互联互通，建立一体化的全局数据库。建立安全可靠的网络体系，打通信息技术支撑下的全医疗链条。研发和应用智能医疗设备，支持医院的电子档案管理、智能诊断、智能护理、远程咨询等。借助大数据技术，支持精准医疗、智能预防等，提高治疗效率和患者满意度。

实现医院多种信息系统的互联互通，需要从资源建设和技术支持两个方面入手。在资源建设方面，首先要建立和完善网络基础设施，建设标准化的信息架构，再加强网络终端的支持能力。在技术支持方面，首先要研究和推广网络数据库系统，包括：核心系统、病案系统、药品管理系统、收支管理系统、报表系统、住院费用管理系统以及其他信息系统；其次是建立信息系统间的互联互通机制，由统一的账户管理平台为基础，建立统一的身份认证服务，制定统一的数据交互格式，建立安全可靠的网络体系，实现不同系统之间的实时信息交换和数据共享；最后是要开发和实施信息系统的运维及管理，包括：故障处理、资源监控、可用性管理、安全管理、按需扩容等，以确保信息系统的稳定运行。

（2）构建医院一体化服务系统：公立医院通过建立多种综合服务平台，从而构建医院一体化服务系统。可以采取以下具体措施：①建立电子档案管理系统，实现病例查询、患者出入院管理等；②建立信息咨询办理系统，提供挂号、取报告、医疗费用查询、社保服务等服务；③建立智能影像诊断系统，支持视频会诊、遥控护理、远程诊断等；④建立质量管理系统，实现医院运营数据的统计分析及质量把控；⑤建立支付服务系统，实现支付宝、微信、银联支付等各种在线支付方式；⑥建立智能决策系统，能够通过大数据技术和人工智能来支持医疗决策；⑦建立患者满意度调查系统，实现患者满意度调查、评价和反馈，有效提高患者满意度。

（3）实施医院数字化管理：①强化信息化规划，建立质量管理体系和投入成本管理体系，加强患者管理、医护管理和病例管理等；②建立和完善网络基础设施，建立标准化的信息架构，建立数据汇聚平台，并加强病历信息的收集；③建立信息系统间的互联互通机制，实现各系统的实时信息交换和数据共享；④开发和实施信息系统的运维及管理，以确保信息系统的稳定运行，同时应定期检查更新信息系统，以保证其安全性和可靠性。

（4）实施精准医疗：①建立全面的数据库，通过大数据技术收集、整理和分析数据，并建立精准医疗模型，为临床决策提供可靠的支持。②建立病患管理系统，实现必要的患者信息采集，包括主诉、病史、体征检查结果、影像学诊断、实验室检查结果等，以便为临床决策提供全面的支持。③增强病例管理，实现病例的跨科共享，建立便捷的诊断流程，并利用科学的人工智能算法和技术支持，实现精准的诊断和治疗，以降低患者的病情风险，提高治疗效果。④建立质量保证体系，建立基于事件回顾、抗生素使用、医疗费用控制、患者安全等多维度的质量管控，开展精准医疗质量监督，确保每一位患者均能接受精准的医疗服务。⑤要建立完善的培训和教育系统，定期对医护人员进行精准医疗知识和技能的培训，以及不断完善的技术支持，提高医护人员的精准医疗水平。

（5）建立电子档案系统：①构建完善的档案管理体系，以确保档案管理的有效性，提高档案管理的效率，以及保证其统一性和可靠性。同时，这也包括组织档案管理人员的培训，建立患者档案的标准流程，实施患者档案的定期检查和统计等。②建立电子档案数据库，存储电子档案的信息，包括患者的基本信息、临床资料、实验室检查结果、影像学检查结果等，以便有效地获取档案信息和进行查询。③实施安全保护策略，以防止恶意的数据篡改和数据泄露，为患者的隐私和安全提供有力的保障。④对医务人员进行定期的培训和教育，让他们掌握电子档案系统的操作流程，熟悉相关技术和工具，从而实现档案系统的有效运行。

（6）实施智能护理：①建立智能医疗系统，搭建智能护理平台，实现患者的健康信息的收集、分析和处理，实现病情的早期预测和精准诊断，以提高护理效率，降低护理费用。②建立智能护理服务体系，通过智能护理机器人、智能机器人辅助系统、智能护理监护系统等实现护理机器人的自动化护理服务，为护士提供有效的护理支持。③开展人工智能护理培训，对护士进行人工智能护理技术的培训，以便掌握护理服务的正确技术，提高护理的效率和质量。④实施智能护理质量监督，通过护理质量实时监测系统，实现护理活动的质量实时监测，以降低护理质量风险，确保护理服务的高效性和可靠性。

（7）建立远程医疗服务平台：①建立远程医疗服务系统。要建立高效的远程医疗服务平台，确保能满足患者的需求，实现跨城市的远程医疗服务，以及准确的记录及查询功能。②搭建网络架构。要搭建网络架构，确保患者可以从各个地方进行访问，以及实现图像传输、语音通话、视频通话等实时远程通信功能，以保障公立医院提供的远程医疗服务的质量。③开展远程医疗培训。对医务人员进行远程医疗培训，以便他们掌握远程医疗的基本知识，掌握使用远程医疗服务平台和正确操作远程医疗设备等方法，以便更好地提供服务。④实施安全保护策略。要实施安全保护策略，以保护患者的隐私，防止数据泄露，确保远程医疗服务的安全性和可靠性。

（8）实施大数据分析：①搭建医疗大数据平台。为了有效收集、分析和加工大数据，需要搭建大数据平台。该平台可以采用机器学习技术、自然语言处理技术以及大数据技术，收集病例数据，分析病例趋势，及时发现患者的变化，实现疾病的实时预警和预测，为公立医院提供大数据支持，有助于提高疾病预防控制水平。此外，还要建立疾病监测子系统，用于维护大数据平台，确保疾病预警及时准确，以提高疾病预防控制水平。②搭建智能监测系统。需要搭建智能监测系统，以便准确跟踪、监测和分析患者信息，实现疾病的早期诊断和提前预警，以达到高效预防控制疾病的目的。使用机器学习技术、自然语言处理技术以及大数据技术，帮助公立医院搜集、分析病例数据，并及时发现患者的变化，从而实现对疾病的及时监测。建立疾病数据库，以便系统收集病例数据，分析病例趋势，并将数据归类存储，从而更好地监测疾病发展趋势。搭建智能提示系统，以便及时发现患者的变化，提醒医生作出相应的处理，以达到有效控制疾病发展的目的。建立智能诊断系统，以便根据患者的病例数据，自动生成相关的疾病诊断报告，并以报告的形式发给医生，从而更好地实现疾病的早期诊断和提前预警。③建立国际合作机制。中国公立医院的数字化转型还要注重国际合作。通过建立国际合作机制，推动大数据技术与国际相关机构进行合作，共享各国的疾病数据。这不仅有助于提高疾病预测的准确率，更是推进疾病预防和控制水平的重要举措。国际合作对于推动医疗数字化进程具有重要意义。通过国际合作，不仅可以共享各国的疾病数据，提高疾病预测的准确率，更可以借鉴国际先进的医疗数字化经验。④聘请专门人才。公立医院要聘请专业技术人才，以此使用大数据技术，对疾病的数据信息进行大数据分析，为公立医院提供大数据支持，提高疾病防控水平。另外，应当制定相应的管理制度，以保证大数据分析结果得到合理有效的利用，最大限度地提高疾病防控水平。

第八章　公立医院运营的主要程序

第一节　公立医院运营预测

一、公立医院运营预测分析的含义

公立医院运营预测是指根据医院现有的经济条件和掌握的历史资料以及客观事物的内在联系，运用一定的科学预测方法，对未来经济活动可能产生的经济效益和发展趋势做出科学的预计和推测的过程。医院要想在竞争中立于不败之地，就必须对医疗市场的发展趋势做出准确的预计和推测。医院必须在准确的运营预测的基础上进一步进行决策和规划。运营预测是医院制定发展规划时进行决策的依据。只有通过预测，掌握大量的第一手市场动态和发展的数据资料，才能做出正确的决策。医院运营预测分析，就是预测人员对不同的预测对象、目标，依据过去、现在的信息，选取适当的预测方法进行预测的过程。不同的预测对象需要采取相应的预测方法、预测手段，才能取得期望的结果。管理会计重点研究的是医院医疗服务活动中的运营预测。

二、公立医院运营预测分析的意义和特点

（一）公立医院运营预测分析的意义

公立医院运营预测分析是对未来事件的陈述，即在一定的条件下，估计将要发生什么变化，采取或不采取哪些行动。计划是对未来事件的部署，即应当采取什么措施和行动来改变现存条件，以达到预期目的。医院开展运营预测分析，是运营决策的主要依据，是医院进行全面预算管理，编制医院预算的基础，是适应

社会外部环境变化的保证。

（二）公立医院运营预测分析的特点

公立医院运营预测分析，是指按照一定的原则和程序，运用专门的方法进行运营预测的过程。运营预测分析具有以下特点：

1. 预见性

预见性是从现实事物的发展规律中把握未来发展趋势，对复杂的问题做出科学的预测，取得工作的主动权，对新情况、新问题、新事物做出较为实际的判断，能够提高决策和领导能力。为了减少经济活动的盲目性，医院运营管理必将不断加强经济预测，提高预见性。提高对于未来经济的预见性是提高未来经济计划性和创造性的基础。通过经济预测可以有效减少不确定性对经济活动的影响。经济预测不是靠经验和直觉对未来经济所作的预言或猜测，而是以科学的理论和方法、可靠的资料、精密的计算对未来经济所作出的系统分析和精确预见。

2. 明确性

所谓明确，即明白、确定，预测的事件必须是非常明确的，是客观存在的事件，不是模糊不清的。

3. 相对性

相对性即衡量一样事物时得有一个标准，而且这个标准是会变的，使衡量事物时呈相对性。随着环境的变化，预测时使用的标准也会随之变动。

4. 可验证性

预测的结果是可以检验的，并且可以得到验证。

5. 灵活性

预测方法灵活多样，不是千篇一律的，要针对预测的事件选择比较合适的预测方法。

（三）公立医院运营预测的方法

经济规律的客观性及其可认识性是运营预测分析方法的基础；系统、准确的会计信息及其他有关资料是开展运营预测分析工作的必要条件。至于进行运营预测分析所采用的专门方法，种类繁多，随分析对象和预测期限的不同而各有所异，但其基本方法大体上可归纳为定量分析法和定性分析法两大类。

1. 定量分析法

定量分析法亦称“数量分析法”。它主要是应用现代数学方法（包括运筹学、概率论和微积分等）和各种现代化计算工具对与预测对象有关的各种经济信息进行科学的加工处理，并建立运营预测分析的数学模型，充分揭示各有关变量之间的规律性联系，最终还要对计算结果作出结论。定量分析法按照具体做法不同，可分为以下两种类型。

（1）趋势运营预测分析法：根据预测对象过去的、按时间顺序排列的一系列数据，应用一定的数学方法进行加工、计算，借以预测其未来发展趋势的分析方法，亦称“时间序列分析法”或“外推分析法”。它的实质就是遵循事物发展的“延续性原则”，并采用数理统计的方法，来预测事物发展的趋势。例如，算术平均法、移动加权平均法、指数平滑法、回归分析法、二次曲线法等都属于这种类型。

（2）因果运营预测分析法：根据预测对象与其他相关指标之间相互依存、相互制约的规律性联系，来建立相应的因果数学模型所进行的运营预测分析方法。它的实质就是遵循事物发展的相关性原则，来推测事物发展的趋势。例如，本量利分析法、投入产出分析法、经济计量法等都属于这种类型。

2. 定性分析法

定性分析法亦称“非数量分析法”。它是一种直观性的预测方法。主要是依靠预测人员的丰富实践经验以及主观的判断和分析能力（必须建立在预测者的智慧和广博的科学知识的基础上），在不用或少量应用计算的情况下，就能推断事物的性质和发展趋势的分析方法。当然这种方法在量的方面不易准确，一般是在医院缺乏完备、准确的历史资料的情况下，首先邀请熟悉该行业经济业务的专家，根据他们过去所积累的经验进行分析判断，提出预测的初步意见；然后再通过召开调查会或座谈会、打分法，对上述初步意见进行修正补充，并作为提出预测结论的依据。

3. 两类方法的关系

定性分析法和定量分析法在实际应用中并非相互排斥，而是相互补充、相辅相成的。定量分析法虽然较精确，但许多非计量因素无法考虑，这就需要通过定性分析法将一些非计量因素考虑进去，但定性分析法受主观因素的影响，因此在实际工作中常常将两种方法结合应用，相互取长补短，以提高实用性。

（四）公立医院运营预测的内容

公立医院运营预测的内容主要包括：业务量预测、收入预测、成本预测、结余预测和资金预测等方面。

1. 业务量预测

公立医院工作计划的中心任务之一就是业务量预测，无论医院的规模大小、员工多少，业务量预测包括计划、预算和收入相关的各方面工作。业务量预测是指在未来特定时间内，医院医疗业务量与业务收入的估计。业务量预测是在充分考虑未来各种影响因素的基础上，结合本医院的业务量实际情况，通过一定的分析方法提出切实可行的业务量目标。

在医院管理工作中，一项重要的内容就是制订工作计划，要使计划具有科学性和实践性，就要认真收集分析医院各项业务指标，用科学的统计方法，研究其变化规律，预测其发展趋势。用统计预测数据制订工作计划，避免了主观盲目性，具有较强的可操作性。业务量预测是医院在一定的工作计划下，对该医院在一定期间内的业务量或业务收入期望值的预计和测算。

市场观测就是在市场分析的基础上，利用各种信息和资料，通过科学的方法和手段，对市场的未来因素、条件及其发展趋势进行估计和判断，从而为运营决策提供依据。医疗服务市场的预测过程由输入、处理、输出三个环节构成。

（1）市场预测的步骤：①确定目标。明确规定预期达到的目标、预测期限以及预测的数量单位。②收集信息资料。包括：资源方面的信息，如人才、资金、设备；政策方面的信息，如物价政策、技术政策、预算拨款、引进技术政策等；市场方面的信息，如患者来源、某种服务在市场上的占有率、医疗消费行为的变化趋势等；有关竞争的信息，如竞争对手的服务质量、运营状况等。收集信息时要注意信息来源的多渠道，使信息具有广泛性、完整性。③提出预测模型，选定预测方法，进行市场预测。提出预测模型，是指选择一种或几种适用的科学预测方法。对定量预测可建立教学模型，对定性预测可建立设想性的逻辑思维模型。当证实了所选定的预测方法有效时，可进行预测。④分析评价。分析预测与事实之间可能产生的误差、误差的大小以及产生这一误差的原因。⑤修正预测值。如果经过分析，发现预测没有达到预期的目标，或者预测结果不理想，应回到前面的程序，重新选择预测目标或选择其他预测方法。这样往复多次，直至取得理想结果为止。

（2）市场预测的方法：①定性预测法。定性预测法是指预测人员依据信息资料进行主观判断和推测，又可分为集体判断法和专家意见法。集体判断法就是围绕某一预测课题，召集有关人员开展集体讨论，进行判断预测。专家意见法，就是聘请一批专家各自写出判断意见，然后请另一批专家对这些意见进行评价，也分别写出自己的意见，再反馈给第一批专家，以此往复。后一种方法更能避免集体判断法的主观误差。②定量预测法。定量预测法是依据信息资料，建立一定的数学模型进行预测。常用的数学模型有：平均数法、时间序列法、回归分析法等。

2. 收入预测

业务收入预测是医院根据过去的收入情况，结合对市场未来需求的调查，对预测期业务收入所进行的预计和测算，用以指导医院运营决策管理活动。通过收入预测可以加强计划性，减少盲目性，取得较好的经济效益。

预测和预算是两个性质不同但是存在密切联系的范畴，预测的结果是得到预测值，预算的目的是得到预算表，前者是一个数学范畴，后者是财务范畴。前者给后者提供技术支持，为后者目标的实现提供基本素材。

要做好业务收入预测，首先须做好相关的基础工作。业务收入预测的基础工作主要包括以下几个方面：

（1）确定预测对象：预测对象即预测的具体要素。业务收入的预测对象主要有业务量、收入结构和单位单价等。由于预测对象不同，其所需资料以及运用的具体方法也不尽相同。因此，为使预测工作能够有效进行，首先需确定预测对象。

（2）明确预测时间：预测时间包括实施预测的时间和预测期涵盖的时间两个方面。一般而言，实施预测的时间通常应安排在编制计划之前，以便能为计划编制提供依据。预测期涵盖时间则需根据预测目的确定，若预测的目的在于编制年度计划和年度结余预测，则预测期的涵盖时间通常为一年；若预测的目的在于评估医院的发展趋势，则预测期的涵盖时间应相对较长，如 3 年、5 年等。此外，在确定预测期的涵盖期间时，还应考虑环境的稳定性和资料的充分性。若环境稳定、资料充分，则涵盖期间可相对较多，反之则不宜太多，以确保预测的相对准确性和可靠性。

（3）搜集相关资料：历史资料，即医院的历史业务量、收入水平、收入结构、收入价格等；潜力资料，主要包括医院的内部能力及外部开拓能力两个方面；环境变化预测资料，包括医院内部环境的变化预测和外部环境的变化预测两个方面。

（4）业务收入预测的方法：①时间序列法。时间序列法是按照时间的顺序，通过对过去几期实际数据的计算分析，确定预测期业务收入的预测值。由于计算程序的不同，这种方法又可分为历史同期（季）平均法、滚动（或加权）平均法、基数加权平均变动趋势法。②因果（相关）分析法。因果（相关）分析法，是利用事物内部发展因果关系，并着重研究影响事物发展变化外因的作用，来预测计划期事物发展变化的趋势。这种方法一般适用于业务量直线上升的医院。③本量利分析法。本量利分析法，是在成本划分为变动成本和固定成本的基础上，根据变动成本、业务量与结余三者之间的内在联系，假定已知其中两个因素，来推测另一个因素，以寻求最佳方案。运用这种方法，既可以预测保本点业务量和业务收入，也可以预测为实现目标结余需要达到的业务量和业务收入。

（五）公立医院运营预测分析的原则

1. 延续性原则

是指医院运营活动中，过去和现在的某种发展规律将会延续下去，并假设决定过去和现在发展的条件同样适用于未来。医院运营预测根据这条原则，就可以把未来视作历史的延伸进行推测。

2. 相关性原则

是指医院运营活动过程中一些经济变量之间存在着相互依存、相互制约的关系。医院运营预测根据这条原则，就可以利用对某些经济变量的分析研究来推测受它们影响的另一个（或另一些）经济变量发展的规律。

3. 相似性原则

是指医院在运营活动过程中不同的（一般是无关的）经济变量所遵循的发展规律有时会出现相似的情况。可以利用已知变量的发展规律类推出未知变量的发展趋势。

4. 统计规律性原则

是指医院在运营活动过程中对于某个经济变量所作出的一次观测结果，往往是随机的；但多次观测的结果，却会出现某种统计规律性的情况。运营预测分析根据这条原则，就可以利用概率分析及数理统计的方法进行推测。

（六）公立医院运营预测的步骤

1. 确定预测目标

确定预测目标就是确定对什么进行预测，并达到什么目的。例如，是预测医院的业务量还是预测医院的成本，这是根据医院运营的总体目标来设计和选择的。确定预测目标是做好运营预测的前提，是制订运营预测分析计划、确定信息资料来源、选择预测方法及组织预测人员的依据。

2. 收集、整理和分析资料

预测目标确定后，应着手搜集有关经济、技术的工作计划资料和实际资料。这是开展运营预测的前提条件。在收集资料的过程中要尽量保证资料的完整全面。在占有大量资料的基础上，对资料进行加工、整理、归集、鉴别、去伪存真、去粗取精，找出各因素之间的相互依存、相互制约的关系，从中发现事物发展的规律，作为预测的依据。

3. 选择预测方法

不同的预测方法能达到不同的目的，所以对于不同的对象和内容，应采用不同的预测方法，不能一成不变。对于那些资料齐全、可以建立数学模型的预测对象，应在定量预测方法中选择合适的方法；对于那些缺乏定量资料的预测对象，应当结合以往的经验选择最佳的定性预测方法。

4. 实际预测过程

根据预测模型及掌握的未来信息，进行定性、定量的运营预测分析和判断，揭示事物的变化趋势，提出医院需要的符合实际的预测结果，为医院的运营管理提供信息。

5. 检查验证

经过一段时间的实际操作，对上一阶段的预测结果需要进行验证和分析评价。以实际数与预测数进行比较，检查预测的结果是否准确，并找出误差原因，以便及时对原选择的预测方法加以修正。这是个反复进行信息数据处理和选择判断的过程，也是多次进行反馈的过程，目的是保证预测的正确性。

6. 修正预测结果

对于原用定量方法进行的预测，常常由于某些因素的数据不充分或无法定量而影响预测的精度，这就需要用定性方法考虑这些因素，并修正定量预测的结果。对于原用定性方法预测的结果，往往也需用定量方法加以修正补充，使预测结果更接近实际。总之，这个过程是一个定性和定量相结合的过程。

7. 报告预测结论

将修正补充过的预测结论向医院的有关领导报告。

第二节　公立医院运营决策

一、公立医院运营决策的概念

运营决策，就是利用各种相关的数据和资料，运用专门的方法，针对各种运营方案的经济效益，进行测算、分析和比较，权衡利弊得失，从中选出最佳方案的过程。随着公立医院运营压力的持续增加，需求无限性和资源有限性之间的矛盾难以平衡，必须将有限的资源配置到医教研防等核心业务中，最大化发挥价值创造作用。①根据医院战略和业务发展的需要，结合医院年度预算，进行资源配置的准入论证。②根据部门要求和行业标准，确定人、财、物等资源配置的标准，通过定额或定率的方式，将资源配置到业务。③定期或不定期开展资源使用的效率、效益、效能、效用等评价。④将分析和评价结果及时反馈给资源使用部门和运营决策部门，并与绩效挂钩，同时作为后期调整资源配置的依据，通过持续循环调整，实现核心资源的合理配置。

（一）运营决策是从业务量、成本、结余的角度所做的一种管理决策

医院面对未来事项，该做什么，不该做什么，以及该如何去做等，都需要作出一种管理决策，然而管理决策的作出需要考虑诸多因素的影响，从各个不同的角度进行。既包括现有既定因素的考虑，也包括未来变动因素的考虑；既包括医院内部因素的考虑，也包括医院外部因素的考虑；既要从技术质量的角度考虑，也要从收入成本的角度考虑。因此，正确作出运营决策，在实际工作中，有助于把握决策的全面性、合理性和可行性，避免单纯决策观。

（二）运营决策应以预测为前提

运营决策面对的是未来事件，然而，未来事件的发生是具有多变性和可选择性的，因而，事先应对事件发生的情形有充分的考虑，并对各种情形下可能引发的业务量、成本水平进行科学的预测，基于预测的结果，基于多个被选的决策方案所作出的决策才是谨慎有效的。

（三）运营决策是编制成本计划的前提

运营决策的结果是确定目标，目标是从总体上对一个事件或一项活动或其系列因素所提出的总要求，而计划则是对相关具体细节方面的成本所提出的具体要求，总要求对各方面具体要求起统驭作用，具体要求应与总体要求保持一致。因此，计划指标应是目标指标的具体化和对象化，编制计划应以决策为前提。

运营决策是管理会计的一项重要内容，其所确定的目标是编制计划的前提，也是实施监督控制的依据。此外，对决策的理解，也不应仅仅理解为最后确定一个指标，它还包括利用指标参与医院运营管理决策的过程。

二、运营决策的分类

（一）运营战略决策

运营战略决策是指运营管理和运营活动的总体性、长远性战略方向的选择、决定和部署，是专门研究运营行为动机与实现总体的、长远的运营目标的决策分析，故称为“过程指向性决策理论”。

医院运营决策分析，应首先重视运营战略决策，主要内容是：运营方向和运营模式的决策；运营结构的战略决策。就是在对现实运营结构各项比例关系进行具体分析的基础上，对今后运营结构的全面调整和发展进行决策分析；运营体制

改革目标的战略决策；中、远期运营目标的规划决策。

（二）规范性运营决策

所谓规范性运营决策，就是为了使某项运营活动取得理想的结果而研究选择最优方案的决策分析，故称为“结果指向性决策理论”。它是与战略决策相对而言，是战术性或具体运营项目的决策分析。规范性运营决策应受战略性运营决策的指导和制约，为战略性运营决策服务。

规范性运营决策，要对所能利用的资源（人力、物力、财力）进行可计量的决策分析，并且服从数学规律和运算程序力求量化，以便在不同备选方案中进行定量选择。定量决策分析中，核心依据是不同备选方案的差量（亦称增量）。有些不易用精确可度量单位数值量化的运营项目，即可进行定性决策分析。

三、运营决策分析的原则

1. 最优化决策原则

以较少的劳动耗费和资源消耗，获得最大的社会效益和经济效益；同时，具有可行性和较小的风险。

2. 机会成本原则

分析备选方案时，以舍弃原方案的“潜在利益”衡量所选用方案是否最佳。其“潜在利益”就是选定方案的机会成本。

3. 历史成本原则

是既成事实和无法补救的成本，存在于会计账目中。在运营决策分析时，可作为未来期望成本的对照参数，并考虑选定方案可能形成的成本。

4. 稳健原则

就是要留有余地，以应对不可预见情况的发生和各方面的不确定性问题。

5. 资源限制性原则

就是要充分估计所需资源及实际拥有资源的限量，实事求是，量力决策。

6. 决策授权原则

要按能级管理原则，由各决策层次授权下级自行决策，而不是事无巨细一律集权决策。

四、运营决策与投资决策的区别

凡是决策行为的影响期间在一年（或一个营业年度）之内，仅对日常业务运营活动产生影响的决策称运营决策；凡是决策行为的影响期间在一年（或一个营业年度）以上，对医院长远发展有重大影响（如医院运营方向的改变、重大的投资活动等）的决策称投资决策。运营决策与投资决策的区别：

1. 目的不同

运营决策旨在解决运营资金的有效使用问题，而投资决策则在于解决医院长远目标的实现及投资使用效益的问题。

2. 应用的概念及方法不同

运营决策采用固定成本、变动成本、边际贡献等概念及本量利分析法；而投资决策则采用资金时间价值、风险价值、资本成本等概念及净现值法、现值指数法等决策方法。当然，运营决策和投资决策也采用某些相同的概念和方法，如机会成本、相关成本、差量成本、差量分析法、概率分析法等。

3. 决策者不同

运营决策涉及医院日常运营的各个方面，其决策者一般处于医院中层管理；而投资决策往往涉及医院长远运营目标的主要方面，对医院未来影响甚大，因而决策往往由医院较高层次的管理者（甚至主管部门最高管理层）做出。

五、运营决策的程序

（一）确定决策目标

对医院所处的环境和内部条件进行调查研究，特别是要对市场形势进行调查、研究和预测，收集和分析有关市场动态的信息，以及对医疗水平服务供求情况的影响，根据获得的信息和有关资料，进行综合分析，弄清当前与未来医院在市场竞争中的地位，掌握医院医疗服务的实际情况，找出与应当达到或者希望达到的状况之间存在的差距。决策分析是为了解决医院未来发生的问题，进行运营决策就要在预测的基础上确定决策目标，决策目标是决策分析的出发点和归宿点，要确定决策目标，就要把目标建立在可能达到的基础上，同时，还要分清必须达到的目标与希望达到的目标。

（二）拟定备选方案

所谓可行，必须是技术上先进，经济上合理，与单位实际情况相适应，这就要求成本管理人员要开阔思路，从不同方面提出几个可供选择的备选方案。

（三）搜集、整理和加工相关资料与数据

收集尽可能多的与选择方案有关的各种可计量的因素，以便于决策人员去评价分析，如有关方案的各项所需预测的数据，没有确切的数据时，尽可能请专家估计。收集的资料要善于鉴别，要去粗取精，去伪存真。

（四）分析、评价备选方案

评价分析决策方案，是对可行性方案所进行的全面详尽的评价与分析。分析评价备选方案，一般先将各备选方案编制比较分析表，通过对备选方案成本的高低、作用的大小、效果的好坏进行比较分析，从中选出最优决策方案，并提出落实最优决策方案的措施，以保证其付诸实施。

（五）确定最佳方案

通过分析评价，确定最佳运营决策方案，并组织实施。在实际工作中，以上的决策程序是通过预测组织实施的，决策的结果要变成预测体现出来，然后用预测与实际比较，将发生的差异与存在的问题及时反馈出来，以便及时采取改进措施，使决策目标得以实现。

六、公立医院运营决策中的三大因素

运营决策所面向的是未来事项，为了便于决策方案的评价，必须正确认识和理解相关因素的概念，影响成本决策的三大因素为相关业务量、相关收入和相关成本。

（一）相关业务量

所谓相关业务量是指在决策中须予以认真考虑的，与特定决策方案相联系的业务量。对相关业务量的错误判断，会使相关收入与相关成本计算出错，造成决策失误。

（二）相关收入

所谓相关收入是指与特定决策方案相联系的，能对决策产生重大影响的，在决策中必须予以考虑的收入。如果某项收入只属于某个运营决策方案，即若有这个方案存在，就会发生这项收入，若该方案不存在，就不会发生这项收入，那么，这项收入就是相关收入。

与相关收入相对应的概念是无关收入，某项收入的发生与某决策方案的存在与否无关，即某方案无论是否存在，这项收入均会发生，那么该项收入是某方案的无关收入。

（三）相关成本

所谓相关成本是指与特定决策方案相联系的，能对决策产生重大影响的，在决策过程中必须考虑的成本。如果某项成本只属于某个决策方案，即这个方案存在，就会发生这项成本，若这个方案不存在，就不会发生这项成本，那么这项成本就是相关成本。

无关成本是指不受决策结果影响，与决策关系不大，已经发生或注定要发生的成本。包括：沉没成本、共同成本、联合成本、不可避免成本等。如果无论是否存在某决策方案，均会发生某项成本，那么就可以断定该项成本是上述方案的无关成本。业务决策坚持相关性原则，凡相关的收入、成本、业务量、业务能力就须考虑，无关的就不须考虑。

1. 重置成本

重置成本是指按目前的市价来计算的所耗资产的成本，即以目前市场价格取得某项现有资产所需支付的全部费用。重置成本不仅是财务会计所关心的一个重要问题，更是管理会计所需关心的问题，管理会计在对某项资产进行决策时，一般着重于该项资产的重置成本。例如：医院在物价波动较大的情况下，用较早购买的卫生材料的原始成本与现时医疗收费收入相配比，所计算的收支结余就会显得偏高，而不够稳妥，由于医疗服务提供中所用的材料需要提前购买，提供医疗服务后，才能使得卫生材料成本得以补偿，而在物价上涨时，已持有的医疗收入无法购买到相同数量的卫生材料，这样就会影响医院的再生产活动，所以当物价波动较大时，要利用重置成本的计价方法，而不能以历史成本为依据。

2. 机会成本

机会成本以经济资源的稀缺性和多种选择机会的存在为前提。是指在经济决策中应由最优方案负担的，按所放弃的次优方案可能获得的潜在收益计算的那部分机会损失。在成本决策中有两个方案必选其一，就要考虑机会成本，机会成本并非实际支出，财务会计不予确认。但在决策分析中，必须予以考虑，因为医院的资产有限而用途广泛，用在这方面就不能用在那方面，用在某一面方获得收益，必然以放弃其他收益获得的机会为代价。只有在决策过程中全面权衡各种方案的“得”与“失”，方可选定最优方案，使医院有限的资产获得尽可能多的收益。例如：某医院筹措资金 50 万元，准备购买辅助检查设备，如果购买甲设备每年成本支出 10 万元，每年收入 15 万元；如果购买乙设备每年成本支出 13 万元，每年收入 16 万元，在评价方案的优缺时，除考虑其医疗作用外，还要考虑购买设备必须将方案的潜在收益考虑进去。这样，医院购买甲设备方案的成本为 13 万元，由本身的 10 万元和购买乙设备的成本收益 160000-130000=30000 元的机会成本两部分构成，如果选择购买乙设备，其成本 13 万元加机会成本 5 万元，就是 18000 元，通过计算可以看出购买乙设备比购买甲设备少收入 5 万元，因此单纯从经济效益上来说应选择购买甲设备，当然由于医院属特殊性行业，要充分考虑医疗质量、诊断价值、社会效益等有关因素。

3. 差量成本

差量成本是指两个不同方案之间预计成本的差异数。差量成本这一概念还经常用于反映不同的业务在成本上发生的差量，也就是由于在原来基础上因追加业务量所增加的成本数额。差量收入是指两个不同方案之间预计收入的差异数。差量结余是指两个不同方案之间预计结余的差异数，它是衡量可相互替换的有关方案优劣程度的重要依据。

在进行成本决策时，由于各个方案预计发生的成本不同，各方案成本的差异数即为差量成本，差量成本是进行成本决策的重要依据。差量收入是同差量成本相联系的一个收入概念，它是指两个备选方案的收入差额，不同方案的优劣，在收入相等的情况下，要通过差量成本的比较来判断，如果差量成本为正，说明两个方案中前者成本高，则选择后者，反之则选择前者；在收入不等的情况下，可以通过判断差量收入是否大于差量成本来选择最优方案。如果在两个方案的比较中，差量收入大于差量成本，则选择前者，反之，则选择后者。差量成本、差量收入的概念及其相互关系是进行成本决策分析的重要内容。

4. 增量成本

增量成本是指由于业务量增加而增加的变动成本。在成本决策中增量成本是必须予以考虑的，在相关范围内，增量成本依据变动成本的变动而确定，其数额大小与变动成本的变动额相等。相应的，增量收入是指业务量增加到一定数量后取得的收入增加额，当业务量增加一个单位时，增量成本同边际成本，增量收入同边际收入达到一致。

5. 边际成本

边际成本是指成本对业务量无限小变化的变动部分，也即成本对产量的导数。边际成本是指业务量向无限小变化时，成本的变动数额。当然，这是从纯经济学角度来讲的，事实上，产量不可能向无限小变化，至少应为1个单位的产量。因此，边际成本也就是业务量每增加或减少一个单位所引起的成本变动数额。边际成本和变动成本是有区别的，变动成本反映的是增加单位业务量所追加成本的平均变动。而边际成本是反映每增加一个单位业务量所追加的成本的实际数额。所以，只有在相关范围内，增加一个单位业务量的单位变动成本才能和边际成本相一致。当然，如果把不同业务量作为不同方案来理解的话，边际成本实际就是不同方案形成的差量成本。边际收入是指收入对业务量无限小变化的变动部分，也即收入对业务量的导数。边际贡献是指结余对业务量无限小变化的变动部分，也即结余对业务量的导数。差量成本（或差量收入、差量结余）是边际成本（或边际收入、边际贡献）这个理论概念的实际表现形式。当边际收入同边际成本相等、边际贡献等于零时，医院能实现最多的结余。当平均成本同边际成本相等时，平均成本为最低。

6. 付现成本

付现成本也称现金支出成本，是指某项决策方案如果实施，必须立即动用本期现金、有价证券和存货等流动资本成本。在决策过程中，全面衡量各个备选方案，在经济上是否真正有利时，不能仅比较各备选方案的总成本，还应对付现成本予以必要的考虑，在医院资金比较拮据的情况下，有时医院为了提高医疗服务能力，急需购置一台新的医疗设备，可以向甲乙两位供应商洽谈，甲开价50万元，要求一次性付款。乙开价55万元，但要求购买时付60%的款项，其余部分两年分期付款，第一年末付10万元，第二年末付12万元，如果此时医疗资金紧张，尽管乙供应商价格高于甲5万元，但付现成本却低于甲供应商。因此，医院应购买乙供应商的医疗设备。只有这样，医院才能使新医疗项目及时开展，以弥补多支出的成本。一般情况下，付现成本大多是与决策相关的成本，也常常是变动成本。但如果所决策的问题涉及医院扩大医院服务能力时，例如购买医疗设备等固定资产时，付现成本也就包括固定成本。

7. 专属成本

与取得有关装置、设备、工具的方式有关，若采用租入的方式，专属成本就是指相关联的租金成本；若采用购买方式，则还要考虑这些装置、设备、工具是专用的还是通用的：若用于特定方案，就是专用的；若是通用的，专属成本就是与使用这些装备有关的主要使用成本。

8. 可避免成本

可避免成本是指决策方案改变时某些可免予发生的成本，或者在有几种方案可供选择的情况下，当选定其中一种方案时，与该方案直接相联系的成本，其发生是否，取决于该方案的选择与否，如果选择某项方案，该方案的成本随之发生，反之则不发生，那么该项成本相对于其他方案来说就是可避免成本。

9. 估算成本

估算成本又叫假计成本，是指与某项经济活动有关联，都要经过估算才能确定。但又不引起实际支出的假设性成本，它是机会成本的一种特殊表现形态。因为一般的机会成本直观、易计量，而估算成本则需经过特殊的估算才能表现出来。例如：医院用自有资金购买一台医疗设备，从财务会计的角度分析，其预期成本是包括购价、运输、安装等费用，但若不购入该设备，这笔资金存放在银行就能取得利息收入。因此在决策中，为了正确分析、评价各方案的优劣，最有效地运用医院有限的资金，尽管实际上并未发生利息收入损失，但都应当将其纳入预期的成本之中，以正确计算各方案的收益，作出最优选择。

10. 不可延缓成本

不可延缓成本是决策中对其暂缓开支就会对未来产生重大不利影响的那部分成本。这类成本具有一定弹性，在决策中应充分考虑。

11. 可控成本

可控成本是指考核对象对成本的发生能予以控制的成本。与可控成本相对应的有不可控成本，不可控成本是指考核对象对成本的发生不能予以控制的成本。可控成本与不可控成本都是相对的，而不是绝对的，对于一个部门来说是可控的，对另一个部门来说就可能是不可控的，但从单位整体来考察，所发生的一切费用都是可控的，只是这种可控性需分解落实到确切的责任单位。

12. 不可避免成本

不可避免成本是指无论决策是否改变或选用哪一种方案都需发生的成本，也即在任何情况下都需发生的成本。

13. 无关成本

（1）沉没成本：沉没成本是指过去发生而现时无法收回，或不再收回，或不再补偿的成本，该种成本与医院的未来决策无关可不考虑。例如：某台闲置医疗设备的原价为 10 万元，已计提修购基金 6 万元，因设备更新而闲置，现对该设备处理有两种方案：出售或出租，由于该医疗设备不再使用，无论选择何种方案，设备的实际价值 4 万元都无法收回，是沉没成本，在决策中不必考虑。

（2）历史成本：历史成本是指过去为取得现在资产而实际发生的全部支出。例如医院目前所拥有的固定资产，在购建时所发生的全部支出，即为历史成本，财务会计考虑历史成本，而成本决策时，不考虑历史成本，只考虑重置成本。

（3）共同成本：共同成本是指应由多个方案共同负担的必定要发生的固定成本或混合成本，它与特定方案的选择无关，在决策中可以不予考虑。

（4）可延缓成本：可延缓成本是与不可延缓成本相对立的成本，指在决策中若对其暂缓开支不会对单位未来产生较大不利影响的那部分成本。

第三节 公立医院运营评价报告

一、建立公立医院运营评价报告的意义

公立医院管理内部弹性大，外部市场约束性小，业绩的客观、真实评价将影响医院管理者、员工的利益，因而运营评价报告的客观真实性存在很多问题，评价往往流于形式，造成信息失真，未能达到既定目的，影响到内部的管理，又影响外部对医院的评价。因此建立客观、合理、真实的医院运营评价报告，对于提高医院科学管理水平，提高竞争能力，促进医院的生存和发展具有重要的作用。

（一）支持医院的战略目标规划

通过运营评价报告使医院了解自身的长处与短处，从而与机会进行比较，制定合理的战略目标。在战略实施过程中，通过业绩评价，了解战略实施中存在的问题，从而调整战略，使战略更符合环境需要。

（二）制定决策

真实的运营评价报告将给医院决策提供可靠依据，如成本的客观真实计量能反映业务活动过程的实际耗费，可为制定医疗服务价格、医保支付结算、财政补贴政策、加强成本控制提供合理依据。

（三）修正决策

客观的运营评价报告将过去决策实施所产生的结果与当时决策预定的目标进行比较，分析决策的适当性，以及决策存在的问题及其影响的范围，从而对正在

实施的决策进行修正，同时也为将来的决策提供经验数据。

（四）提出预警，纠正错误

通过对运营活动的业绩计量，可以发现过去决策中的错误和决策实施过程中出现的问题，从而能及时提出预警、纠正错误、避免损失。

（五）有利于创新与持续改进

运营评价报告结果与竞争对手或医院最佳历史业绩比较，发现存在的差距，促使医院创新，持续改进，从而缩小差距，创造自身优势。

（六）明确奖惩依据，产生激励作用

用运营评价报告反映各部门以及每个员工的工作成果，是评价部门和员工业绩及奖惩的依据。同时与适当的报酬机制相结合，鼓舞员工的士气，引导员工的行为，产生推动力，使得个人利益与医院总体目标相一致。

二、公立医院运营评价概述

（一）公立医院运营评价的定义

所谓运营评价，是指对个人、某个部门或整个医院是否完成一定目标的测量与评估，对某人或某件事完成的工作或结果给予一个定性（好、坏）或定量的评估（价值判断）。这种计量可以是对工作（活动）过程的计量，也可以是对工作（活动）结果的计量。业绩计量系统通常由一定的要素构成，如计量与评价目标，在进行业绩计量前应明确业绩计量的目标；计量与评价对象，即计量业绩的主体（如个人、科室、整个医院），以及计量什么（过程或结果）；计量与评价指标，即业绩由何种方法体现；计量与评价标准，用以判断评价对象业绩的基准；还有业绩评价系统的结论性文件，即业绩计量和评价分析报告。

（二）公立医院运营评价要素

公立医院运营评价可以描述为：确立业绩目标的系列管理活动和决策，本质上是一种沟通信息和管理的控制手段，它是将已完成的过程或结果进行计量并同预先确定的标准来进行对比，判断现在状态的好坏，为管理者实施管理活动进行决策提供依据。

1. 公立医院运营评价的主要要素

（1）目标：指整个系统设计运行的指南和目的，它是整个业绩评价系统的中枢，为医院战略的制定及实施提供支持性和控制性信息。

（2）对象：既然要计量评价，就必须明确是对什么进行计量评价，是对部门科室还是对人。

（3）指标：公立医院运营评价关心的是评价对象与医院的战略成败密切相关的方面，即关键成功因素，具体表现在评价指标上可分为财务指标和非财务指标。

（4）标准：评价标准是指判断评价对象业绩的基准，选择什么标准取决于评价的目的。

（5）报告：公立医院运营评价报告是业绩价值判断的最终结果，作为公立医院运营评价的结论性报告文件，它是定期编制的，报道或传达评价对象的运营业绩，是公立医院运营评价的输出信息。

2. 公立医院运营评价要素之间的关系

目标是首要的关键要素，它作为公立医院运营评价的中枢，指导着医院运营评价的有效进行，没有明确和切实的目标，整个医院运营评价将处于混乱状态。不同的目标决定了不同对象、指标和标准的选择，其报告的形式也不同。有了目标和对象，才能有针对性地去选取计量的指标，这是进行具体评价的准绳和依据。评价指标是基于评价目标，对评价对象的某些方面进行评价，它是评价对象的窗口。如何将关键因素准确地体现在具体指标上，是医院运营评价设计的重要或核心的问题。最后，分析报告的形成是以上各要素相互作用的结果，反映了以上各要素的工作业绩计量的系统研究。

（三）公立医院运营评价的模式

公立医院运营评价系统中，构成要素和评价指标的不同安排和组合形成业绩计量和评价的不同模式。医院管理者通常根据所在医院的组织结构和自身特点，构建医院的业绩计量和评价模式。目前较为典型的计量评价模式有两种：一是当今较为流行的平衡计分卡模式，另一种是传统方式，即组织结构的分层确定计量模式。

三、公立医院运营评价指标

（一）公立医院运营评价指标的特征

评价对象要能客观地得以计量，计量结果要能客观反映运营活动的真实情况，反映组织或员工的工作成果，产生激励作用，那么计量评价指标的设计就应该是科学的、公平的、容易量化的、易于被实施者所接受的，并与医院的目标相一致。

为各个医院选择适合具体情况的指标是一个比较困难的问题，每个指标均有其产生的不同背景、优点及不足之处，不同的指标组合又具有另外的特征。因此，医院在选择指标与设定业绩评价指标系统时需要有一个标准，这就是公立医院运营评价指标的质量特征。对医院运营评价指标应符合的质量要求，许多学者已经有过论述，总体来说，一个好的计量评价系统应是医院特殊的指标与现有流行指标的一种混合，应是包括具体下面 23 个特征的财务指标与非财务指标的组合。

1. 支持或与一个组织的目标、行动、人员及文化、关键成功因素相一致。

2. 战略的相关性及促进性。

3. 实施简单。

4. 不复杂。

5. 由顾客提出。

6. 使职能部门之间有机结合。

7. 适合不同的组织层次（一般来说，在低的运营层次强调非财务指标，而在高的战略层次强调财务指标）。

8. 适合外部环境（一般来说，在复杂的、不确定及竞争激烈的环境中强调非财务的指标，而在简单的、稳定的和竞争不激烈的环境中强调财务指标）。

9. 促进组织中的横向和纵向合作。

10. 可以说明被计量的行动所产生的结果。

11. 在恰当的情况下，应是自上而下共同努力开发出来的。

12. 在组织中相关部分进行沟通。

13. 可理解性。

14. 认同性。

15. 现实性。

16. 直接指向重要并能够产生影响的因素。

17. 直接与行动相联系，因果关系清楚。

18. 关注对资源和投入的管理，而不仅仅是成本。

19. 提供实时反馈的要求。

20. 保证提供行动方向的反馈（越是有形业绩的控制，越应强调对行动方面的计划）。

21. 并非一定是可加指标，即不同职能部门和不同管理层的指标不必一定是可以相加的。

22. 有助于个人或组织的学习。

23. 促进持续和永久的提高。

最后不断对照上述 23 个特征，将过时的去掉或加上新发现的更相关的指标。如果一个组织的业绩评价指标系统缺少许多上述方面的特征，那么就应重新检查现行体系的有效性并寻求新的指标。

（二）公立医院运营评价指标

1. 公立医院运营评价的财务指标

财务指标是来自传统财务会计的运营成果计量指标，主要有结余指标、收入指标和保值增值率等。

2. 公立医院运营评价的非财务指标

医院非财务指标主要包括：患者满意度和医疗服务的质量、学习与成长。

四、公立医院运营评价模式

（一）平衡计分卡计量模式

平衡计分卡由哈佛大学管理教授罗伯特·卡普兰于 1992 年提出，目前在西方广为流行，它主要是针对传统财务评价指标的弊端提出的。传统财务评价指标的弊端主要是如下几点：①财务评价指标反映的是医院过去的运营成果，不能反映医院现在和未来的业绩水平，具有滞后性；②单纯的财务评价指标不能全面衡量医院的运营状况和管理者的业绩水平，有些运营活动是难以用财务数据来衡量的，因而具有片面性；③财务评价指标只反映结果，不反映过程，会导致机会主义、短期行为。平衡计分卡弥补了传统财务评价方法的缺陷，从财务、顾客、内部运营过程、学习和成长四个方面来综合衡量医院业绩，不仅通过财务视角保持了对短期业绩的关注，而且也揭示了如何保持长期的业绩水平。平衡计分卡也被广泛应用于我国医院业绩的计量中。

（二）医院组织结构的分层确定计量模式

进行业绩计量与评价的另一种方式是采取组织结构分级的方式，确立每一管理层次的主要目标和计量业绩对象，设计业绩评价系统。这种业绩评价系统一般具有层次结构，由若干层次组成。最高层次（第一层次）是院部一级，也是最高管理层次；其次是职能部门一级（第二层次）；接下来是各部门科室一级（第三层次）；最后是具体的员工一级（第四层次）。其中每一层的业绩评价都是上一层中某个环节的具体化，每一层次的基本结构都是相似的。这是一种比较传统的模式，容易与报酬相结合进行激励，当然设计不好也可能导致功能失调。通过组织结构分级，确立每层次的工作目标及核心业务，通过核心业务和关键因素的计量评价，提供反映医院运营活动各方面业绩的信息。

五、公立医院运营评价报告体系

通过对医院运营绩效业绩报告的编制、整理、分析、加工、去伪存真、归集分类、系统排列，为医院运营绩效管理提供较好的参考依据。

医院运营评价报告是医院一定期间开展运营管理的结果反映，医院运营评价报告体系包括：医院运营损益报表、医院临床科室运营损益汇总报表、医院医技科室运营损益汇总表、医院分科室运营损益报表；医院运营效率状况报表、医院临床科室运营效率状况报表、医院临床分科室运营效率状况报表、医院医技科室运营效率状况报表、医院医技分科室运营效率状况报表；医院诊次床日损益绩效报表、医院单病种损益绩效报表、医院医疗项目损益绩效报表、医院医疗设备损益绩效报表等。

（一）院级运营评价报告

包括院级运营绩效损益业绩报表、院级运营效率状况报表、院级运营成本核算报表。

1. 院级运营绩效损益业绩报表

是指对医院整体而言，运营绩效业绩不包括医院财政基本补助，单指医院医疗业务活动中的医疗收入与成本所形成的结果。通过此表的编制，可以详细了解医院的边际贡献、边际贡献率、毛结余贡献、毛结余贡献率、净结余贡献、净结余贡献率，可以清晰地测算医院损益平衡点，为医院管理绩效评价和宏观决策提供较好的参考依据。

2. 院级运营效率状况报表

主要包括医院门诊量、住院量状况，人均贡献及效率状况，固定资产利用效率状况等指标，用来分析医院运营效率的高低。

3. 院级运营成本核算报表

（1）医院各科室直接成本表：反映管理费用和医疗技术、医疗辅助科室成本结转分摊前各科室医疗直接成本，包括医疗业务成本及管理费用。同时，在本表基础上，加上财政补助支出形成的固定资产折旧和无形资产摊销、科教项目支出形成的固定资产折旧和无形资产摊销的直接成本，即可填报医院各科室直接成本总表。

（2）医院临床服务类科室全成本表：反映管理费用、医辅科室和医技科室成本逐步分摊转移到临床科室成本后，各临床科室的医疗成本情况，包括科室直接成本和分摊转移的间接成本。同时，在本表基础上，加上财政项目补助支出形成的固定资产折旧和无形资产摊销，科教项目形成的固定资产折旧和无形资产摊销在分摊转移到临床科室后的成本，填报医院临床服务类科室全成本总表。

此表可根据会计核算体系数据和科室成本核算结果填报。

（3）医院临床服务类科室全成本分析表：用于对医院临床科室全成本要素及其构成进行分析与监测。同时，在本表基础上，加上财政项目补助支出形成的固定资产折旧和无形资产摊销、科教项目形成的固定资产折旧和无形资产摊销的成本，填报医院临床服务类科室全成本分析总表。

（二）责任科室运营绩效业绩报表

包括医院临床科室运营损益汇总报表、医院医技科室运营损益汇总表、医院分科室运营损益报表、医院临床科室运营效率状况报表、医院临床分科室运营效率状况报表、医院医技科室运营效率状况报表、医院医技分科室运营效率状况报表等。

1. 医院临床科室运营损益汇总报表

是指对医疗临床科室而言，运营绩效业绩不包括医院财政补助，单指医院医疗业务活动中的医疗收入与成本所形成的结果。通过此表的编制，可以详细了解临床科室的边际成本、边际贡献率、毛结余贡献、毛结余贡献率、净结余贡献、净结余贡献率，可以清晰地测算科室损益平衡点，为医院科室绩效管理评价和决策提供较好的参考依据。

2. 医院临床科室运营效率状况报表

主要包括医院门诊量、住院量状况，人均贡献及效率状况，固定资产利用效率状况等指标，用来分析医院运营效率的高低。

3. 医院临床科室成本核算报表

按照变动成本、直接成本、业务成本、全成本核算的步骤分步核算，为计算临床科室的边际贡献、直接贡献、毛贡献和净贡献提供核算基础，便于正确计量评价临床科室成本与收入的关系。

（三）单元运营绩效业绩报表

包括医院诊次床日绩效业绩报表、单病种绩效业绩报表、医疗项目绩效业绩报表、医疗设备绩效业绩报表等。

1. 医院诊次床日绩效业绩报表

（1）医院诊次床日绩效损益报表：是按照门诊或床日为对象，对医院总的门诊人次和实际占用床日效益损益的计量，用以评价医院门诊和住院运营效益情况，为医院运营计划决策提供较好的参考依据。

（2）医院诊次床日成本核算报表：临床科室成本按照变动成本、直接成本、业务成本、全成本核算的步骤核算，为计算诊次或床日的边际贡献、直接贡献、毛贡献和净贡献提供核算基础，便于正确计量评价诊次床日成本与收入的关系。

2. 单病种绩效业绩报表

是以出院患者为对象，按照病种进行绩效业绩计量，评估病种效益，为单病种限费、DRG 付费制度改革提供较好的决策参考依据。

3. 医疗项目绩效业绩报表

不是一般编制的报表，主要是在进行物价收费调整、新项目的开展、专项医疗项目收费价格测算、专项医疗项目评价时才进行核算与编报。

4. 医疗设备绩效业绩报表

主要是按照医疗设备类别或单位进行的业绩计量，主要为设备购置投资、设备投资效益评价提供重要的决策评价参考依据。

六、公立医院综合运营评价模式

（一）平衡计分卡绩效评价

政府对公立医院的绩效要求决定了其绩效评价的综合性，从政府角度来看，公立医院重点要体现社会效益。从医院管理者角度来看，由于政府财政对医院的补助为差额补助，在体现社会效益的同时也要实现一定的经济效益，因此，医院的运营评价是一个多元化的综合评价体系，因此选择平衡评价模式更客观、准确。医院的绩效不只是体现内部的行为和结果，还要关注社会相关利益者的评价和结果。医院的服务数量、服务质量、医疗流程、健康保障、创新能力、费用水平和成本效益等是医院绩效的具体表现。平衡计分卡从顾客、内部流程、财务和学习与成长四个层面来进行绩效评价，力求在短期和长期目标之间、财务和非财务的量度之间、落后和领先的指标之间，以及外界和内部绩效之间实现平衡状态，既克服了传统绩效考核方法单纯利用财务指标来进行绩效考核的局限，又在传统财务考核指标的基础上，注重了其他三个层面的绩效反映，全方位地反映了组织的整体绩效。

（二）医院财务绩效计量评价

是指对医院一定期间的收益能力、活动能力、债务能力和发展能力四个方面进行定量对比分析和评判。单独用于对医院财务运营状况进行分析诊断，有利于发现医院财务工作中的不足。

（三）医院运营评价杜邦分析法评价

杜邦分析法（Du Pont Analysis）是利用几种主要的财务比率之间的关系来综合地分析医院的财务状况。其基本思想是将医院综合收益率逐级分解为多项财务比率乘积，这样有助于深入分析比较医院运营业绩，也有助于医院管理层更加清晰地看到综合收益率的决定因素，以及收支结余与总资产周转率、债务比率之间的相互关系。

（四）医院经济效益五性雷达图评价

医院运营的五性分析的结果可以用经济效益的雷达图表示出来。雷达图的绘制方法是：先画出三个同心圆，同心圆的最小圆代表行业平均水平的 1/2 值（或最坏情况），中间的圆表示行业平均水平，最大的圆代表行业（或医院历史）平均水平的 1.5 倍（或同行业或医院中的最好状态）。把这个圆的 360° 分成五个区域，分别代表收益性、生产性、成长性、安全性及流动性。在五个区域内从圆心开始以放射线的形式分别画出相应的运营比率线，比例线的比例尺及同心圆的大小由该运营比率的量纲及同行业的水平来确定。在运营雷达图上把一个财务决算期的该医院的运营比率都标出来，相互连接，形成一个多边形。若医院某些指标位于中间圆以内，说明该指标低于同行业（或医院历史）平均水平，这就是需要加以改进的点，应分析产生问题的原因，提出改进的方法；若多边形接近或低于最小圆，说明医院运营状况十分危险；若多边形接近最大甚至超过最大圆，说明医院在这方面有长处，应该加以发扬。

参考文献

[1] 陈旭, 赵昕昱, 姚盛楠,等. 基于业财融合的公立医院运营管理体系研究［J］. 卫生经济研究, 2021, 38(6): 66-68.
[2] 汤惠子. 内部控制下公立医院运营管理系统建设的实践与探索［J］. 卫生经济研究, 2021, 38(9): 74-76.
[3] 王志成, 周筱琪, 孙鹏南. 基于协同理论的公立医院运营管理组织体系构建［J］. 中国医院

管理, 2021, 41(12):57-59, 63.
[4] 覃倩. 基于管理会计理念的公立医院运营管理架构探析 [J]. 财务与会计, 2021, 646(22): 66-67.
[5] 杨阳, 张煜琪, 朱豫虹,等. DIP付费下以业财管信融合模式赋能公立医院精益运营体系构建 [J]. 中国卫生经济, 2022, 41(2): 88-92.
[6] 程永忠. 从垂直管理到合纵连横：华西医院高效运营管理实务 [M]. 北京：人民卫生出版社, 2013.
[7] 陈祥槐. 公益导向的公立医院治理机制研究 [M]. 北京：经济科学出版社, 2013.
[8] 秦永方. 现代医院精细化运营绩效管理实务 [M]. 北京：中国经济出版社, 2014.
[9] 方鹏骞, 贾红英. 中国公立医院内部治理机制研究 [M]. 武汉：华中科技大学出版社, 2014.
[10] 徐铃茜, 杜君, 童群,等. 基于业财一体化模式下的医院全面预算管理的探索 [J]. 中国医药导报, 2022, 19(10): 167-170, 189.
[11] 陈洁. 内部控制视角下公立医院全面预算管理研究 [J]. 财会学习, 2021, 286(5): 66-68.
[12] 韩传恩. 公立医院绩效管理的实践与DRG应用探索 [J]. 中国医院管理, 2021, 41(1): 74-76.
[13] 徐崇. 新医改背景下公立医院绩效管理模式的研究 [J]. 市场周刊：商务营销, 2022(018): 000.
[14] 赵萍. 基于平衡计分卡的公立医院绩效评价指标体系设计——以WL医院为例 [D]. 青岛：中国海洋大学, 2015.
[15] 李娟. 山东省省属公立医院运营效率评价及影响因素研究 [D]. 济南：山东大学, 2020.
[16] 马颖奇, 李玉萍, 李建军. 层次分析法在公立医院运营效果评价中的应用 [J]. 中国卫生经济, 2012, 31(5): 69-70.
[17] 张丽君, 石立宣, 栾立柱,等. 数字化医院运营绩效评估方法的研究与实践 [J]. 中国数字医学, 2007, 2(2): 29-31.
[18] 郑西川, 厉永灏, 徐迅,等. 数据中心在医院运营分析中的应用 [J]. 医疗设备信息, 2007, 22(8): 72-73.
[19] 操礼庆, 赵昕昱, 陈旭,等. 业财融合背景下公立医院运营管理现状研究 [J]. 卫生经济研究, 2021, 38(3): 70-72, 76.
[20] 刘丽华, 曹秀堂. 基于ERP系统的医院运营管理 [J]. 中国卫生信息管理杂志, 2012, 9(1): 13-16.
[21] 李丽清, 周重刚, 肖俊华,等. 流程再造对医院运营效率的反馈关系图分析 [J]. 华中师范大学学报：自然科学版, 2008, 42(2): 224-227, 246.
[22] 徐琼花. 医院运营效率评价方法分析及实践探讨 [J]. 中国卫生质量管理, 2013, 20(2): 16-19.
[23] 王林芝, 张久明, 吕静. 医院成本核算与经济管理 [J]. 中国卫生经济, 2002(10): 56.
[24] 王俊. DRGs支付模式对医院成本管理的影响 [J]. 中国农业会计, 2021, 364(11): 40-41.
[25] 夏培勇, 黄玲萍. 医院成本核算范围与口径探讨 [J]. 卫生经济研究, 2022, 39(1): 10-12.
[26] 贺谦, 肖辉, 彭乔立. 基于医院运营数据中心的智能报表系统设计与实现 [J]. 中国卫生信息管理杂志, 2021, 18(4): 509-513.

第四篇

公立医院绩效考核体系

第九章　医院绩效管理制度与考核体系的建立

第一节　公立医院建立绩效考核体系的原则与要点

一、公立医院建立绩效考核体系的原则

（一）基本原则

2019年1月，《国务院办公厅关于加强三级公立医院绩效考核工作的意见》（以下简称《意见》）明确提出了加强三级医院绩效考核工作的基本原则。具体如下：

1. 坚持公益性导向，提高医疗服务效率

以满足人民群众健康需求为出发点和立足点，服务深化医药卫生体制改革全局。改革完善公立医院运行机制和医务人员激励机制，实现社会效益和经济效益、当前业绩和长久运营、保持平稳和持续创新相结合。强化绩效考核导向，推动医院落实公益性，实现预算与绩效管理一体化，提高医疗服务能力和运行效率。

2009年3月，中共中央、国务院发布了《关于深化医药卫生体制改革的意见》，成为新一轮医改开始的标志。这一轮医改在指导思想上强调“坚持公共医疗卫生的公益性质”，在改革原则上提出“从改革方案设计、卫生制度建立到服务体系建设都要遵循公益性的原则”和“维护公共医疗卫生的公益性，促进公平公正”。这一文件的第四章“完善体制机制，保障医药卫生体系有效规范运转”，专门提出“公立医院要遵循公益性质和社会效益原则，坚持以患者为中心，优化服务流程，规范用药、检查和医疗行为”。

因此，“回归公益性”成为新医改以来的主基调，在引导、探索、完善和实

行公立医院绩效考核政策的不同阶段，均强调要建立一套维护和坚持公益性的考核评价机制。从2019版绩效考核来看，主要侧重于社会功能、公平性、保障性等方面，具体体现在功能定位、费用控制、人才培养、患者满意度等指标中。

2. 坚持属地化管理，做好国家顶层设计

国家制定统一标准、关键指标、体系架构和实现路径，以点带面，抓住重点，逐级考核，形成医院管理提升/医院管理效率提升的动力机制。各省份按照属地化管理原则，结合经济社会发展水平，对不同类别医疗机构设置不同指标和权重，提升考核的针对性和精准度。

2019年，国家卫生健康委办公厅发布《关于按照属地化原则开展三级公立医院绩效考核与数据质量控制工作的通知》，对各省如何在坚持属地化原则的前提下做好绩效考核的质控工作提出了明确要求，强调各地要“搭建绩效考核信息系统平台，组建绩效考核专家委员会，建立绩效考核数据质量控制体系”。该通知中提到，“各省级卫生健康行政部门依托本省份病案质控中心，在国家病案管理质控中心的支持下，结合实际制定用于本省绩效考核的四级手术目录、微创手术目录，并核查病案首页相关数据”，这也正是属地化原则的具体体现。

3. 坚持信息化支撑，确保结果真实客观

通过加强信息系统建设，提高绩效考核数据信息的准确性，保证关键数据信息自动生成、不可更改，确保绩效考核结果真实客观。根据医学规律和行业特点，发挥大数据优势，强化考核数据分析应用，提升医院科学管理水平。

信息化在绩效考核中要有效发挥支撑作用，需要重点考虑以下几个方面：①要建设完善统一的数据上报平台，从而实现“数据全”“合标准”“质量高”；②要建立完善的各种业务信息系统，全方位支持相关业务开展和数据上报；③基于信息化手段支持开展人性化的服务。例如，床旁结算、分时段预约挂号、自助服务、人工智能应用以及信息安全保障等多方面都会在绩效考核中得到体现。

（二）具体原则

基于上述基本原则，公立医院在实践当中建立绩效考核体系时，应结合如下具体原则：

1. 效率优先，兼顾公平

要依据公立医院的战略目标，根据科室和工作人员工作内容和任务的差异，结合工作质量好坏和工作数量多少以及患者满意度等情况，合理分配档次；要分类进行，向一线倾斜，体现多劳多得、优劳优得的绩效管理模式。同时，还应从公平角度出发，根据实际情况，给予特殊科室适当的照顾。

2. 总量控制，持续发展

医院在每年年初，应依据医院战略目标和财务年度预算，根据员工工资和绩效工资以及业务支出的比例，明确绩效总量。然后，根据绩效总量，科学合理地配置医院内部资源，保障医院资源都能得到充分有效利用，实现医院的可持续发展。

3. 循序渐进，平稳过渡

医院要根据自身实际的发展状况和总体发展的战略目标，分阶段实施绩效管理改革，确保医院保持稳定的发展状态。

此外，公立医院在构建内部绩效考核指标体系时应坚持：

（1）融合性原则。即在外部考评体系的基础上，融入医院自身发展的关键指标。

（2）整体性与特异性相结合原则。既要有体现医院整体要求的整体性指标，也要根据不同类别科室的特性设定特异性指标。

（3）重要性原则。考核指标在精不在多，要明确关键指标，使内部各科室能够准确把握医院要求。

（4）合理权重原则。为医院经济和社会效益统筹考虑，制订标准时要两者兼顾。在制订考核指标时要重点考虑到承担更高风险的岗位，使绩效考核标准实现效率与公平兼得，避免绩效考核形式化，再分配时向高风险科室倾斜，从而达到对工作人员的正向激励效果。

（5）患者优先原则。在对各个部门及其员工进行绩效考核时一定要从患者的角度出发，尽量更多地去了解广大患者的实际需求，根据患者实际需求来制订绩效考核指标。在新加坡，医院对员工进行绩效考核的第一要素就是患者获得的就医体验，主要包括服务质量、医疗费用、服务效率和医疗服务等方面是否能够达到让患者满意的程度。与之相类似，美国的 JCI 评价指标设定也是完全从患者的利益出发，去制订管理医院及其内部工作人员的标准，其管理的范围包括患者的护理、病情的评估、感染的控制和管理、患者和患者家属权利的保障及就医相关的知识教育、医疗设施的管理与环境安全的维护、对护理人员的资格要求和职业教育等。

（6）SMART 原则。SMART 原则是 1954 年由著名管理大师彼得·德鲁克在其《管理的实践》一书中提出，明确在实施目标管理中，应遵循具体化、可测量、可实现、相关性、时限性 5 个方面的原则要求。其中：①具体化，指绩效考核要明确提出特定的工作指标，指标设置要有衡量标准、具体措施、完成期限等要求，使被考核方清楚要做哪些事情，完成到什么程度；②可测量，指绩效指标最大限度的数量化，验证绩效指标的数据或者信息可获得，要求尽量有明确数据作为衡量是否达成考核目标的依据；③可实现，指绩效指标“跳一跳，够得着”，在付出努力的情况下可以实现，目标设定比较客观，避免过高或过低；④相关性，是指实现此目标与其他目标的关联情况，既包括战略目标与具体目标的相关性，也包括战略目标框架下不同层级间目标的相关性，还包括同一层级下不同目标间的相关性；⑤时限性，是指目标设置要有时间限制，根据工作任务的轻重缓急，明确完成目标的时限要求。因此，根据SMART原则，公立医院在绩效考核工作中应充分考虑：制订医院发展规划和年度计划，并进行分解，在部门任务和制度管理中予以落实，保持绩效考核与发展战略的一致性；绩效考核需要所有部门全员参与，是对各业务部门的综合考量，也是人力资源管理各环节的综合体现，要保持绩效考核与业务工作的相关性；要科学建立考核目标链，并提出具体目标和时限要求；要实现干什么、考什么、可测量，科学建立量化指标体系。

二、公立医院建立绩效考核体系的要点

（一）指导思想

以习近平新时代中国特色社会主义思想为指导，全面贯彻党的十九大和十九届二中、三中全会精神，实施健康中国战略，建立健全基本医疗卫生制度，加强和完善公立医院管理，坚持公益性，调动积极性，引导公立医院进一步落实功能定位，提高医疗服务质量和效率，推进分级诊疗制度建设，为人民群众提供高质量的医疗服务。

（二）目标导向

公立医院考核体系在设计中要考虑以下目标导向：一是体现坚持公益性、调动积极性、保持高效率的目标；二是以患者为中心，注重绩效表现与患者体验的一致性；三是凸显不同级别公立医院的功能定位，注重对临床诊疗水平和医疗质量的考核；四是建立体现各类人员工作特点的分类考核办法，做到临床、护理、医技、管理和后勤等不同类别人员考核全覆盖；五是注重考核结果的应用，形成员工绩效考核结果与薪酬分配、职称晋升紧密挂钩的制度设计，在分配中坚持多劳多得、优绩优酬，充分调动医务人员的积极性。

（三）考核主体

一套健全和完善的公立医院绩效考核体系，所涉及的考核主体可以分为五种，分别为被考核对象的上级、同事、下级、本人及人力资源等部门的人员。在具体

的实施和操作过程中，需要根据绩效考核的目标、标准、对象等因素，分别进行绩效考核小组组织成员的设置。所有参与绩效考核的工作人员都要作风优良、事业心强。通常情况下，公立医院医务人员绩效考核委员会的负责人为各业务分管副院长，考核组成员为各部门主管，具体工作由各部门负责开展。

（四）考核维度

《关于加强三级公立医院绩效考核工作的意见》（国办发〔2019〕4号）中明确指出了公立医院外部绩效考核的四个维度，包括医疗质量、运营效率、持续发展和满意度评价。

1. 医疗质量

提供高质量的医疗服务是公立医院的核心任务。在实际考核中，可以通过医疗质量控制、合理用药、检查检验同质化等指标，考核医院医疗质量和安全的整体状况；通过代表性的单病种质量控制指标，考核医院重点病种、关键技术的医疗质量和安全情况；通过预约诊疗、门急诊服务、患者等待时间等指标，考核医院改善医疗服务的效果。

2. 运营效率

运营效率体现医院的精细化管理水平，是实现医院科学管理的关键。在实际考核中，可以通过人力资源配比和人员负荷指标考核医疗资源利用效率，通过经济管理指标考核医院经济运行管理情况，通过考核收支结构指标间接反映政府落实办医责任情况和医院医疗收入结构合理性，推动实现收支平衡、略有结余，有效体现医务人员技术劳务价值的目标。此外，通过考核门诊和住院患者次均费用变化，可以衡量医院主动控制费用不合理增长的情况。

3. 持续发展

人才队伍建设与教学科研能力体现医院的持续发展能力，是反映公立医院创新发展和持续健康运行的重要指标。考核实践中，可以通过人才结构指标考核医务人员稳定性，通过科研成果临床转化指标考核医院创新支撑能力，通过技术应用指标考核医院引领发展和持续运行情况，通过公共信用综合评价等级指标考核医院信用建设。

4. 满意度评价

医院满意度由患者满意度和医务人员满意度两部分组成。患者满意度是公立医院社会效益的重要体现，而提高医务人员满意度是医院提供高质量医疗服务的重要保障。考核实践中，可以通过门诊患者、住院患者和医务人员满意度评价，衡量患者获得感及医务人员积极性。

针对医院内部绩效考核，上海申康医院发展中心提出从“岗位工作量、医疗质量、患者满意度、临床科研教学、成本控制、医药费用控制、医德医风、病种和手术难易度”8 个维度来构建医院内部绩效考核和分配的考核内容和维度（图 9-1）。

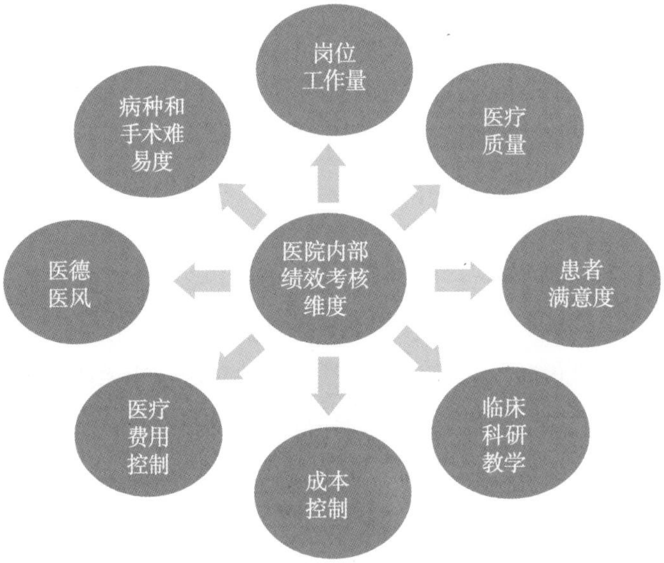

图 9-1　医院内部绩效考核维度

下面详细介绍一下岗位工作量、医疗质量、成本控制、病种和手术难易度等维度。

（1）岗位工作量：是医院绩效考核最基本的一个维度。该维度的考核体现了效率优先、兼顾公平原则。当前，考核岗位工作量一般采用点数法和模块法两种方法：①点数法以工作量点数作为医院绩效奖金分配的主要依据，遵循了按岗、按工作量、按工作业绩和按服务量计薪的原则，是一种相对更为科学、合理且有数据支持的绩效评价体系。②模块法则是指医院将绩效考核体系划分为月度考核、季度考核和年度考核。月度考核以工作量为基础，结合关键绩效指标综合计算绩效考核结果，注重工作的效率和效益；季度考核则以质量安全、患者满意度、成本控制等体现工作效率和质量的考核维度为主；年度考核综合考虑月度、季度考核有偏差的关键指标以及科研教学情况。

（2）医疗质量：医疗质量与安全是医院的“生命线”。医疗质量考核包括质量管理、医疗规范、医疗核心制度、医疗安全管理和医疗文书管理等方面。近年来，许多医院开始引进 DRGs 应用于医疗质量控制，建立起以 DRGs 为依托的医疗质量管理体系，实现了对事前、事中、事后医疗行为的引导、控制和评价；同时，DRGs 的引入使医院之间、科室之间、主诊组之间乃至医师之间具备了横向可比性，且信息数据的细化和直观为绩效奖金的分配提供了可靠的依据。

（3）成本控制：成本控制一贯是医院内部绩效考核的重要内容。医院将成本控制纳入绩效考核体系，引导科室控制可控成本，合理降低业务成本，有利于优化资源配置、提升运营效率，最终向精益管理迈进。为了提高科室和员工个人参与医院、科室成本控制的积极性，医院可以科室为计算单位，将节约或超支部分反馈给科室，以绩效奖励或扣除形式由科室成员共同分担。

（4）病种和手术难易度：在 DRGs 付费条件下，收治病种的广度和难度影响着医保支付；医院开始引入病种专项考核机制，在完善基本绩效考核体系的基础上，加大对重点病种、大型手术和病种难度等维度的绩效考核力度。针对病种难度，医院可以通过 DRGs 入组实际情况，分析相关的病种结构组成和病种覆盖广度；通过高难度病种病例数量，考核科室、员工对疑难病症、急重症的诊治能力。针对手术难易度，医院可以通过 RBRVS 和 DRGs 两个工具更为客观地衡量医师手术操作上的复杂程度和风险，鼓励科室、员工从注重手术数量到优化手术结构，再到提升手术质量的方向发展。

（5）支撑体系：2019 年的《意见》中明确了加强公立医院绩效考核工作，应从提高病案首页质量、统一编码和术语集、完善满意度调查平台、建立考核信息系统 4 个方面强化支撑体系。

①提高病案首页质量。公立医院要加强以电子病历为核心的医院信息化建设，按照国家统一规定规范填写病案首页，加强临床数据标准化、规范化管理，确保考核数据客观真实。②统一编码和术语集。2019 年起，国家卫生健康委开始推行全国统一的疾病分类编码、手术操作编码和医学名词术语集，国家中医药管理局也印发了全国统一的中医病证分类与代码和中医名词术语集。《意见》要求，各地要组织三级公立医院完成电子病历的编码和术语转换工作，全面启用全国统一的疾病分类编码、手术操作编码、医学名词术语。③完善满意度调查平台。国家建立公立医院满意度管理制度，根据满意度调查结果，不断完善公立医院建设、发展和管理工作。《意见》要求，全国三级公立医院要全部纳入国家卫生健康委满意度调查平台；各地要应用国家卫生健康委满意度调查平台，将调查结果纳入三级公立医院绩效考核。④建立考核信息系统。2019 年，国家卫生健康委建立了全国三级公立医院绩效考核信息系统；各省份也建立了省级绩效考核信息系统，与全国三级公立医院绩效考核信息系统互联互通，以数据信息考核为主，必要的现场复核为辅，利用“互联网 + 考核”的方式采集客观考核数据，开展三级公立医院绩效考核工作。

（五）二级公立医院的绩效考核

2019 年 11 月，国家卫生健康委办公厅、国家中医药管理局印发了《关于加强二级公立医院绩效考核的通知》（国卫办医发〔2019〕23 号），要求 2020 年在全国启动二级公立医院绩效考核工作，各省（区、市）结合实际，逐步将辖区内二级公立医院纳入绩效考核范围。《通知》指出，到 2022 年，建立较为完善的二级公立医院绩效考核体系，按照属地化管理原则，二级公立医院全部纳入绩效考核范围。《通知》中还强调，以绩效考核为抓手，坚持公益性，调动积极性，引导二级公立医院落实功能定位，持续提升医疗服务能力和科学管理水平，促进公立医院综合改革政策落地见效，建立现代医院管理制度，落实分级诊疗制度，不断满足人民群众日益增长的健康需求。

虽然上述原则和要点主要是基于三级公立医院正在进行的绩效考核工作，但是对于二级公立医院即将全面开展的绩效考核也具有一定的参考价值。

第二节　绩效考核指标的确定

我国公立医院绩效考核体系的研究还处于一个起步阶段，在进行整体性的绩效考核过程中，需要根据医院的实际特征，对各部门、各科室进行全院覆盖化的指标性管理。与此同时，还要不断加强其绩效考核的有效性和科学性，避免形式主义的发生，确保绩效考核战略目标的明确化和实施的精准化。只有这样，才能科学有效地建立公立医院的绩效考核体系，使医院的绩效考核效果得到全面的发挥。指标设置原则上以工作岗位、服务质量、服务数量、服务效率、治疗效果与患者满意度等方面为主要考核评价维度。

对于制订的公立医院绩效考核评定制度，要结合医护人员的医疗质量、运营效率、持续发展、满意度评价 4 个方面进行人力资源综合能力考核，客观反映当前公立医院管理的特点。

调研阶段

（一）确定绩效考核对象

要确定绩效考核指标，首先需要明确考核对象。而公立医院作为绩效考核的对象，一般考核其运行效率、医疗质量、医疗安全、患者满意等多方面的执行效果。

医院根据政策要求建立并实行绩效考核评定制度，需要对医院内部特别是临床部门进行广泛调研，走访全院所有科室并进行讲解宣传，宣传医院领导层对于实行绩效考核评定制度的态度和决心。

（二）确定评价指标体系

绩效考核是绩效管理的关键环节之一，一般是采用特定的指标，对照统一标准，运用一定的方法，准确测量组织所取得的业绩和效益。绩效评价还是一个多维建构，其结果会随着观察和测量的角度不同而不同。我国政府历来重视对公立医院的考核和监管，对公立医院的考核方式和考核重点因不同发展阶段而有所区别。但是，在2019年以来的公立医院绩效考核之前，一直没有一套统一权威的公立医院绩效考核指标和体系；不同地区公立医院绩效管理水平存在较大差距，部分地区存在医院执行力低下、运行状况不良、效率不高等突出现象。

2009年，《中共中央国务院关于深化医药卫生体制改革的意见》发布，强调要“构建以公益性为导向，以患者为中心，质量安全有保障，同时兼顾经营效率的公立医院绩效评价指标体系”。2010年2月《关于公立医院改革试点的指导意见》正式发布，提出要建立以公益性为核心，以医疗安全质量和经济运行为重点监管内容的公益医院监管体系。2011年启动的第二轮医院评审工作以“医疗服务品质和绩效”作为评审重点，从“质量、服务、安全、绩效、管理”几个方面展开评审工作，充分体现“以患者为中心”。2015年国务院办公厅发布了《关于城市公立医院综合改革试点的指导意见》，明确提出将绩效评价机制作为公立医院管理机制之一，绩效指标体系需以公益性为导向，同时包含功能定位、履职情况、费用控制等几个方面。此外，上述文件规定，绩效考核结果将向社会公开，且与医院院长考核、财政补助、医保支付等挂钩。此后，《进一步深化基本医疗保险支付方式改革的指导意见》《关于建立现代医院管理制度的指导意见》等国办文件相继发布，均提及公立医院绩效管理和考核工作。2019年1月，国务院办公厅发布了《关于加强三级公立医院绩效考核工作的意见》。

对于国家相关部门发布的关于公立医院绩效考核的相关政策，在确定评价指标体系之前，需仔细研读政策要求，收集各项政策中提到的具体指标；在此基础上，要查阅和整理医院绩效考核等方面的文献，收集整理已有的评价指标，并进行合理分类，充分体现考核维度的内容，初步形成评价指标集合，进而遴选出一套初步的评价指标以备专家论证。

（三）专家论证

1. 问卷调查和专家论证

首先，成立绩效考核调研小组，根据收集到的评价指标集合，按照考核维度要求，结合医院实际情况，设计出一套医院绩效考核关键指标筛选的调查问卷，并在医院内部进行调研。其次，根据调研小组基于医院内部调研总结和提炼出的问题，结合调研目标导向，形成绩效考核草案，并通过与医院内部管理人员的交流与沟通，不断完善草案，从而确定基本的绩效考核方案。最后，通过各种途径咨询兄弟医院的管理专家，对绩效考核方案进行深入讨论，并专门召开考核方案论证会，认真听取各方面人员的不同意见。在方案的整体制订过程中，要结合国家关于公立医院绩效考核的相关意见与指导文件进行综合性考量，使专家论证贯穿绩效考核方案修订的全过程。

2. 专家咨询法确定指标权重

衡量一个指标在整个体系中的重要性和价值的大小，需要将其量化后进行比较，这个量化值就是指标权重。权重设置将对考核结果产生影响，因此能够充分体现出考核引导方向。权重的设置可以采用以专家咨询为主的主观赋权法，以及根据数据结果特征进行调整的客观赋权法（如因子分析法、聚类分析法等）。随着绩效考核的实施，医院所面临问题的主次也会发生改变，因此具体指标、指标权重也应该根据每一周期的考核目标进行动态优化调整。

3. 形成绩效考核指标体系

形成绩效考核指标体系并不是一蹴而就的过程。在前期阶段准备的基础上，首先，要确定考核维度，收集体现各个维度的指标。然后，根据国家关于公立医院的发展要求和定位，结合医院发展目标，联系医院实际情况，将收集的指标细化分类成二级指标、三级指标。例如，医疗质量作为考核维度属于一级指标，其下的功能定位、质量安全、合理用药、服务流程等属于二级指标，而具体的量化指标如出院患者手术占比、手术患者并发症发生率、通过国家室间质量评价的临床检验项目数、抗菌药物使用强度、门诊患者平均预约诊疗率等可以作为三级指标。最后，对指标进行释义，确定计算方式，统一计算口径，以此形成完整的绩效考核指标体系。

在构建绩效考核指标体系的过程中，要注意以下几个方面：

（1）公立医院绩效考核指标体系的设计应当与时俱进，持续完善。特别是要根据新冠肺炎疫情防控以及其他突发性公共卫生事件应对的需要，不断调整完善。例如，2022 版的《国家三级公立医院绩效考核操作手册》（以下简称《操作手册》）

中增设了感染性疾病科医师占比方面的考核内容。突如其来的新冠疫情，暴露了三级公立医院感染性疾病科医师人力的不足；随着疫情防控进入常态化，加强三级公立医院相应的人力资源配备势在必行。因此，通过增设感染性疾病科医师占比考核内容，有助于推动医院增加感染性疾病科医师配置，强化疫情防控能力。

（2）指标体系的设计要把握精细考核、精准测量的原则。例如，在促进合理用药方面，不仅要考核用药数量，还要考核用药结构，体现了考核的精细性。在门诊患者基本药物处方占比、住院患者基本药物使用率方面，原来只按人次数计算，而 2022 版《操作手册》增设了对于基本药物处方使用品种数量占比的考核内容。在国家组织药品集中采购中标药品使用比例方面，原来只按药品用量计算，而《操作手册》中增加了“中选药品完成比例”这一指标。

（3）进一步合理评价医疗收入情况。2022 版《操作手册》在保留医疗收入增幅的延伸指标基础上，剔除了相关医疗项目收入增幅内容。比如散装中药饮片、小包装中药饮片、中药配方颗粒剂、医疗机构中药制剂、罕见病用药收入，长期处方产生的药品收入以及纳入国家医保目录的谈判类药物收入。在剔除了以上医疗项目收入增幅指标及合理划归收入后，再测算医院总收入中其余医疗收入的增幅情况，这样才能真正评估出医疗收入的变化情况。

（4）增强指标测算的可操作性和指标数据质量。可以通过细化指标说明、更新或增加指标脚注，更新指标解释和指标来源等提高指标体系的可操作性；测算高值医用耗材收入占比的分母由“同期耗材总收入”改为“同期卫生材料收入”等，进一步提高数据质量，提高评价的精确性。

第三节 关键绩效指标的考核方法

三级公立医院实行的绩效考核和分配制度，是一个比较繁重并且复杂的系统性工作，需要兼顾“坚持公益性、调动积极性、发展可持续”三者来调整整体的平衡。一般来讲，公立医院绩效考核可以综合运用关键绩效法、RBRVS、成本管控、单项奖、质控考核等多种考核方法，基于其优缺点相互弥补，形成一套强有力的绩效考核管理体系。

一、关键绩效法策略

关键绩效法的精髓就是抓关键、抓重点，体现“二八原则”，根据医院科室功能、定位，合理划分科室类别，考核其绩效表现。可将临床科室划分为手术类科室、非手术类科室。临床科室通用指标为门诊人次、出院人次、床位使用率；手术类科室专用指标为出院患者四级手术占比；非手术类科室专用指标为危重患者抢救人次。医疗辅助类科室根据自身特点设置关键绩效指标。例如，消毒供应中心，对内提供器械消毒服务，将不同类型的消毒包折算成标准包进行绩效核算，同时要核定标准包使用的耗材金额，将节约金额的一定比例奖励至科室，同奖同罚。

最新的公立医院绩效考核体系主要考核医院运行效率、医疗质量、医疗安全、患者满意度等多方面的执行效果，每一维度下均设置相应的关键指标。医疗质量指标是从医护人员的诊疗效果来体现，用来评价医院医疗人员的诊疗能力，主要指标有出入院诊断相符率、危重患者抢救成功率、急诊患者抢救成功率等。运行效率指标反映的是医院医疗工作的承受能力，用来评价医院医疗工作人员的工作效率，主要指标有门诊和体检人次、出院人数、门诊手术和住院手术次数等。医疗安全指标反映的是医院风险防控管理水平，用来评价医院的安全管理能力，主要指标包括医院内坠床发生率、产伤发生率和因错误用药致患者死亡发生率等。患者满意度指标反映的是医院提供服务的效果与患者期望值的符合程度，主要指标有住院患者满意度、门诊患者满意度等。

二、RBRVS法策略

RBRVS 是以医师为患者提供医疗服务过程中所消耗资源的成本为基础，计算每一项医疗服务行为的相对价值，并结合服务量和服务费用总预算计算出每一项服务的所需要支付给医生的酬金。鉴于部分医疗服务收费价格无法公允反映各检查项目医生付出的工作时间与劳动强度，我国部分公立医院（如安徽医科大学附属阜阳医院）基于 RBRVS 考核体系建立了简易版相对价值系数，把适应的价值因素纳入整体绩效指标考核中，优化与完善考核体系。该医院与医技和医疗科室进行反复沟通，从中获取医护人员结合自身实际情况所提供的有意义的相关数据，并且利用临床专家经验对医疗服务提供行为进行合理划分，最终，基于上述工作，形成了阜阳医院版的相对价值指数。

基于 RBRVS 理论，上海第六人民医院结合医院实际，形成以职称为基础的岗位绩效，以工作量、服务量为基础的工作绩效，以消耗成本为基础的成本绩效、以 KPI 关键指标绩效考核为基础的管理绩效和其他专项绩效构成的内部绩效分配体系。该院在实践中聚焦劳动付出、风险大小和成本投入 3 个维度，一方面坚持以工作量为核心，对医疗服务项目的难度、耗时、风险等因素综合评估，确定诊疗服务项目的绩效点数；另一方面切实体现申康医院发展中心“八要素”相关要求，对临床医技、护理和行政人员分级分类考核，确定不同考核指标，最终形成内部绩效考核方案。具体的绩效考核体系见图 9-2。

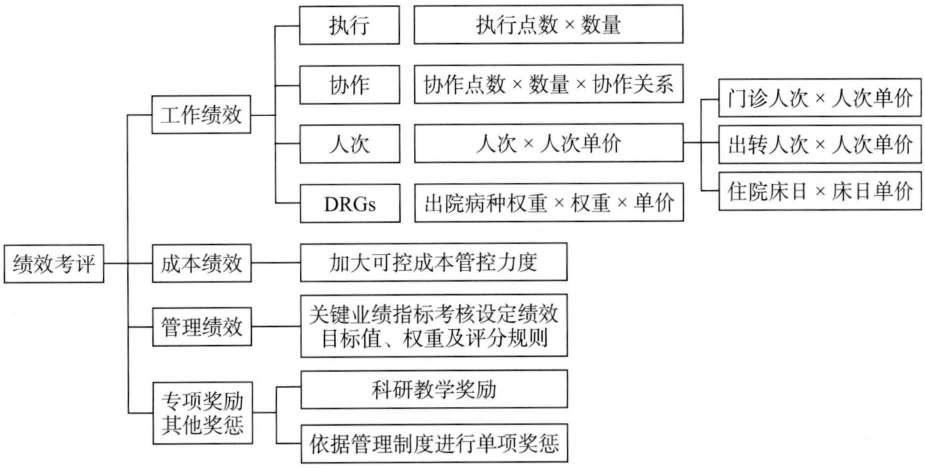

图 9-2　基于 RBRVS 理论的绩效考核体系

三、成本管控策略

成本管控就是根据成本进行估算，对实际成本进行检测，标记实际或潜在偏差，进行预测准备，并给出保持成本与目标相符的措施。成本管控体现了可控性，可引导科室实现收支平衡、略有结余，辅助“住院患者次均费用”“门诊患者次均费用”等指标的控制，督促科室主动地控制费用的不合理增长。严格控制医院就医成本开支，对各个科室的成本支出实行严格审查，开源节流，挖潜增效，是成本管控的重要目标之一。因此，对于每一笔医院经济往来业务都要依据审批权限严格审核。各管理部门领导要在自己的职责范围内严格审批成本支出情况，结合临床科室收入（科室执行收入、手术收入、检查化验占比收入、ICU 转科占比收入）与医技科室收入（科室执行收入）情况，尤其是对各个科室可控成本支出数目，针对一些不符合规章制度的花费，不予通过。最终，根据成本管控相关指标数据统计结果，对于符合成本管控范围的科室给予奖励；否则，给予处罚。成本管控下的绩效分配模式不仅有助于科室对其工作人员的管理，还可以加强科室内部工作人员的团队意识，形成医院科室内的良性竞争氛围，促进医院不断发展壮大。

四、单列科室策略

单列科室策略是考虑到医院某些科室的特殊性，单独设立的考核方法。这一策略重视不同科室的职能特点，突出了科室之间的工作差异，通过细化医院绩效考评指标，根据按劳分配原则，将儿科、新生儿科、病理科、重症医学科等需要医院政策倾斜的科室，按人头给予和医院平均奖同比例浮动的基本奖励。该策略保证了结合科室劳动强度进行合理的工作量绩效考核，以实现按多劳多得、优绩优酬原则均衡分配，促进优秀科室在医疗工作中的创新意识与实践。在实践中，结合实际情况，医院可制订不同层面的科室目标管理体系，包括临床科室、医技科室、职能科室、科研科室、分院等 5 类。

五、单项奖策略

针对医院目前存在的短板弱项，按照正向激励原则，可以设立相应的单项奖。通过即时反馈，以数据作为核心，创建个人优秀绩效考核指标评估体系，可以在短时间内刺激该类业务的发展。同时，通过单一发展带动集体发展，从个人层面发挥促进作用，能够为医院创建良好的竞争环境。但是，由于单项奖可能存在设立容易取消难的问题，需要针对设立规划进行严格考察，以确保单项奖的设立能够满足严格的评选程序；同时，要加以时间限制，并派遣相关人员做好科室之间的协调工作，从而提高单项奖策略的实践效果。

六、质控考核策略

质控考核分为临床、医技、医辅三大职系；这一策略以科室为责任主体，按照各大职系的制度与标准分类别考核，把绩效考核指标建立在工作职能基础之上，进而实现质量把控。基于这一策略，需要建立医疗质量、护理质量、医保质量、院感质量、药耗管理等月度质量考核体系，根据统一与差异并存的划分原则进行策略实践。并且，要把预算管理、欠费管理、学科发展、科研成果、满意度等分别纳入季度、年度考核指标中，从整体、综合的角度，运用科学的评价系统进行质量辅助考核。

第四节 绩效考核管理工具及其应用

绩效考核管理工具的科学选择和合理搭配是绩效管理的关键。本节重点介绍了使用较为普遍且实用性较强的目标管理理论、平衡计分卡、关键业绩指标法、以资源为基础的相对价值比率、疾病诊断相关分组以及目标和关键成果法等工具。

一、目标管理理论

（一）概述

1954 年，德鲁克在《管理的实践》中提出一个具有划时代意义的概念——目标管理。他认为并不是有了工作才有目标，而是有了目标才能确定每个人的工作；若是一个领域没有目标，那么这个领域的工作必然会被忽视。因此，管理者在确定组织的目标和任务后，必须对其进行有效分解，转化为具体的、细致的和可操作的目标。

德鲁克还提出了“目标管理和自我控制”，认为目标管理与自我控制是唯一可以实现“经理人应以其客观职责为基础”的管理原则。这一主张支持管理者将注意力从流程、管理体系等微观问题转移到组织的目标上，其更注重目标导向与目标管理的内部控制——员工的自我控制、自我管理。

（二）基本流程

目标管理主要分为 4 个基本程序：目标设置、目标实现管理、目标评价和结果反馈。

1. 第一阶段：目标设置

这是目标管理最重要的阶段。首先，高层管理者必须根据组织的使命和长远战略、客观环境带来机遇和挑战，先预定一个暂时的、可变的以及具有可完成性的目标预案，预案必须由上下级共同协商制订并达成一致；其次，预定目标之后，高层管理需要调整现有组织结构以适应新的目标分解要求，明确目标责任者和协调关系；再次，管理者要帮助下级发展一致性和支持性分目标，所确立的分目标要具体量化以便于考核，要和其他的分目标协调一致以支持本单位和组织目标的实现；最后，上级和下级应就实现各项目标所需要的条件以及实现目标后的奖惩事宜达成一致协议。

2. 第二阶段：实现目标过程的管理

目标管理重视结果，强调自我控制。但是，由于形成了目标体系，一个节点的失误，就会牵动全局；因此，在目标实施过程中采取监控、绩效信息收集等管理措施必不可少。一方面保证了既定目标按预设步骤进行；另一方面可以及时发现目标实现过程的问题，及时采取适当行动解决问题。

3. 第三阶段：目标评价

它是指测定与评价所取得的成果，并进行相应的奖惩。管理者将被考核人所完成的工作与既定目标相比较，通过比较，使管理者合理判断出未能达到预设目标的原因以及超出预设目标后的决策。

4. 第四阶段：结果反馈

这个阶段是管理者与被考核者共同回顾、检查整个目标实施过程，对既定目标完成情况与进度进行探讨，并总结分析目标达成度和目标可行性，从而为更新调整目标以及达成新目标可能采取的行为做好相应准备。

（三）应遵循的原则

目标管理法在实施中要遵循以下原则：一是方向统一原则，即要保证目标的一致性；二是进度统一原则，各分目标要紧密相关，同步推进分目标的实现进度，即分目标执行的步调、速度、方向必须协同一致，步步为营地实现组织使命和目标。

当前，医院内部绩效管理可以以目标管理方法为依据，制订合适的绩效管理体系。根据医院预设的整体发展目标，将总目标分解成为具体的子目标，然后分派给各个部门科室，部门再细分至个人，使组织里的每个人都有清晰明确的工作职责。同时，采用绩效考核、奖惩等方式对个体和组织的目标完成情况进行评价，以此来督促目标完成进度及完成效果，从而提升工作能力、提高工作效率，通过实现个人、部门科室目标，最终实现总体目标。

（四）目标管理理论的局限性

虽然目标管理法对于管理学界具有划时代的意义，在实际操作中，目标管理也存在许多明显的局限性，主要表现在：①目标管理基于Y理论，将人性假设为喜爱工作、发自内心地愿意承担责任。但在现实情况中，组织中总有某些成员是具有投机心理的，同时组织对于员工行为不可能进行全面监督。因此，目标管理所要求的承诺、自我控制不一定在所有组织、所有员工都适用。②目标及其权重难以确定。随着经济快速发展，组织内外环境日益复杂，面对的不确定性不断增加，这将使组织许多目标难以定量化、具体化，或者目标层层细分的成本过高难以施行。此外，目标之间的优先排序往往难以确定，在资源配置上很难兼顾，容易出现顾此失彼的问题。③目标管理的协调成本比较高。目标管理法要求上下级之间充分沟通，达成共识，这个过程需要消耗较多时间和精力。此外，目标管理涉及的每个部门、员工都聚焦于自身目标的完成，很可能忽略相互协作和组织目标的实现，滋长本位主义和急功近利倾向。

二、关键绩效指标

（一）概述

意大利经济学家帕累托提出了经典的“二八原理”。这个原理适用于部门管理及员工行为管理，可以解读为：在一个企业的价值创造过程中，存在着“80/20”的规律，即20%的骨干人员创造企业80%的价值；而且，在每一位员工身上“二八原理”同样适用，即80%的工作任务由20%的关键行为完成。因此，必须抓住20%的关键行为，对其进行分析和衡量，这样就能抓住业绩评价的重心，这种衡量绩效的方法被称为“关键绩效指标”。

（二）关键指标的抓取与构建

1. 关键绩效指标的设计

关键绩效指标法将目标管理和定量评估相融合，对组织战略目标进行全面分解，提炼和总结关键因素或指标，并以此为基础转化为各个部门和岗位的基本绩效标准，形成可量化的业绩指标体系，更好地反映团队绩效和个人贡献，激励团队和个人为推动整体战略目标的落实而努力，让组织获得持续性的竞争优势。

从纵向上讲，关键绩效指标的设计要把战略目标层层分解到员工的绩效指标中，以保证绩效指标能真正地落地；从横向上来讲，公司关键绩效指标的达成，需要业务部门、职能部门、业务单元之间互相协调，充分发挥组织的协同性。基于企业战略的关键绩效指标的设计思路确保了部门和员工关键绩效指标能有效服务于企业战略的实现，使以战略目标为导向的企绩绩效管理体系更具有完整性和系统性。

2. 应遵循的步骤和原则

实施关键绩效指标法一般遵循5个步骤和1个原则。其中，5个步骤分别为组织目标的明确、关键工作内容的制订、考核指标的建立、考核标准的确定、关键绩效指标的审核。

（1）第一步：根据国家医改目标和医院战略目标，利用鱼骨图分析法和九宫图分析法找出医院保持竞争优势并实现战略目标的关键业务领域；然后，用头脑风暴法找出这些关键业务领域的关键业绩指标，即医院层级 KPI。

（2）第二步：医院各科室根据医院层级 KPI，分解出科室级别 KPI，并根据科室职责内容分析绩效驱动因素，确定实现目标的工作流程，分解出科室级别的 KPI；然后，将医院层级在部门分解的 KPI 与部门职责、业务流程的 KPI 进行汇总，形成科室 KPI 集合，并对 KPI 集合进行筛选，最终确定科室级别的 KPI。

（3）第三步：将科室 KPI 分解为更细的 KPI 及各岗位的业绩衡量指标，这些业绩衡量指标就是员工考核的要素和依据。至此，经过自上而下的层层分解，医院逐步建立起具有可操作性的 KPI 绩效考核体系；且由于医院战略目标分解成了个人绩效目标，员工个人绩效目标完成，医院总体战略目标也即达成。

（4）第四步：确立指标体系后还需设定评价标准。标准是指在各个指标上分别应该达到什么水平，解决“被评价者怎样做、做多少”的问题。

（5）第五步：对关键绩效指标进行审核。审核的目的是确保这些关键指标能够全面、客观地反映被评价对象的绩效，以及是否易于操作。

医院关键绩效指标一般以 SMART 原则为指导。缺少任何一个因素都不能确定为关键绩效指标，这一原则为医院建立切实可行的 KPI 体系提供了保障。

（三）关键绩效指标的优点和局限性

KPI 被称为第二代目标管理，是用来衡量某岗位工作绩效表现的具体量化指标，是对目标完成效果最直接的衡量依据。KPI 强调目标明确、重点突出、以少带多，能明确引导管理者将精力集中在对绩效产生最大驱动力的行为上，及时了解企业运营过程产生的问题予以研判。此外，个人关键绩效指标是通过对组织关键绩效指标的层层分解获得的，有利于组织绩效与个人绩效的协调一致。

但是，KPI 仍然存在一些局限性：① KPI 在遵循 SMART 原则的基础上进行 KPI 指标设计应用，如果对 SMART 原则的理解存在偏差，则可能陷入误区。比如，对具体性原则理解发生偏差可能导致指标过分细化、对可衡量性原则理解发生偏差可能导致某些重要指标反而无法入选的 KPI 的问题，以及对可实现性原则理解发生偏差带来的指标评价标准被拉低的问题。②组织根据战略需求确定关键结果领域。在实践中关键结果领域并没有数量的限制，不同的设计者可能提出不同的关键成功领域，进而形成不同的关键绩效指标。同时，关键结果领域相对独立，领域之间的横向协同和合作容易被忽略。以上两者会导致关键绩效指标间缺乏明确的逻辑关系，容易造成不同部门和不同员工在完成各自绩效指标的过程中，争夺或重复使用有限资源，增加组织资源内耗。③ KPI 可能会使考核者过分依赖考核指标，而未考虑人为因素和弹性因素，考核过程容易机械化。

三、平衡计分卡

（一）概述

20 世纪 90 年代初，罗伯特·卡普兰和戴维·诺顿认为，传统单一财务指标绩效评价系统存在缺陷；因此，他们在当时绩效考核体系的基础上，首次提出了平衡计分卡这一概念，并于 1992 年公开发表了《BSC：驱动绩效的指标评价体系》，具体介绍了参与平衡计分卡项目企业如何实施具体流程和取得的成果。随后，二人合作发表的《在实践中运用平衡计分卡》一文指出，企业应围绕关键成功因素选择绩效指标，而关键成功因素应基于企业战略目标选择和制订；因此，平衡计分卡不仅仅是绩效考核的工具，还能成为组织进行战略管理的工具。1996 年，他们推出了《BSC：一种革命性的评估和管理工具》一书，阐述了客户、财务、内部运营、学习与成长四个维度的逻辑关系，进一步完善了平衡计分卡理论。2001 年，他们再次推出《策略核心组织：以平衡计分卡有效执行企业策略》一书，创造性地把平衡计分卡应用到了政府组织和非营利组织当中。

（二）平衡积分卡的设计维度和思想

平衡计分卡的设计包括四个方面：财务角度、顾客角度、内部经营流程、学习和成长。其中每一个方面都有其核心内容。

1. *财务层面*

财务业绩指标可以显示企业的战略及其实施和执行是否对改善企业盈利做出贡献。财务目标通常与获利能力有关，其衡量指标有营业收入、资本报酬率、现金流量和经济增加值等。

2. *客户层面*

该层面是组织实现最终目标的外部手段。管理者确立了其业务单位将竞争的客户和市场，以及业务单位在这些目标客户和市场中的衡量指标，包括客户满意度、客户保持率、客户盈利率以及在目标市场中所占的份额。

3. *内部经营流程层面*

该层面是组织实现最终目标的内部手段。该层面的重点是寻找和确认对组织至为关键的核心流程，确立核心竞争力，以吸引和留住目标细分市场的客户，并满足股东对卓越财务回报的期望。

4. 学习与成长层面

它确立了企业要创造长期的成长和改善就必须建立的基础框架，确立了未来成功的关键因素。学习与成长是其他三个维度的基础，为其他维度提供了源源不断的动力；只有组织成员具备核心知识和创新精神，才能优化内部流程，提高经营效率，才能开发新产品、满足客户要求，保证组织长期发展。

区别于其他绩效管理工具，平衡计分卡的核心思想在于“平衡”。它强调保持财务、客户、内部业务流程、学习与成长四个维度之间的协调与统一，追求财务与非财务衡量方法之间的平衡、长期目标与短期目标之间的平衡、组织外界与内部之间的平衡、运营结果和工作过程之间的平衡等多个方面。此外，平衡计分卡各个维度之间相互保障、相互促进。学习与成长层面是基础层面和组织发展内驱力的构建层面，通过学习取得进步以适应经济、社会变革和发展，能有效推动内部运营的改善，而内部运营效率的提高能更好地满足顾客需求，提升顾客体验价值程度，最终使组织实现收入的增长；良性的平衡计分卡产生的额外收入又可以为员工的成长提供资金支持，以此形成完整的逻辑闭环。

（三）基本流程

目标管理和关键指标是平衡计分卡实施的两大基础，犹如飞机的两翼。基于这两种理论，平衡计分卡可分为“建议愿景、达成共识、量化指标、组织沟通、绩效目标、绩效考核、绩效反馈”七个操作部分，简单来说可归结为四个具体步骤。

1. 建立共同愿景和战略目标

首先，建立医院共同愿景和战略目标，依据医院组织结构将战略目标转化为各科室和岗位在财务、患者及家属、内部业务流程和学习成长四个维度的一系列具体目标。具体而言，医院财务维度的目标是实现医院经济效益和社会效益的平衡，以及各项医疗资源的高效运转及利用，从而为战略目标的实现提供财务保障；在客户维度上，就是要使患者及家属满意；在内部业务流程维度，要提高医疗服务效率、医疗服务质量和内部运营效率；在学习与成长维度，要实现薪酬激励和注重人才培养等。

2. 设置绩效评价指标

其次，依据各责任科室分别在财务、患者及家属、内部业务流程、学习与成长四个维度设计的可具体操作的目标，设置对应的绩效评价指标。这些指标不仅与医院战略目标高度相关，同时兼顾和平衡医院长期和短期目标下的内部与外部利益。在财务维度，医院设置医疗收入增长率、成本费用率和资产周转率指标，主要反映医院业务收入情况、成本控制情况和资产使用效率情况。在客户维度，设置患者及家属信任度指标和缺陷管理指标(如患者投诉率和医疗纠纷率);同时,通过对人均门诊费用,人均住院费用的监测,严格管控患者医疗费用。在内部业务流程维度,设置服务效率和服务质量两类指标;服务效率指标包括床位使用率、患者平均住院天数、临床科室对医技后勤服务满意度等,服务质量指标包括甲级病历率、患者治愈率、诊断符合率和质控病种并发症发生率等。在学习与成长维度,设置学科发展方面的高水平临床或基础研究论文著作指标、申报科研基金指标以及员工成长方面的学历职称、继续教育时间等。

3. 确定指标权重、目标值和评分规则

再次,由医院主管科室和责任科室共同商定各项指标的权重、指标目标值和具体评分规则。权重可以依据经验或管理要求直接定义,也可以使用层次分析法或德尔菲法等确定;目标值和评分规则可以根据医改政策方向,参考医院内部近几年的指标值以及医院外部的医疗行业标杆平均值来确定。

4. 绩效考核与反馈

最后,医院还需要定期考核各责任科室在财务、患者及家属、内部业务流程、学习与成长四个方面的目标执行情况,及时进行反馈,适时调整战略、目标偏差值等,确保医院总体战略得以顺利和正确执行。

(四)平衡计分卡的优点和局限性

目前,平衡计分卡已被较为广泛地运用于公立医院绩效管理实践中,它最显著的优点就是将医院战略发展目标融入绩效评价系统中,使个体行为能够与组织的战略目标紧密结合,且平衡计分卡涵盖内容比较全面,克服了单一依靠财务指标评价的局限性,实现了财务与非财务、长期目标与短期目标之间的平衡,能够确保达成医院整体绩效目标,满足医院战略发展需求。

但是,平衡计分卡在我国的实践仍存在一定的困难和局限性:①平衡计分卡理论上合适的指标数目是 20 ~ 25 个(其中财务维度 5 个,客户维度 5 个,内部流程维度 8 ~ 10 个,学习与成长维度 5 个),指标数量过多会导致指标间的因果关系难以明确,而仅选择部分指标考核又容易出现覆盖面过窄的问题。②制订各项指标所占权重和评分标准比较困难,权重分配或者目标值、评分规则均带有主观色彩,医院内部容易产生意见分歧。③平衡计分卡工作量极大,它要求组织基于对总体战略的深刻理解,为财务、患者及家属、内部流程、学习与成长四个维度分别制订详细而明确的目标和指标,然后找出恰当的指标再分解到部门、个人,而这需要消耗大量的精力和时间。平衡计分卡理论上适用于各类医院、科室和医务人员个人的绩效评价,但是实际上很少有医院单独使用平衡计分卡的指标直接测算绩效工资，一般多与其他绩效评价工具和方法组合使用。

四、目标和关键成果法

（一）概述

目标和关键成果法（objective and key result，OKR）是指组织针对结果对目标进行跟踪，并确定目标完成进展状况的一种工具，是一整套关于框架、哲学及方法彼此结合的产物。20 世纪 80 年代中期，安迪·格鲁夫（Andy Grove）为了解决目标聚焦与执行效率问题，基于目标管理理论首度提出了 OKR 这一管理工具，并率先在 IBM 公司内成功实践。

OKR 包括目标与关键结果两大部分。

1. 目标

目标（objective，O）解决的是“我们要做什么”的问题，是驱动组织成员朝着组织期望的战略方向前进的简洁性描述。OKR 突破了传统的由上往下分解目标的做法，在确定相关目标时，通过实现全方位的沟通，让员工主动积极参与到目标制订环节中，以使员工充分发挥其自主性、积极性、能动性，增强员工自我认同感，同时推动自我目标和组织战略目标紧密相连。

2. 关键结果

关键结果（key result，KR）解决的是“如何判断是否实现目标”的问题，是对既定目标的实际完成情况进行定量性的评估和衡量。在设计 KR 过程中有以下几个关键点：①是基于结果，而非行动清单或者任务清单；② KR 必须是具体且定量的，即 KR 必须以各方理解一致为基础，通过客观数据去衡量是否完成目标；③ KR 是对组织业务而言最关键的价值驱动因素的突出体现，应当选择能促进组织目标取得实际进展的 KR，而非简单罗列；④负责具体实现的员工应当参与 KR 的制订过程，而非由上级强制分配，通过让员工参与制订 KR 提升其内在驱动力，从“要我做”转化为“我要做”。

3. OKR 的特点

OKR 具有公开透明的特点。一般情况下，OKR 默认包括上层组织目标在内的全员目标公开，这既可以使组织内的成员明确各自工作的结果对组织战略目标实现所能够起到的贡献，又可使组织内协作与沟通的机会得到增加。OKR 不是一个绩效考核工具，而是一个管理工具。它将目标管理和绩效评价管理进行分离，即 OKR 与员工的薪酬、晋升并不直接关联，不用于员工奖励和惩罚，仅用作评价目标完成情况。具体而言，传统的绩效方法先设定目标以及目标指标，根据考核结果与目标指标的差异作为分配依据，而OKR打破了传统绩效考核方法的局限性，使绩效评价与OKR目标无关，只与最终产出成果相关。

（二）基本流程

实现一个完整的OKR可以分为以下三个基本流程，且通常来讲，它以年度为一个完整周期，以季度为回顾单位，以月或周为执行单位。

1. 第一步：分层设立目标

依据医院使命和愿景，从医院战略开始制订医院、科室和个人目标，并将目标分解至季度目标。在目标制订过程中，首先，要给目标设置优先级，以确保所选择的目标是聚焦于真正重要的领域；其次，要强调员工的参与程度，以确保科室和个人的目标与医院目标是保持一致的；最后，上下级最终达成共识的目标需要有创新性和挑战性。例如，谷歌公司以1分作为评价满分，员工最佳分数的区间应介于0.6 ~ 0.7之间；如果分数为1分，则说明原制订的目标是偏低的；如果分数小于0.4，则说明原先制订的目标过高。

2. 第二步：明确每个目标的关键结果

在设定好目标之后，需要考虑如何通过完成恰当的关键成果去实现所设定目标。一般情况下，每个目标要有年度和季度KR，其中年度KR是指导性的，可以依据实际情况经批准进行调整，以确保KR始终服务于目标，有效避免因外部环境变化而导致的目标背离；季度KR则是根据适应外部环境调整的季度目标明确的，一经确定不再进行调整。另外，理论上在设定目标和关键结果时，最多制订5个目标，并且每个目标下最多制订4个KR。在明确关键结果后，还要考虑完成这些关键结果的方法与路径。

3. 第三步：执行与回顾

在OKR制订完成后，需要围绕具体目标和关键结果来分解任务。每一个关键结果会派生出一系列的任务，不同任务分配给各个员工，并确定执行方案，逐步推进。另外，需要对目标进行定期回顾。就个人层面而言，员工在每个季度结束时需对自己该季度的OKR进行评分，评分一般在0.6 ~ 0.7，若分值过高或过低，则表明目标定位存在问题；就团队和科室层面而言，需要重点关注自身的执行能力、资源条件以及当时进行的工作是否对目标产生了预期效力等三方面。结合回顾结果，上下级进行双向、充分地沟通和反馈，并根据完成情况确定后续目标和行动方向，继续制订下一个季度的OKR，推进下一轮的OKR循环。

（三）OKR 的优点和局限性

OKR 作为目标管理工具，其优点主要体现在以下几个方面。首先，以自我控制的管理代替压制性的管理，能充分调动员工个人的主动性和创造性，从而推动组织价值创造和激发组织创新潜力；其次，OKR 是一种动态化绩效管理机制，能够及时应对外部环境的变化，提高组织管理的柔性；最后，OKR 能够建立高效的沟通交流渠道，如 OKR 目标的制订、公开方式为组织内部上下级之间、不同部门提供了更多沟通协作的机会。

但是，这种工具同样有其自身应用的局限性。当前，在我国实施 OKR 的组织中，大多数直接以 OKR 取代关键绩效指标，将 OKR 分数与绩效奖金分配进行挂钩，这已然违背了 OKR 设定“富有挑战性的目标”的设计初衷，实际上换汤不换药，还是传统绩效管理的思想。美国马里兰大学管理学教授埃德温·洛克认为，目标由上级制订还是由下级制订，对于非知识型劳动的绩效没有明显差异，但对于知识型工作而言，自下而上制订的目标会促进绩效的提高。基于此，OKR 可能更适合知识工作型或高科技型组织。另外，OKR 的成功实践，需要组织成员具有较高的职业素养和职业技能，需要熟悉自己的工作内容、流程，清楚了解自身工作领域和职业道路的发展趋势。

五、四种绩效考核管理工具的比较

MBO、OKR、KPI 与 BSC 四种绩效考核管理工具在理论基础、框架构建、目标制订方式、目标公开方式、目标与薪酬的联系、导向性及优点等方面存在一定的差异性（表 9-1）。

表 9-1　MBO、OKR、KPI、BSC 的差异比较

项目	MBO	OKR	KPI	BSC
理论基础	以 Y 理论为基础，假设人能够有担当、具有创造才能和主动精神	以 Y 理论为基础，假设人能够有担当、具有创造才能和主动精神	以科学管理的人性 X 理论为基础	以科学管理和人性 X 理论为基础
实质性	细化目标，从组织至部门，再至个人	追踪目标完成情况，实现自我管理，主动作为愿意做	战略目标层层分解并细化至个人指标的绩效考核工具，要求员工去做	财务、客户、内部流程、学习成长四个维度对组织进行全面评估的价值体系战略管理

续表

项目	MBO	OKR	KPI	BSC
框架构建	战略目标、部门科室目标、个人目标	分为目标管理、评价两大系统	目标制订、绩效执行、绩效评价和绩效沟通循环	目标制订、绩效执行、绩效评价和绩效沟通循环
目标制订方式	自上而下分解目标	个人制订目标、上下级动态修改，趋于自下而上	自上而下分解目标	自上而下分解目标（维度的指标由KPI组成）
目标公开形式	目标相关信息自上而下单项流动，下级无法清楚自身工作的贡献	目标公开、透明、可见	目标相关信息自上而下单项流动，下级无法清楚自身工作的贡献	目标相关信息自上而下单项流动，下级无法清楚自身工作的贡献
目标与薪酬的联系	目标与薪酬挂钩	目标与薪酬不挂钩	目标与薪酬挂钩	目标与薪酬挂钩（一般分解到部门科室，很少分解到个人）
导向性	以目标完成为导向	以产出结果为导向，侧重于所做的事情带来的成果贡献	以控制为导向，侧重于监督员工的工作结果	以价值平衡为导向，侧重各项评价指标之间因果联系和逻辑关系
优点	目标明确	自我管理代替压制性管理、调动员工积极性、鼓励创新、动态机制、沟通机会多	目标明确、抓关键指标、重点突出、以少带多	医院战略发展目标融入绩效评价系统、个体行为与组织战略目标紧密结合，内容全面，重在“平衡”

六、以资源为基础的相对价值比率

（一）概述

RBRVS是由美国哈佛大学华裔教授萧庆伦领衔的专家团队，经过十年研究开发而成，由商业医疗保险机构用于医院与医生的劳务支付。RBRVS体系于1992年开始在美国得到应用，效果突出，随后被德国、加拿大、日本等国家广泛使用；如今，这种评估体系已被引入我国并进行本土化研究。

我国应用的RBRVS绩效奖金分配模式分为工作量绩效模式、医师绩效费率模式和本土化创新模式。各模式在我国均有相应实践：中山大学附属肿瘤医院、温州医科大学附属医院、河南省人民医院采纳工作量绩效模式，山东省千佛山医院、南京医科大学附属二院采取医师绩效费率模式，南京鼓楼仙林医院、南通大学附属医院采取本土化创新模式。其中，医师绩效费率模式以现行医疗项目价格为基础，将医疗项目分为多个类别，并对每个类别设定提成比率，难逃“收入提成”体系的瓶颈，而本土化模式尚处于试点阶段，因此，下面主要阐述的是 RBRVS 工作量绩效模式。

（二）基本流程

RBRVS 的基本思路是以医师为患者提供医疗服务过程中所消耗资源的成本为基础，计算每一项医疗服务行为的相对价值，并结合服务量和服务费用总预算计算出每一项服务的所需要支付给医生的酬金。通过对每个诊疗项目进行成本分析、分值量化，RBRVS 客观体现了每一项医疗服务项目医师耗费的时间、所需的教育背景、技术能力、承受的风险及工作压力等。

1. 确定相对价值单位

首先，RBRVS 要为服务项目确定各自的相对价值单位（relative value unit，RVU）。RVU 涉及 3 个主要资源投入要素。

（1）第一投入要素是医师工作总量（physician work，PW）：主要反映医师完成一项医疗服务时所付出的工作时间和劳动强度。劳动强度包括体力劳动、脑力劳动、技术能力、临床判断以及工作风险带来的工作压力等。在服务全程中，由于事中与事后工作强度有明显差别，医师工作总量一般对事中工作量和事前后工作量分别测定。

上海第六人民医院参照美国 RBRVS 理论体系，对 8612 项医疗服务项目难度、占用时间、医疗风险等因素进行评估，赋予每项医疗服务项目相应的价值，即 RBRVS 点数，最终完成了 9 大医疗服务项目类别的 5428 项医疗服务项目绩效点数的确定。在点数确定上，不同手术，RBRVS 点数赋值不同；而且同一手术，不同的创伤面积、不同的手术部位、不同的治疗方式 RBRVS 点数赋值不同。例如，神经系统性手术对医师专业能力要求高，技术难度与风险相对较大，RBRVS 点数赋值较高。

（2）第二投入要素是执业成本（practice expense，PE）：主要反映医师在完成一条服务过程中所使用的人力，所支付的设备费用、耗材费用、经常性费用和支持人员的薪水以及分期偿还医师所受专业培训的机会成本（amortization for special training，AST）。其中，AST 是指医师由于接受培训而放弃工作挣钱的机会，不同专业所属的专业知识范围，培训时间不同，所产生的机会成本也有所不同。当前，PE 测量方法主要以现有研究资料为基础，以普通外科为标准，测算出每一专科的相对业务成本指数（relative special practice costs，RPC）。

（3）第三投入要素是职业责任保险（professional liability insurance，PLI）：

主要反映与医疗服务相关的相对风险和专业责任，是不同专业医疗事故责任保险费的均值。

PW、RPC、PLI 三个指标共同确定了医师医疗服务中的工作量相对价值单位系数。另外，不同地方的执业成本、患者数量以及医疗事故保险费赔付比例有所差异；这些差异也应当被考虑在内，并确定与地区相匹配的调整因子（geographic adjustment factor，GAF）。已有研究表明，医师工作总量的地区调整因子（GAFw）可以通过人口普查数据获得专业人员收入的地区差别系数；执业成本的地区调整因子（GAFp）主要考虑不同地区经济发展水平，物价水平及雇员工资的地区差异等；职业责任保险的地区调整因子（GAFi）则要反映医疗事故责任保险费的地区差别系数。因此，RBRVS 的数学计量模型为：

RBRVS=（TW × GAFw）+（PE × GAFp）+（PLI × GAFi）

2. 货币转换因子的计算

其次，由于 RVU 是一个相对数，在具体测算每一个诊疗项目要支付给医师的费用时，需要知道每一个单位项目相对价值的价格，这个“单价”一般被称为货币转换因子（conversion factor，CF，又称费率常数）。将每一诊疗项目的相对价值 RVU 与 CF 相乘，即可推算出每一个诊疗项目所需要支付的酬金费用。CF 的计算需要收集医院上一年度和近期连续 12 个月以上的数据，包括既往薪酬、可控成本、业务收入和项目数量等，结合绩效薪酬预算控制，利用归因分析、数据拟合技术、线性规划等数学统计工具进行测算，依赖于医院较强的信息化和数据处理能力。

3. 可控成本与绩效挂钩

再次，RBRVS 不同于全成本核算模式，主要将可控成本而非全部成本与绩效挂钩。这样一来，一方面科室不用承担其无法控制的成本因素，另一方面科室可以对可控成本进行控制以节约更多成本。RBRVS 可控成本与绩效挂钩的方式有可控成本总量直接参与分配、可控成本以管理绩效形式参与分配（管理绩效 = 实际可控成本 − 目标可控成本）以及考核指标得分参与分配等三种方式。

4.RBRVS 模式下的绩效奖金计算

最后，以 RBRVS 模式计算的绩效奖金公式为：绩效奖金 = 诊疗项目 RBRVS 点数 × 项目数量 × 点值。

（三）RBRVS 的优点和局限性

RBRVS 项目点值综合了医师劳动强度、风险和技术含量等因素，改变了长期以来公立医院绩效奖金分配与科室创收挂钩的逐利倾向，转而体现医疗服务项目中医务人员的劳务价值；此外，RBRVS 体系易于本土化，新开展或者需调整的项目点值可通过专家咨询等方法确定，项目体系的更新维护比较容易。

但是，RBRVS 体系也存在一定的局限性：① RBRVS 单纯考量不同诊疗项目的相对价值，并未将医师个人能力、医疗服务质量、疾病复杂程度、个体诊疗过程中存在的不同风险等要素有效纳入体系当中，忽略了不同医师的能力差异及同一医师完成不同项目时的质量差异，未考虑相同医疗服务项目下不同患者的疾病严重程度和复杂程度等，这可能给医院带来医疗质量方面的风险。②一些医院在确定医疗服务项目的 RBRVS 点数时，直接按照医疗项目价格进行换算，RBRVS 点数与项目价格正相关。但是，目前医疗服务项目价格尚不能真实反映医务人员劳务价值的现状，这样简单地按收费价格转化为项目点数的方式，实际违背了 RBRVS 的设计初衷，绩效奖金分配依然与收入挂钩。③ RBRVS 的绩效奖金分配方案中，一些新技术由于当前应用较少其项目计点比例较高，这可能会诱导医师的医疗行为从过去的"大处方、多检查"型过度诊疗向追求"技术高新尖"诊疗转变。④ RBRVS 并不能体现管理绩效，为了强化激励，实施 RBRVS 奖金计算模式的医院往往将能归属到个人操作的项目直接计算至个人，这使科室奖金的可统筹分配空间缩减，科室从事管理及辅助工作的医务人员的绩效奖金分配会受到影响，不利于科室整体管理及发展。

七、疾病诊断相关分组

（一）DRGs 概述

DRGs 是按照国际疾病分类（ICD）的诊断和操作码，基于住院患者个人特征，如患者年龄、性别、临床主次要诊断、病种、住院时间、患者严重程度、护理依赖程度及并发症等因素，将临床特征相似、住院时间和消耗资源的相同的患者分入大约 600 个诊断相关组，然后以组为单位打包确定价格、收费和医保支付标准，通过制订统一的疾病诊断分组和分组定额支付标准，实现医疗资源利用标准化。

DRGs 按照病例组付费标准向医院支付费用，合理结余部分归医院，超出部分由医院自行承担。这种付费制度迫使医院主动缩短住院天数，规避诱导性医疗费用支出，以降低成本和提高医疗服务质量。

DRGs 最早应用于美国。耶鲁大学卫生研究中心通过对来自康涅狄格州、宾夕法尼亚州及新泽西州的 160 家医院 70 万份病历进行分析研究，通过主次要诊断和项目、主要手术和患者年龄等要素，把疾病分成 492 个诊断组，提出了一种新的住院患者病例组合模型。此后，经过多次修正改进后，2000 年美国卫生系统正式采用 DRGs 解决医院费用支付的相关问题。

我国从 20 世纪 90 年代开始研究适合中国国情的病例组合方案。1991 年北京医院管理研究所引进了美国 DRGs 最新版本 AP-DRGsVM，基于北京当地 10 家综合三甲医院从 1991 年 5 月至 1992 年 4 月的 10 万份病历，对 DRGs 的应用进行了可行性分析。2008 年研究者开发出 BJ-DRGs 分组系统（1.0 版本），正式应用于北京医院医疗服务绩效的评价。2015 年，国家卫健委正式指定北京市公共卫生信息中心作为国家 DRGs 质控中心，开展全国 DRGs 研究与推广工作。2019 年医疗保障局正式发布由国家层次统一设计、制订的 DRGs 技术规范与分组方案（CHS-DRG），主要统一制订了用于医保支付的 26 个诊断大类主要疾病分类，376 个核心 DRGs。DRGs 形成之初是应用在医疗保险支付中，随着其进一步发展成熟，逐渐在医院内部质量控制、成本管理、绩效奖金分配等方面得到应用。

当前，我国公立医院主要采用的绩效工资计算模式主要是收支结余法和基于 RBRVS 的绩效奖金分配，但是这些模式均存在不足，不能完全满足医改要求；尤其是实行了 DRGs 收付费的地区，因 DRGs 结算与传统按项目付费的结算方式不同，为传统的与收费项目密切关联的医院绩效奖金核算带来了冲击和挑战。

（二）DRGs 在医院绩效管理指标中三个维度

纵观各国的 DRGs 一般应用于两大领域：医疗费用管理和医疗绩效管理。这里，本书着重介绍 DRGs 在医疗绩效管理中的应用。

DRGs 在绩效管理中的应用中，主要包括 DRGs 组数、DRGs 总权重、病例组合指数、时间效率指数、费用效率指数、低风险组死亡率这 6 个核心评价指标。根据各个核心指标的定义，将上述 6 个指标分别归入以下 3 个评价维度，即医疗服务产出、医疗服务效率以及医疗服务质量。

第一是医疗服务产出，包括主要疾病分类（major diagnosis category, MDC）、DRGs 组数、总权重、相对权重和病例组合指数（CMI）。DRG 组数可以用于评价同类型不同医院的诊疗能力，不适用于医院内部单一科室的评价，但是，可以用来评价同医院多个同类科室的诊疗能力。CMI 值一般被当作系数，用于调整同一家医院内不同科室出院人次的权重。CMI 值本质上是病种收费水平的体现，只与收治的病例类型有关，它能有效反映科室所收治的病种和病例疾病危重程度、抢救诊疗难度的不同，还能有效反映科室收治能力和技术水平的高低。CMI 值是一个相对数，能够进行横向比较，保障医院内部绩效评价的公正性，同时能够引导科室积极调整病种结构，提高科室重病治疗技术水平。除 CMI 值以外，医院还可以直接使用权重作为科室绩效工资的计算依据。

具体计算方式为：科室绩效工资 = 每出院人次绩效单价 × 该科室出院病例 DRGs 组权重。其中，出院病例总权重不等于出院患者数，它是通过 DRGs 风险调整后的服务产出量，更能反映出真实的医疗服务量。

第二是医疗服务效率，利用费用消耗指数、时间消耗指数来衡量。当费用消耗指数或时间消耗指数大于 1，表示医疗费用较高或住院时间较长；在此情况下，医院应当缩短患者平均住院日，减少过度医疗，降低医疗成本。

第三是医疗服务质量，利用低风险组和中低风险组的死亡率来衡量。用中低风险组死亡率来衡量的原理是，病例并不危重；一旦发生死亡，意味着死亡原因很可能不在疾病的本身，而在临床或管理过程。因此，对一般病例的死亡医院要引起重视，进行病例讨论，提高医疗诊断水平。值得注意的是，低风险组死亡率是一个结果质量指标，用于月度评价时波动较大。（表 9-2）。

表 9-2 DRGs 综合评价常用指标

维度	指标	指标含义	说明
医疗服务产出	DRGs 组数	指治疗病例所覆盖疾病类型范围，表示医院治疗疾病的范围	一个疾病一个 DRGs 组，DRGs 组越多，表示医院的医疗服务宽度越宽，诊疗范围越广
	DRGs 相对权重（RW）	反映各 DRGs 组疾病的严重程度和医疗资源消耗状况	计算公式：某 DRGs 的权重 = 该 DRGs 组内病例的例均费用 / 本地区全体病例的例均费用（表 9-3） 权重越大说明该病组难度越大
	DRGs 总权重	反映医院住院医疗服务总量	计算公式：总权重 =∑（某 DRGs 权重 × 该医院（科室）该 DRGs 病例数） 总权重越大，医院（科室）医疗服务产出越大
	病例组合指数	反映收治病例的平均技术难度	计算公式：CMI= 该医院（科室）所有的出院患者 DGRs 总权重 / 该医院（科室）全体病例数（表 9-4） CMI 值 >1，说明手术及诊疗难度相对高；CMI 值越大，科室病种构成越复杂，收治病例平均技术难度越高
医疗服务效率	费用效率指数	反映治疗同类疾病费用相对水平	计算公式：∑（各 DRGs 组费用比 ×DRGs 各组病例数）/ 全体病例数 费用消耗指数 <1，表示医疗费用较低
	时间效率指数	反映治疗同类疾病时间相对水平	计算公式：∑（各 DRGs 组平均住院日比 ×DRGs 各组病例数）/ 全体病例数 时间消耗指数 <1，表示住院时间较短
医疗服务质量	低风险组死亡率	反映低风险病例发生死亡的概率	

资料来源：依公开资料整理。

表 9-3　DRGs 相对权重计算示例

DRGs 组	例均费用	病例数	总费用
G_1	X_1	Y_1	$X_1 \times Y_1$
G_2	X_2	Y_2	$X_2 \times Y_2$
G_3	X_3	Y_3	$X_3 \times Y_3$
G_4	X_4	Y_4	$X_4 \times Y_4$
G_5	X_5	Y_5	$X_5 \times Y_5$
合计	—	$\sum Y_i$	$\sum (X_i \times Y_i)$

注：G_1的权重$=X_1/(\sum(X_i \times Y_i)/\sum Y_i)$

表 9-4　CMI 值计算示例

DRGs 组	病例数	DRGs 权重	病例数 × DRGs 权重
G_1	X_1	Y_1	$X_1 \times Y_1$
G_2	X_2	Y_2	$X_2 \times Y_2$
G_3	X_3	Y_3	$X_3 \times Y_3$
G_4	X_4	Y_4	$X_4 \times Y_4$
G_5	X_5	Y_5	$X_5 \times Y_5$
合计	$\sum X_i$	$\sum Y_i$	$\sum (X_i \times Y_i)$

注：该医院（科室）$CMI=\sum(X_i \times Y_i)/\sum X_i$

基于上述维度和指标，DRGs 应用于医院内部绩效管理主要有两种方式：一种是将 DRGs 指标构建一个独立的综合评分体系，并以综合评分来考察科室绩效，或在绩效工资预算总额既定的前提下，以科室综合得分和全院总得分的比值为依据，计算某科室绩效。第二种是仍以工作量或收支结余为基础的绩效奖金分配模式为主体，再结合 DRGs 综合指标来进行绩效奖金分配及管理。

（三）DRGs 的优点与局限性

1. DRGs 的优点

首先，DRGs 能够将疾病的严重程度和复杂性、医疗服务质量、患者治疗结果等要素纳入绩效管理体系当中，不仅考虑了医师的工作数量与质量，更能科学地衡量服务对象的疾病严重程度和医疗服务质量，较好地体现了医师的技术能力和风险水平，无疑提高了医疗工作内部绩效评价的公平性。

其次，DRGs 是医院公益性评价的有效手段。随着医改和分级诊疗工作的推进，医院回归公益性，重视社会效益已成为必然要求；DRGs 将费用消耗指数等指标与医师绩效挂钩，一旦费用过高则会影响医师绩效评价，能够有效控制患者费用的不合理增长，实现外部公平性。

最后，DRGs 绩效方法具有良好的融合性。DRGs 不仅能单独作为住院医疗服务能力、效率的评价指标体系使用，也能与收支结余法、RBRVS 等绩效考评工具结合使用，甚至可以作为核心指标和医院其他关键指标一起为构建 KPI 指标体系，应用于医院绩效考核和评价方面，具有非常友好的融合性。

2. DRGs 的局限

第一，编码和信息技术的现状与要求有差距。DRGs 技术对相关的诊疗编码具有较高的要求，强调诊疗编码技术的系统化以及标准化，同时还需要对其医疗信息系统的相关内容进行不断的完善；因此，医院仍需要围绕 DRGs 技术的应用进行信息化建设升级。

第二，数据准确性的现状与要求有差距。DRGs 数据完全依赖病案首页，主要诊断名称、手术操作、合并症与并发症等资料的错填、漏填直接影响着 DRGs 数据的准确性，此类问题专业性强，也非分组漏洞，且在各个专科领域广泛存在，对 DRGs 绩效分析结果的可靠性会产生不利影响。

第三，DRGs 主要面向住院服务的绩效评价，门诊、护理和医技科室不适用，也无法对科室未入组情况进行绩效评价；同时，对于住院天数长或预测治疗费用高于 DRGs 支付标准的一些特殊情况患者，可能会导致医师不愿意接收重症患者。

参考文献

[1] 国务院办公厅. 国务院办公厅关于加强三级公立医院绩效考核工作的意见(国办发〔2019〕4号)[Z].

[2] 李娟. 基于KPI等多种管理方法下的公立医院绩效考核探讨[J]. 人力资源开发, 2021(22): 29-30.

[3] 任娜, 陆骊工. 三级公立医院内部绩效考核指标体系构建及应用效果研究[J]. 现代医院, 2021, 21(9): 1397-1399.

[4] 张凯. 公立医院内部绩效考核与SMART原则[J]. 中国医药科学, 2018, 8(14): 254-257.

[5] 郭永瑾, 陈建平, 高解春, 等. 大型公立医院内部绩效考核体系发展研究[R]. 上海：上海申康医院发展中心, 2015.

[6] 王秀龙. 公立医院绩效考核体系研究 ——以深圳市A医院为例武[D]. 武汉：华中师范大学, 2018.

[7] 方振邦. 医院绩效管理[M]. 北京：化学工业出版社, 2016.

[8] 赵彦昌. 我国公立医院绩效考核体系的研究[J]. 财经界, 2020(29): 255-256.

[9] 陈晔, 董四平. 我国三级公立医院绩效考核指标体系解读与评析[J]. 中国卫生政策研究, 2020, 13(2): 19-25.

[10] 国家卫生健康委办公厅, 国家中医药局办公室. 关于启动 2019 年全国三级公立医院绩效考核有关工作的通知(国卫办医函[2019]371 号)[Z].

［11］吴淑玲, 戎利民, 巫媛莹, 等. 三级公立医院科级绩效考核指标体系的构建［J］. 现代医院, 2020, 20(1): 56-59.
［12］牛春晖, 曹永鹏. 新建三级公立医院绩效考核指标体系构建的重要性及策略思考［J］. 当代会计, 2021(15): 156-158.
［13］高婧媛, 韩建峰, 马欣, 等. 基于公立医院绩效考核的目标管理体系构建与实施［J］. 中国医院管理, 2021, 41(8): 47-50.
［14］张莹. 朱胤. 医院绩效管理［M］. 北京：清华大学出版社, 2021.
［15］张琦. 以RBRVS为基础的公立医院绩效考核体系临床效果分析［J］. 行政事业资产与财务, 2020(9): 23-24.
［16］温美林, 颜涛, 徐飞, 等. 基于RBRVS理论的绩效改革探索与实践［J］. 中国医院管理, 2021, 41(12): 84-87.
［17］高悦. DRGs助力绩效管理［J］. 中国医院院长, 2013(19): 58-59.
［18］王志刚, 潘莉, 蔡静. RBRVS和DRGs与医院常用绩效评价方法的比较研究［J］. 中国医疗管理科学, 2016(1): 14-22.
［19］杨莉. DRGs应用于医院绩效管理的实践与思考［J］. 医学教育管理, 2017(5): 392-396.
［20］许红星, 赵丽. DRGs应用对医院绩效管理的作用［J］. 经济师, 2020(9): 243-244.
［21］陈倩, 秦明伟, 周炯, 等. DRGs在医院绩效管理中的应用［J］. 中国卫生质量管理, 2019, 26(2): 40-42.

第十章　公立医院绩效评价

第一节　公立医院绩效评价的概念及意义

一、公立医院绩效评价的概念

绩效管理包含计划、实施、评价和反馈等多个环节，是组织围绕绩效开展的一系列管理活动；其中，绩效评价是医院绩效管理中的重要环节。从发展历程来看，绩效评价（performance appraisal，PA）又称为绩效考核，是指管理者对组织结构的工作采用特定的指标体系，通过对照统一标准，运用一定的方法准确测量他们所取得的业绩和效益，将组织客观的绩效水平转变为完整的绩效消息，为管理者改进个人和组织绩效提供决策依据。

医院绩效评价就是通过运用科学、规范的管理学、财务学和数理统计学等方法，对医院一定时期内的经营状况、运营效益和经营者业绩等进行定量与定性的考核、分析，作出客观、公正的综合评价。通过绩效评价了解医院的行为、活动与程序所表现出来的结果或成果，通过绩效评价结果或成果衡定医院是否能够满足患者和社会的期望与需求，是否符合卫生区域规划或科学管理原则，为医院实现组织战略目标提供科学的管理决策依据。

二、公立医院绩效评价的意义

（一）国家层面

在我国，对公立医院及其负责人进行绩效评价是政府部门监督管理疗机构的重要手段，是衡量医疗机构政策执行完成度的有效方式。绩效评价结果可作为公立医院发展规划、重大项目立项、财政投入、经费核拨、绩效工资总量核定、医保政策调整的重要依据。同时，卫生行政主管部门对公立医院及其负责人进行绩效评价，能够引导医院改革完善内部绩效考核办法，掌握医院的运行状况和管理水平，促进医院维持公益性的社会定位，合理配置医疗资源，提高医疗卫生服务能力和质量，促进医院健康可持续发展。

（二）组织层面

医院实行绩效评价是组织管理过程中必不可少的工作，医院绩效评价是医院管理者实现医院远景和战略目标的有效手段。一方面，医院对员工开展的绩效评价结果与职业发展、薪酬分配等挂钩，有助于调动医务人员积极性，持续改进绩效；通过具体的绩效评价能够引导医院员工的行为，使其朝着医院的战略目标靠近。另一方面，医院绩效评价能够促使管理者及时发现问题，立即采取行动；通过沟通和反馈形成有效的持续改进循环，不断提升医院绩效水平。

（三）个人层面

公立医院绩效评价与医务人员的岗位聘用、职称晋升、个人薪酬挂钩。根据公立医院绩效考核的结果，能够指导医院调整完善内部绩效考核制度和薪酬分配方案，推动医院对收入进行合理分配。在收支平衡、略有结余的情况下，通过“两个允许”（允许医疗卫生机构突破现行事业单位工资调控水平，允许医疗服务收入扣除成本并按规定提取各项基金后主要用于人员奖励），将收入进行再次分配，提高医务人员的技术劳动价值，充分调动医务人员的积极性、创造性，合理保护医务人员的合法权益。

第二节 我国公立医院绩效评价的层次

一、公立医院绩效评价的类型

从评价类型来看，目前我国公立医院的绩效评价可以分为外部评价和内部评价。

（一）外部评价

外部评价是指将整个医疗机构作为评价对象。在我国，外部评价主要采取由中央政府推动，地方政府作为实施主体，兼顾第三方社会组织参与的绩效评价模式。为推动公立医院更好地落实医改政策，明确医院功能定位，促进医院精细化管理，2015年，原国家卫生和计划生育委员会等四部委共同发布了《关于加强公立医疗卫生机构绩效评价的指导意见》（国卫人发〔2015〕94号），提出要建立健全公立医疗卫生机构的绩效评价机制，明确了对医疗机构负责人及相关人员绩效评价的内容，指导各级各类公立医疗机构完善对工作人员的绩效评价。这是我国首次在国家层面指导公立医疗机构规范绩效评价内容，完善考核指标体系。随着我国对绩效管理政策的不断探索，为强调公立医院的公益性，提高医疗服务效率，引导公立医院高质量发展，正式启动了国家层面的公立医院绩效考核工作。2019年以来，全国先后启动了三级、二级公立医院绩效考核工作，国家对公立医院的考核正式落地。三级公立医院绩效考核体系由医疗质量、运营效率、持续发展和满意度评价组成，以数据信息考核为主，必要的现场复核为辅，利用“互联网＋考核”的方式采集客观考核数据等方式来确保考核结果真实客观。二级公立医院的绩效考核体系在三级公立医院绩效考核指标体系框架的基础上，减少了考核指标，主要结合医院的实际情况，按照“采集为主，填报为辅”的原则进行考核。

（二）内部评价

内部评价主要由科室评价和个人评价组成。内部评价通常是在绩效考核制度的指导下，结合定量和定性考核两种方式对医院员工进行整体评价。通常内部评价要注意三方面的问题：一是考核制度的制订，二是考核系数的设定，三是考核结果的运用。在制订考核制度时，由于公立医院各科室的职能不同，不同科室在病种、手术级别、技术含量、风险程度、工作负荷、管理难度、经济贡献等存在差异，医院要根据各科室的职能特点划分，结合医院发展的现状、功能定位和战略目标，制订能够涵盖不同类型的科室的绩效考核方案，使其更具有针对性和实用性，便于实施。在开展考核之前，医院应逐级设定不同层次的绩效考核系数。考核系数主要分为三个层次：第一层是不同考核系列的考核系数，即医院根据岗位划分的不同考核系列，如医师系列、医技系列、护理系列、行政后勤系列等。第二层是岗位考核系数，即根据员工所在岗位级别的不同而划分的岗位系数，如住院医师、主治医师、副主任医师、主任医师。通常情况下，岗位级别是根据员工个人的教育背景、工作经验、专业经历、综合能力等方面进行划分，通过确定同一系列内不同岗位级别的绩效考核系数，在纵向上拉开相同岗位不同经验水平员工的收入差距。第三层是科室考核系数，根据每个科室对医院经济贡献及战略价值的不同来确定科室的考核系数。在确定完考核系数后，便可以通过计算加权绩效系数来完成内部绩效考核中的定量考核部分。具体步骤为：将上诉的科室系数、岗位系数和员工所处的系列的系数相乘，便可得出个人绩效考核定量部分的加权系数，再用加权系数与对应的考核内容相乘，便可得出定量部分的考核结果。

在考核结果的运用上，由于内部评价结果与医务人员的岗位聘用、职称晋升和个人薪酬挂钩，特别是在薪酬分配上占据主导地位，在进行绩效奖金分配时，医院要根据科室在医院中的整体贡献和地位，尽可能地保证每个科室都有医务人员参与全院科室系数评价工作，按照科室系数评价工作的标准、程序和技术方法等形成科室系数评价的标准化流程和规章制度，指导医务人员参与科室系数评价，科学确定不同的绩效奖金分配系数。总之，医院内部评价要在总体上要体现岗位差异，通过分级分类考核方式合理拉开考核档次，建立“多劳多得、优绩优酬”的薪酬分配制度，体现医务人员的劳务价值，促进收入分配更加科学、公平。

二、公立医院的绩效评价主体

评价主体是指对评价对象作出评价的人或机构。外部评价中的政府部门、第三方评估机构、供应商和客户就属于评价主体。在内部评价中，我国公立医院的绩效评价主体主要由上级、同事、下级、本人及人力资源等部门的人员组成，通过不同级别相关工作者进行评价反馈来区分自我认知和其他工作相关者评价的偏差，达到 360° 绩效评估的目的。随着公立医院绩效考核政策的推行，部分医院也将患者满意度评价结果纳入医院绩效评价体系。

（一）上级评价

上级评价主要由医院员工的直接上级做出的评价，包括工作内容、工作态度、工作业绩等。目前，上级评价是大部分医院最常用的评价方式之一，这是由于直接上级是最熟悉下属工作情况的人；对于上级而言，这种评价方式有助于他们监督和引导员工的行为，加强部门管理。

（二）同级评价

同级评价是指由同事互评绩效的方式。在实际工作中，有的上级与下属相处的时间和沟通机会较少；相对而言，下属之间更了解彼此的工作情况。在这种情况下，同级之间的互评就更加客观，能够对上级评价的情况进行补充，有助于形成更全面的个人绩效评价。值得注意的是，有学者和管理者提出，同级之间可能因为在利益上产生的冲突导致在评价中不客观考虑绩效而给出较低的评价；同时，也可能存在工作中相互标榜、串通起来给予对方较好的绩效评价，导致同级评价的结果可信度较低。

（三）本人评价

本人评价即自我评价。一般来说，自我评价的结果通常会与上级评价有出入。与上级或同级的评价相比较，员工经常会给予自己较高的分数。因此，医院在使用自我评价时，应与上级评价结合起来使用，并在自我评价的指标设计上，将各类评价得分配上百分比权重以保证得分结果的真实客观。另外，上级评价和员工自我评价存在的差异可能会导致上下级双方立场的僵化，在使用自我评价时要尤其注意。

（四）下级评价

下级评价属于向上反馈。下级评价能够从新的角度了解管理者的管理风格和能力，有人力资源专家认为，下属对上级的评价，会对其管理才能的发展有很大的裨益，有助于上级发展潜能的开发和管理能力的提升。但是，在下级评价中需要注意以下两种情况：一是被评价对象可能因为担心自己的一些行为（如批评下属）会导致下属在作出评价时实施报复，从而在工作中放纵下属，疏于管理。二是下属可能担心自己对上级提出的评价被上级知晓后对自己之后的工作不利，从而只给出示好的评价，缺乏真实有用的评价。

综上，不同级别、不同渠道获取到的评价可能并不是完全真实客观的，因此，在选择考评主体时，必须充分考虑不同角色参与评价的优缺点，多角度分析，采取不同考评主体相互结合的方式，从而获得全面、客观的评价结果。

（五）患者和供应商评价

目前，我国主要将患者满意度作为患者评价的依据，从侧面反映出医院在各个环节涉及的部门和医务人员对工作态度和表现。将患者评价纳入绩效考核体系中有助于引导和改变员工的行为，从而促进员工更好地为患者提供服务。另外，如果将供应商提供的反馈信息纳入与供应商联系较多的部门的绩效考核内容，会让考核内容更加全面，同时也有助于相关的科室持续改进。

三、公立医院的绩效评价层次

公立医院绩效评价层次可以从横向和纵向进行划分。横向上包含对临床医师、医技人员、护理人员和行政后勤管理人员的考核，纵向上包含对员工个人、医疗组和科室的考核。随着 DRGs 绩效考核方法的普及，目前医院的绩效评价可以分为基本考核和专项考核。基本考核从纵向递进，纳入横向不同人群考核的指标比重，包括科室绩效考核、医疗组绩效考核、个人绩效考核。专项考核以项目为抓手，分别从医疗质量、运营效率、持续发展和满意度评价四个维度展开评价，包括重点病种质量控制、人才梯队构成、项目经费占比、手术内涵评价、收入和支出情况、患者和医务人员满意度等，重点关注提高服务效率、强化专科特色、提升诊疗难度、创建学科品牌等，着重显现公立医院绩效的“精细化”管理。

（一）基本考核

1. 科室绩效考核

这种考核方式主要是从科室层面出发，根据各类科室工作的技术含量、风险程度、工作符合、经济贡献、管理难度等方面的差异，在评价指标上设计不同的权重系数。根据我国公立医院岗位的设置特点，主要可以划分为临床科室、医技科室、行政科室、后勤保障科室、特殊科室。在设置权重系数时，应考虑到儿科、新生儿科、病理科、重症医学科等需要医院政策倾斜的特殊科室，可按人头给予和医院平均奖同比例浮动的基本奖，再对其相应的工作量进行考核。在此基础上，医院在进行绩效奖金分配时，还需要根据不同岗位系列的工作性质，设定科学可行的绩效评价体系；同时，也要关注到一类特殊人群的绩效考核方式，即医院管理层和核心人员，包括院领导、中层干部以及学科带头人、领军人才等核心人员（表 10-1）。

（1）院领导：院领导作为医院高层管理者和决策层，是医院实现战略发展方向和带领医院发展的关键人物。目前，大部分医院的院领导由卫生行政部门单独考核。

（2）中层干部：中层干部主要为临床医技科室主任、总护士长和行政职能处室负责人等。为激发中层干部的工作积极性，加强科室管理，医院可单独考核中层干部，这将有利于监督医院整体战略目标的实施。

（3）核心人员：为体现人才价值，医院可以将学科带头人、领军人才等有突出贡献的人员单独划分出来作为核算单元进行考核，制订对应的绩效考核体系并实行年薪制。

2. 医疗组绩效考核

在临床科室内部，又可以根据主诊医师负责制进行分组。主诊医师负责制（attending in charge）是指在科主任的领导下，由主诊医师、主管医师、主治医师和住院医师等人员组成的医疗小组，负责患者的接诊、住院、诊疗操作以及出院、随访等一系列工作，从而为患者提供全程优质诊疗服务的临床医疗管理模式。目前，大多数医院根据主诊医师进行科室内医疗小组划分，将主诊医师和主诊组的业绩挂钩，根据不同医疗小组的贡献拉开收入差距，从而激发医院员工的工作积极性。

表 10-1　基于医院不同岗位系列的绩效考核内容

岗位系列		绩效考核内容
医院管理层和核心人员	院领导	对院领导的考核应将医院落实政策的情况、政府指令性任务的完成情况、医院运营管理、医院资产管理、医保支付、医院评审评价、医院绩效考核结果、员工满意度、社会满意度等纳入考核框架;应将收支预算、专科优势、学科建设、病种难度和手术难度等纳入考核内容
	中层干部	对临床医技科室及护理中层干部的考核：既要兼顾科室管理成效（临床学科评估、科室综合绩效考核得分、科室获得奖励情况）、科研成果，还应包括个人临床任务完成情况等 对行政职能处室中层干部的考核：应包括执行力情况（政府指令性任务完成情况、医院决策层部署事项的完成情况）处室综合绩效考核得分排名、主管院领导评价、同级和下级评价、处室年度获奖情况、综合绩效考核奖励分配能力、在医院重大事件中的表现、管理专业成就等
	核心人员	医院可以将学科建设、科室管理、自身业务发展、科研情况、工作业绩等纳入医院核心人员的绩效考核指标体系中，综合考核核心人员绩效
临床医生		医院应基于医疗质量、科研成果、教学成果、工作量、综合评价、患者满意度、医德医风等内容建立临床医生的绩效考核指标体系。其中，最难核定的工作量主要是通过对临床科室类别、诊疗项目难度、病种和手术的难度、风险承担以及工作时间等方面进行评估和量化处理获得，一般包括门诊人次、住院人次、转科人次、实际占用病床日、危重患者时数、手术台次、手术类别、手术费用、专科项目等
护理人员		医院应根据科研成果、教学成果、工作量、综合评价、患者满意度、医德医风等内容建立护理人员的绩效考核指标体系。其中，可将护理人员项目执行的数量（每床日护理时数）、护理项目类别和难度以及护理人员的工作质量作为护理人员工作量的考核指标，一般可包括病床使用率、出院人次、转科人次、平均住院日、实际占用病床日、次级护理、特殊岗位工作量等
医技人员		医院应将医技科室岗位工作量（化验、检查和治疗的人次和收费项目、体检、实际占用床病日等）和工作质量（检验、检查报告与临床诊断符合率、重大差错发生率等）、成本控制、工作效率等作为医技人员的主要绩效考评指标
行政管理人员		行政科室可以采用关键指标法，根据各类科室的职责和医院管理需求确定关键考核指标，通过相关科室对其工作质量的评价、上级评价以及科室成本控制等内容建立考核评价体系
后勤保障人员		医院后勤保障部门涉及医院运营管理的方方面面，比如水、电、气、暖、氧气等能源保障、物业维护运行、交通运输管理、绿化养护、被服洗涤消毒、导医服务等。因此，对后勤保障人员的绩效考核，应重点突出服务效率、日常巡视和成本节约等指标

3. 个人绩效考核

有研究指出，工作态度是工作能力向工作业绩转换的调节变量，个人的工作绩效既受工作能力的影响也受到工作态度的影响，工作业绩评价和工作态度评价内容是相互联系、相互影响的（图 10-1）。因此，在对个人进行绩效考核时，应同时关注工作业绩和工作态度。其中，工作业绩可以从定量的指标中进行监测和获取，主要提取前面表 10-1 中建议的考核内容。工作态度评价主要由上级评价、同级评价、下级评价、自评和患者评价组成，通过 360° 考核法全方位了解员工的工作态度和积极性。需要注意的是，态度评价时只考虑被评价者的工作完成情况，比如工作完成是否及时、高效，对待工作的态度，在工作中是否有干劲、有热情以及是否遵守各种规章制度等。

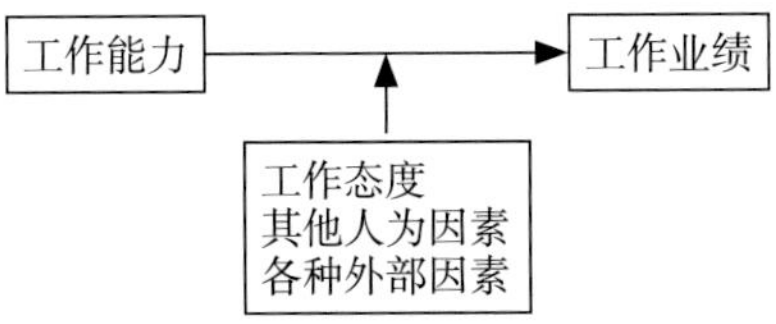

图 10-1　工作态度与工作业绩、工作能力关系图

（二）专项考核

医院是特殊的行业，不同科室、岗位的构成复杂，涉及的内容广泛。仅通过基本考核并不能体现出不同科室、不同岗位之间的差异。过去的绩效考核模型主要采取以“收支结余”为基数的绩效考核分配方式，仅针对上下级的评价或者岗位划定系数，缺少对病情、病种以及工作量和工作难度的考虑，随着 DRGs 等新的考核方法的应用，目前，医院绩效考核已经开始融入专项考核。目前，专项绩效考核主要有医疗质量、成本控制、病种和手术难易程度、护理难度等内容。

1. 医疗质量

医疗质量的考核主要有质量管理、医疗规范、医疗核心制度、医疗安全管理和医疗文书管理等内容。近几年，国家大力推行 DRGs 付费方式，不少医院开始将 DRGs 应用到医疗质量控制，采用 DRGs 中的 CMI 值、DRGs 组数、DRGs 总权重、低风险死亡率、中低风险死亡率等指标对科室、员工个人的医疗服务质量和安全进行评价。DRGs 的运用使绩效奖金分配的参考系更加客观透明，也增加了不同医院、科室、医疗组、个人之间的横向可比性。

2. 成本控制

近年来，随着医院规模不断扩大，医院成本控制工作成为难点。在医院绩效考核中，如果将成本控制作为一项关键的绩效考核指标，不仅可以引导科室控制可控成本、合理降低业务成本，增加业务结余，还有利于优化资源配置，提高运营效率，降低医疗服务环节中不必要的消耗。成本控制效率可将科室作为独立单位进行计算，将节约的成本折算成绩效反馈给科室员工。

3. 病种和手术难易程度

在 DRGs 付费模式下，收治的病种类型和难度将影响医保支付；因此，大部分医院根据功能定位，已经开始引入病种绩效专项考核机制，在完善基本绩效考核体系的基础上，加大对重点病种、大型手术以及病种难度等内容的绩效考核力度。针对病种难度以及学科发展需求，医院可以个性化编制医院重点病种目录，逐年更新专科重点病种，实行分类绩效考核。例如，A 类重点病种的考核指标体系，可涵盖专科影响力、工作量、费用结构、效率等指标，对其单独考核评价，考核结果与收入分配直接挂钩，并作为指导专科病种结构优化调整的量化依据。同时，通过推进基于手术内涵的大型手术绩效考核，可以引导医生积极诊治疑难危重疾病，积极开展三、四级手术来提高对重点病种的诊治能力。医院可以在完善医院内部大型手术目录基础上，重点加强高级别手术的激励，并对三、四级手术激励拉开差距，充分体现向开展高难度、高内涵手术倾斜的绩效导向。

4. 护理难度

在旧的科室绩效奖金分配模式下，护理人员的绩效和医师的绩效是捆绑在一起的；但是，实际的绩效分配指标更倾向于医师的工作量，针对护理人员的工作量、工作强度、技术水平、风险难度等无法得到客观衡量。特别是在一些慢病类科室及ICU，护理人员的工作量相对较大，如果不能对护理人员的绩效指标单独进行核定，就容易造成护理人员的奖金与实际工作负荷不配比，增加护理人员心理落差，从而导致护理人员流失、护理队伍不稳定。因此，医院应该针对护理人员的工作性质和特点，建立一套全院的护理垂直管理体系，将护理单元作为单独的核算单元，建立独立的奖金池和分配体系。在一些护理需求较大、护理难度较大、风险性较大的病种上增加一定的权重，在横向上拉开差距，提高不同级别护理人员的工作积极性。

总的来说，在国家二级、三级公立医院绩效考核指标体系的指导和推动下，医院正在不断完善内部绩效考核指标体系，逐步将国家公立医院绩效考核指标有机融入科室、个人绩效考核，实现“国家—医院—科室—员工”的政策效应传导链。

第三节　公立医院绩效评价的方法

科学有效地对员工进行绩效考核是人力资源管理的一项重要职能。在公立医院绩效评价中，仅采用常规的定量方法难以全面有效地衡量其绩效，通常需要结合多种方法开展绩效评价工作。因此，要做好绩效评价工作，就必须先了解和熟悉各种绩效评价的方法。目前，常用的绩效评价方法主要可以分为三大类：相对考核法、绝对考评法和描述法。

一、相对考核法

相对考核法是指在某一团体中确定一个基准，将团体中的个体与基准进行比较，从而评出其在团体中的相对位置的考核。目前，医院绩效评价中常用的排序法、比较法、区间法、强制分布法等就属于此类方法。

（一）排序法

排序法是指评价主体将自己对评价对象工作绩效的整体印象作为评价依据，按顺序进行排列，从而得出评价结果的方法。常见的排序法有直接排序法和交替排序法两种。

1. 直接排序法

直接排序法是最简单的排序法。评价者以自己对评价对象工作绩效的整体印象为依据，将所有评价对象按照等级排出顺序（表 10-2）。

表 10-2 直接排序法

顺序	等级	员工姓名
1	最好	赵
2	较好	钱
3	一般	孙
4	较差	李
5	最差	周

2. 交替排序法

交替排序法在具体的操作方法上与直接排序法略有不同，需要先将所有评价对象的名字先列出来，然后再根据绩效评价要素选出一个绩效最好的员工和一个绩效最差的员工，以此类推，直到将剩下的员工排完顺序为止。

第一步：列出人员。

赵、钱、孙、李、王、周、胡、许、戴、韩。

第二步：进行评价。

评价等级最高的员工：钱、李、王、戴、胡。

评价等级最低的员工：孙、赵、许、周、韩。

第三步：得出排序。

排序为：钱、李、王、戴、胡、韩、周、许、赵、孙。

（二）比较法

比较法是根据每个科室完成的工作情况，以完成状况最好的部门为基准，对指标进行评分；该方法不会超过满分。常见的比较法有配对比较法和人物比较法两种。

1. 配对比较法

配对比较法又称平行比较法或成对比较法，通过列出评价要素和评价对象，然后对他们进行一一比较得出排序。例如，对科室的 5 位员工协作能力进行评价，先将所有员工姓名按横向和纵向列出；然后用“+”（好）和“-”（差）标明谁好一些，谁差一些；最后，将每一位员工纵列的“+”（好）和“-”（差）相加，“+”（好）越多，说明其协作能力越强。注意：自己和自己不可比，应在对应表格中填“0”（表 10-3）。

表 10-3　配对比较法

比较对象	赵	钱	孙	李	王
赵	0	–	–	+	+
钱	+	0	–	+	–
孙	+	+	0	+	+
李	–	–	–	0	–
王	–	+	+	+	0

根据表 10-3 得出的评价结果显示，李的评价等级最高，孙的评价等级最低，说明李的协作能力最好，孙的协作能力最差。

2. 人物比较法

人物比较法也被称为标准人物比较法。在评价前，要先选定一个员工为“标准人物”，以他的各方面表现为标准，将其他员工与他相比较后得出评价结果（表 10-4）。

表 10-4　人物比较法

评价项目：业务知识　　　　标准人物：李

评价对象	A 非常优秀	B 比较优秀	C 相同	D 比较差	E 非常差
赵					
钱					
孙					
李					
王					

（三）区间法

区间法是根据目标值的区间范围，设置几个连续区间并赋予对应的得分标准。当指标值落在不同的区间时，按照所在区间的评分标准进行指标分数评定。

（四）强制分布法

强制分布法是指在绩效标准确定以后，按照一定的分配比例将被考核者分布到每一个绩效等级上去。例如，在年度考核时，规定优秀比例为20%，良好比例为30%，合格比例为40%，不合格比例为10%。

二、绝对考评法

绝对考评法是在被考核对象的集合以外确定一个客观标准，将考核对象与这一客观标准相比较，以判断其达到程度的考核方法。目标管理法、关键绩效指标法、平衡计分卡法就属于此类方法，常用于医院绩效考核体系的建立，详见第六章第四节“绩效考核管理工具及其应用”。三种常用考评方法的优缺点比较详见表10-5。此外，量表法、加分法、扣分法、目标参照法、点数法等也属于绝对考评法。

表 10-5　三种常用考评方法的优缺点比较

方法	优点	缺点
目标管理法	目标明确，管理有效，引导员工自我管理	强调短期目标，团队中个人目标分解困难，实施过程修改目标代价较大
关键绩效指标法	对关键事件的行为观察客观、准确，能够为更深层的能力判断提供客观的依据，对未来行为具有一种预测的效果	耗时耗力，对关键事件的定义不明确，不同的人有不同的理解，容易引起员工与管理者之间的摩擦
平衡计分卡法	使整个组织行动一致服务于战略目标，能有效地将组织的战略转化为组织各层的绩效指标和行动，有利于组织和员工的学习成长和核心能力的培养	指标体系较多，量化工作量大，耗时耗力

1. *量表法*

量表法就是将一定的分数或比重分配到各个绩效评价的指标上，然后由评价者根据评价对象在各个指标上的表现情况，对照标准对评价对象作出判断打分，最后汇总计算得出总分和最终的评价结果。目前，在医院中运用较为广泛的为图尺度量表法和行为锚定量表法。

（1）图尺度量表法：是指在确定绩效构成要素和规定绩效等级的基础上，针对评价对象从每一项评价要素中找出与实际相符的分数，然后对所得分数加总得出最终考核结果（表 10-6）。

表 10-6 某医院医务人员服务态度评价表

姓名： 科室： 职称： 职务： 评价时间：

项目	评价要素	评价尺度	实际得分	事实依据及评语
接诊	看到患者后能够主动问好，热情相迎，态度友善	优秀 良好 合格 不合格	100 ~ 90 89 ~ 80 79 ~ 60 59 以下	
检查	能够很快评估患者的心理状态，给予细致的检查，对所进行各种检查的理由给予耐心的解释说明	优秀 良好 合格 不合格	100 ~ 90 89 ~ 80 79 ~ 60 59 以下	
治疗	对检查结果、诊断情况能进行恰如其分的说明，充分考虑患者的生理、心理、精神与经济状况，选择最经济适宜的治疗方案	优秀 良好 合格 不合格	100 ~ 90 89 ~ 80 79 ~ 60 59 以下	
行业作风	不会出现违反职业道德行为，在每一个细节都注意维护职业形象，无不廉洁行为	优秀 良好 合格 不合格	100 ~ 90 89 ~ 80 79 ~ 60 59 以下	
……	……	……	……	……
		档次划分：	最终得分：	

（2）行为锚定量表法：是指将不同等级的绩效指标通过叙述加以等级量化，将描述法里的关键事件法和量化等级评价法结合起来进行评价。该方法的评价步骤包括获取关键事件、建立绩效评价等级、对关键事件重新加以分配、对关键事件进行评定和建立最终的绩效评价体系五个步骤。表 10-7 是对护理人员与患者沟通情况的考核举例。

表 10-7 行为锚定量表法：对护士的评价

姓名： 科室： 评价者： 评价日期：

评价指标：关心患者			
指标定义：积极结识患者，发现他们的需要，真诚地对待他们的需要并做出反应			
评价等级	（1）最好		
	（2）较好		
	（3）一般		
	（4）较差		
	（5）最差		
评价结果：			

2. 加分法

将每个科室实际完成的工作结果与目标值进行比较，并根据设置的评分标准对指标进行加分。计算公式如下：

正向指标：指标值≥目标值，指标得分 = 满分 +（实际值－目标值）/ 加分量 × 加分分值

指标值＜目标值：指标得分 = 满分－（实际值－目标值）/ 加分量 × 加分分值

负向指标：指标值≤目标值，指标得分 = 满分 +（目标值－实际值）/ 加分量 × 加分分值

指标值＞目标值：满分－（目标值－实际值）/ 加分量 × 加分分值

3. 扣分法

将每个科室实际完成的工作结果与目标值进行比较，并根据设置的评分标准对指标进行扣分；该方法不会超过满分。具体计算方式如下：

正向指标：指标值≤目标值：指标得分 = 满分－（目标值－实际值）/ 扣分量 × 扣分分值

指标值＞目标值：指标得分 =0

负向指标：指标值≥目标值：指标得分 = 满分－（实际值－目标值）/ 扣分量 × 扣分分值

指标值＜目标值：指标得分 =0

4. 目标参照法

将每个科室实际完成的工作结果与目标值进行比较，并将比较系数乘以 100 转化为指标得分；该方法可以超过满分。计算公式如下：

正向指标：指标得分 = 实际值 / 目标值 ×100

反向指标：指标得分 =（2 －实际值 / 目标值）×100

5. 点数法

基于诊疗项目操作难度、风险等计算每个项目的点数。例如，将病种（病组）、床日、项目等各种付费单元以点数形式体现相对比价关系，以各定点医疗机构提供服务的总点数作为分配权重。

三、描述法

描述法主要是通过记录员工或团体的实际行为过程来对其进行绩效考核，可作为各类绩效评价方法必要的补充。态度记录法、工作业绩记录法、360° 绩效考核法、关键事件法等属于此类绩效考核方法。

（1）态度记录法：态度记录法是通过划定评价项目，然后让评价者对评价对象的日常工作情况进行观察记录。记录的内容主要包括评价对象表现出来的长处（优点）、短处（缺点），以及对评价对象的综合性评语或指导意见（表 10-8）。

表 10-8　工作态度观察记录卡

项目	具体事实	
	长处	短处
积极性		
服务意识		
责任意识		
自我开发意识		
……		
指导意见		
评价对象意见栏	你是否同意上述记录及对你的评价？为什么？ 若无其他意见，请在相应位置上签字表示认可 被评价人：　　日期：	

（2）工作业绩记录法：工作业绩记录卡要求评价者观察并记录评价对象在工作过程中的表现，分阶段记录其所达到的工作业绩，最终形成工作业绩记录卡（表 10-9 所示）。

表 10-9　工作业绩记录卡

姓名：　　科室：　　职称：　　职务：　　观察时间：　　记录人：

任务内容	进度	结果
任务一：……	1 月： 2 月： ……	……
任务二：……	……	……
……	……	……
缺勤记录		
迟到或早退情况		

（3）360° 绩效考核法：360° 绩效考核法是指由上级、同级、本人、下级和人力资源部门工作人员以及患者等全方位从的各个角度考核个人或团体的绩效。在医院中，这个方法涉及的人群较广，需要得到高层领导的支持。该方法的考核步骤为受评者知情同意、360° 绩效评估队伍组建、360° 评估反馈技术培训、实施评估、结果统计和报告。

（4）关键事件法：关键事件法是一种最为常见的典型的描述法，常用于上级评价中，由考核者将全体员工在工作中表现出来的优秀行为和不良行为进行记录，尤其是对某些关键事件的表现进行记录。关键事件法主要应用于绩效反馈环节，通常是对其他评价方法，特别是各种量表法的补充，适用于行为较为稳定和不太复杂的工作。表 10-10 是对内科主任采用关键事件考核法的举例。

表 10-10　关键事件法举例

一级指标	二级指标	关键事件	表现
医疗质量	保证治疗效果，不发生医疗事故	医疗事故： 医疗差错： 手术感染率： ……	
成本控制	提高病床使用率，控制医疗成本	病床使用率： 高值耗材使用率： 低值耗材使用率： ……	
服务品质	确保一定的患者满意度	患者满意度： 患者投诉： 医疗纠纷： ……	

第四节　公立医院绩效评价的考核周期

一、外部评价的考核周期

我国自 2019 年全面启动三级公立医院绩效考核工作以来，各省市稳步开展公立医院绩效考核工作，目前已公布 2018 年度、2019 年度三级公立医院绩效考核国家监测分析有关情况的通报。由于二级公立医院绩效考核工作是 2019 年首次开展，目前仅公布了 2019 年度二级公立医院绩效考核国家监测分析有关情况的通报。随着绩效考核工作的深入，国家卫生健康委办公厅在 2021 年 6 月 1 日印发《关于启动 2021 年度二级和三级公立医院绩效考核有关工作的通知》，要求在当年 8 月 15 日前应将住院病案首页上传至国家医院质量监测系统。通过梳理相关文件发现，由国家层面组织开展的绩效考核工作一般以年度为一个考核周期，通常为年初下发启动考核工作的文件，对参与考核工作的医院名单进行增补和剔除；参与绩效考核的医院在规定时间内将住院病案首页上传至国家医院质量监测系统，国家于次年上半年公布上一年度的绩效考核结果。

二、内部评价的考核周期

目前，对医院内部评价的周期并没有唯一的标准，各医院要根据医院运营管理需求、绩效考核目的、绩效考核内容及科室（岗位）特征等方面来综合确定。一般来说，医院的绩效考核可分为年度考核、季度考核和月度考核。在实际的绩效考核中，要根据绩效评价指标的特征、科室（岗位）特征、考核的维度科学设置合理有效的评价周期。

（一）医院管理层和核心人员的评价周期

对医院管理层的评价一般采用半年或一年的评价周期，主要由卫生行政主管部门负责。因为医院管理层负责的医院事项主要为医院的愿景及中长期战略目标的实现，涉及内容的完成时限较长，短期内很难出成果。因此，在大多数医院对医院管理人员的评价主要采取半年或一年的评价周期。另外，对一些核心人员（如科研人员）的评价，应根据项目的周期和进度来确定考察周期，通常情况下可以采取定期检查的形式开展评价。

（二）临床医生、护士、医技人员的评价周期

医务人员是医院绩效评价的主要对象，与患者的沟通和交流最为密切。医务人员的工作表现、工作效率、工作质量、医德医风等都将直接影响患者对医疗服务的评价。因此，对医务人员的考核适宜采取短期评价，以便及时掌握和了解他们的工作情况和工作态度。一般来说，对于工作量、医疗质量、病历质量、医疗差错、医疗纠纷、满意度评价等类型的指标可以采取月（季度）为一个周期，在短期内能够给予医务人员正确的反馈，及时激励和纠偏。

（三）医院行政后勤保障人员的评价周期

作为医院的辅助科室，在评价指标的设计上可能更偏向定性的评价；医院应该尽量将一些可以量化的指标提取出来用于衡量行政后勤保障人员的业绩。由于行政后勤人员的工作偏向管理，部分工作的周期性较长，医院可以通过对行政后勤保障人员的职能职责的履行情况进行客观评级，在评价中可以综合采用上述的评价方法。例如，上面提及的绩效评价的描述法，上级可以通过记录一些关键事件作为评价下级的考核依据。因此，通常大部分医院都采用随时监督的方式对行

政后勤保障人员进行考核，评价周期以季度或者半年度评价为主。

（四）评价数据收集频率

评价数据是支撑定量考核的关键内容，如果数据存在差异，将导致绩效考核结果有误；因此，多久收集一次考核数据以及什么时候收集就显得非常关键。但是，数据收集的频率往往短于或等于评价周期，有的数据需要每天收集，有的数据则是按季度、半年或者年度进行收集；在实际评价工作中，通过一次或者多次收集来的数据需要在一个评价周期内使用，为该周期内的绩效考核提供依据。值得注意的是，在进行绩效评价时，一定要提前做好数据收集的准备，切忌在评价环节收集数据；同时，应根据不同的指标特点和考核内容，实时对相关数据进行收集，确保绩效评价结果准确有效。

参考文献

[1] 王文娟, 任鑫, 蔡媛青, 等. 基于定性比较分析方法的公立医院绩效评价作用机制研究 [J]. 中国卫生经济, 2021, 40(12): 82-86.
[2] 方振邦. 医院绩效管理 [M]. 北京：化学工业出版社, 2016.
[3] 田敏, 张卫东, 梁慕林, 等. 我国公立医院绩效评价研究述评 [J]. 中国医院管理, 2010, 30(11): 62-64.
[4] 朱胤. 医院绩效管理 [M]. 北京：清华大学出版社, 2021.
[5] 严春香, 丁慧思, 韩娟, 等. 新医改背景下我国公立医院绩效评价体系研究 [J]. 医学与社会, 2016, 29(12): 20-22, 30.
[6] 李娟. 基于KPI等多种管理方法下的公立医院绩效考核探讨 [J]. 人才资源开发, 2021(22): 29-30.
[7] 温美林, 颜涛, 徐飞, 等. 基于RBRVS理论的绩效改革探索与实践 [J]. 中国医院管理, 2021, 41(12): 84-87.
[8] 王峦, 耿晗醇, 刘霞. 构建以公益性为导向的公立医院内部绩效考核体系研究 [J]. 中国医院, 2017, 21(6): 46-48.
[9] 夏葳, 李文进, 田毓华, 等. 新形势下大型公立医院绩效管理实践和优化 [J]. 中国医院管理, 2020, 40(7): 79-81, 84.
[10] 牛春晖, 张燕. 关于新建三级公立医院绩效考核指标体系的建立与研究 [J]. 财会学习, 2021(26): 134-136.
[11] 陈富强, 周君. 医院不同岗位系列员工绩效考核评价重点 [J]. 中国医院, 2014, 18(6): 41-42.
[12] 张英. 医院绩效考核常用方法的应用 [J]. 中国卫生质量管理, 2004(5): 36-38.
[13] 董丹丹, 孙纽云, 杜青阳, 等. 医院绩效考核方法研究 [J]. 中国医院, 2012, 16(4): 18-22.

第五篇

公立医院运营与绩效管理的实践

第十一章　先进经验借鉴

第一节　医院绩效考核体系

本节主要介绍国际上医院绩效考核体系，通过了解典型国家或地区的医院绩效管理、评价体系现状及实施效果，对于我国提高公立医院绩效考核管理能力、推动现代医院管理制度建设具有重要指导意义。

医院绩效考核可以分为外部绩效考核与内部绩效考核，外部绩效考核多以第三方评价为主，目前国际上有些医院绩效考核体系是全球通用的，如 JCI 认证、WHO 欧洲办事处 PATH 模型等，同时不同国家医院绩效考核体系也不尽相同。医院内部绩效考核通常分为直接或间接两种类别，直接方法是指直接观察医疗从业人员与患者之间的接触，而间接方法则是指回顾性地反映医疗从业人员和患者之间的互动。模拟患者、视频观察和直接观察都是直接方法，而同行评估、档案库或病历审计、多源反馈等为间接评估方法。此外，对于医疗从业人员的绩效考核还有预诊问卷（previsit questionnaire）、患者问卷（patient questionnaire）、多项选择问卷（multiple choice questionnaire）、笔试（written exam）、知识测验（knowledge test）、客观结构化临床考试（objective structured clinical examination）、医师面谈（physician interview）、他人访谈（interview with others）、现场检查（site inspection）、图表审查（chart review）、案例审核（case audit）、案例讨论（case discussion）和心理评估（psychological assessment）等方法。可为社会医疗机构评审提供标准化流程，帮助各国更好地提升医疗服务质量。

一、国际通用绩效考核体系

（一）JCI认证绩效考核

美国JCAH成立于1951年，1987年改名为JCAHO，是全美最大的非政府、非营利性的医疗机构评审组织，1994年JCAHO成立了美国医疗机构评审联合委员会国际部（Joint Commission International，JCI）。世界上所有医疗机构符合相应条件都可以自愿申请JCI评审，在医院绩效考核方面，该评审为国际社会提供标准化的医院绩效考核流程。

JCI考核标准涵盖368个核心和非核心标准，共有1033个小项，主要针对医疗、护理过程中最重要的环节；同时JCI考核标准也重视公共设施及安全管理、员工资格与培训、质量改进、医院领导层的协调合作以及信息管理等。基于持续改进医疗质量、减少医疗风险的核心价值，JCI绩效考核需要组建专门的考察小组，由一定数量的行政管理人员和医护人员对医疗机构进行检查。通常需要经过三个基本步骤：①回顾文件。由小组成员对医院在一定时间内的各项工作记录和政策制度进行核查，所选文件必须有相应的证明效力。②约见领导。通过与领导者面谈对医疗机构的总体规划进行分析，并将领导者观念作为重要的评定依据。③对护理单元进行参观。小组成员从患者角度，按照医院常规的就诊流程进行考察。考察期间通过与医护人员、患者等不同角色进行交流和随机约见员工等方式，考察员工对医院各项规定条款的理解程度，探讨如何保障患者的安全与权利。最后，还需要与患者进行对话，借此感受医疗机构的实际服务水平给患者所留下的印象。当所有评估环节全部结束后，由小组的认证官整理材料并撰写报告，提交JCI委员会讨论，然后确定该医院绩效考核结果。

JCI绩效考核的特色在于强调细节管理，通过细节方面的检查来转变医院的传统观念。同时，JCI标准还强调“各司其职”。在合理的管理体系当中，各个岗位的工作宗旨尽量避免涉及非本职工作。此外，JCI标准并非一次性的考核标准，而是一个动态的、不断完善的改进过程。该评价方式能够应对全球医疗领域不断增长的以标准为基础的评价需求，改善医疗服务的质量与安全，为国际社会提供标准化的、客观的医院绩效考核流程，适用于规模较大的三级综合医院，但对其他类型医疗机构的指导性不高。

（二）WHO 欧洲办事处 PATH 模型

医院质量改进的绩效评价工具（Performance Assessment Tool For Quality Improvement In Hospitals，PATH）是 2003 年由世界卫生组织欧洲办事处研发、欧洲质量基金会（European Foundation for Quality Management，EFQM）资助、国际上 31 名医院绩效评价领域的专家共同研讨设计的一种医院绩效评价体系，用以支持医院质量改进策略的制定与实施。专家团队在大量搜集文献资料的基础上，依据自身丰富的经验制定出雏形，并在广泛调研的基础上确立评价体系。PATH 模型自 2003 年建立以来，已经在欧洲的 10 个国家（比利时、丹麦、法国、克罗地亚、立陶宛、波兰、斯洛伐克、爱沙尼亚、匈牙利、斯洛文尼亚）以及南非和加拿大的 66 家医院实施应用，其中有 51 家医院顺利完成了评估报告，37 家医院对 PATH 模型进行了问卷评价。目前，我国尚未见报道应用。

与传统的绩效评价方式不同，PATH 是为医疗机构量身定做的绩效评价模型。PATH 模型以质量和安全为根本出发点，通过“两横四纵”、共 6 个维度设计医院绩效考评体系，其中，横向维度为安全性、患者为中心，纵向维度为临床效果、效率、员工为导向、响应治理，2 个横向维度贯穿 4 个纵向维度。

PATH 模型自研发之日起便受到世界多个国家医疗机构及学者的认可与青睐。其原因主要在于 PATH 模型具有以下优势：① PATH 模型考虑了医院作为卫生系统主要组成部分所肩负的使命与责任，将质量和安全作为核心，以突出医疗质量和保障患者安全作为医院的首要任务，使其更有助于公立医院绩效管理水平的提升；② PATH 模型凸显绩效评价的公正与人性化，考虑到员工作为医院发展的永续资源的重要性，从职业安全和员工满意度对员工的实际工作感受予以了科学测评；③ PATH 模型全面且灵活，其应用范围不受文化、经济等因素的限制，也适用于没有绩效评价体系的医院，实施过程较为简单实用，避免了资源的浪费；④ PATH 模型中的 6 个维度之间彼此依赖，互为支撑，多维度、全方位地评价医院的绩效水平。由于 PATH 模型尚处于发展阶段，在实施中也遇到了收集数据困难、指标不统一、无法进行区域间比较等一系列问题。

二、日本绩效考核体系

日本大多数医院都属于私立医院，占医院总数的五分之四，公立医院占比较小。20 世纪 80 年代日本的医师会和厚生省先后成立了医院质量评审研究会，开始重视医院质量评审问题。1993—1994 年，研究会确定在日本建立作为事业单位的第三方评审组织，采用一套合理的标准对医院进行公正的评审工作，包括医院绩效考核。

对医院的绩效考核以书面审查和访问审查相结合的方式进行。书面审查包括医院现状调查和自我评估两个方面，即首先使用5种调查表对医院的现状进行评估，包括医院调查表、各总部科室调查表、诊治能力调查表、财务经营调查表和出院患者调查表，用以反映所考核医院的基本情况。然后，在充分尊重医院自主权和充分肯定医院自我发展能力的基础上，由医院提出本院目前存在的问题及解决对策，其目的是了解该医院对自身存在问题的认知程度。考核内容主要包括以下几点：①医院的宗旨和组织结构；②地区居民保健需要的满足程度；③诊疗质量的保证；④护理服务的适宜性、有效性；⑤患者信任度和满意度；⑥医院经营管理的合理性。日本的医院自我评审体系较为完善，因此，医院自我评估既尊重了医院的自主权，使医院积极参与其中，又有章可循，使自评结果科学可信。最后评审是由专门的评审调查者到被考核医院，基于绩效考核标准，进行现场访问审查。日本的医院考核机构使用的基准为准考核指标，对每项指标分别判为满意、不满意和不很满意。

医疗机构为了满足社区和地区患者需求，需要解决的问题很多，如设定明确的组织理念、完善医院组织结构、医疗服务质量验证等。该医院绩效考核系统能明确医院的改善点和问题点，并使接受考核的医院职工增强质量意识。然而日本医疗机构绩效考核的问题在于没有将其反映在诊疗报酬体系中。2002年，日本修改诊疗报酬规定时，为了使“终末期疗护住院费”“终末期疗护加费”及“门诊化疗加费”等内容得到认可，在标准中追加了一项，即“接受财团法人日本医疗机能评估机构等进行的医疗机能评估”。2016年，把医院绩效考核评价认定追加到综合住院体制加费的设施标准里面。

日本医疗机能绩效考核评价站在第三方立场，对医疗机构进行绩效考核，明确医院功能定位和存在问题，进一步推动医院可持续发展。主要意义有：①客观把握现状，明确医院应该改进的问题。②启发自觉改进意愿，激发管理者和员工强烈的改进愿望。③根据评审结果报告书，明确改进方向。④评审机构在充分考虑医院特征、地域特征、经营范围、问题背景、改进现状等基础上，对通过考核的医院及时发放证书，每5年复审1次，用星号表示评审次数，星号越多代表通过评审次数越多。认证书公示在门诊、病房等显眼位置，便于公众了解。

三、澳大利亚绩效考核体系

2000 年澳大利亚政府颁布了《澳大利亚卫生系统 2000》报告，首次提出了卫生系统概念模型的框架。2001 年 8 月澳大利亚国家卫生绩效委员会 (NHPC) 开始使用该框架测量整个国家和各地区的医疗卫生绩效。NHPF 的评价结果作为澳大利亚医疗卫生和福利部“澳大利亚医疗卫生”报告的一部分，从 2008 年起公开发布。NHPF 指标框架包括健康水平、健康决定因素、卫生系统绩效三个评价维度，视角偏宏观。每个层次都设定了评价维度，提出需要解决的问题，并推荐了一系列指标。健康水平方面主要评价个体和人群的病患状况、机体功能、期望寿命与健康及死亡情况；②健康决定因素的指标为环境因素、社会经济因素、社区特征健康行为及个体 5 个因素；③医疗系统绩效主要针对医疗服务的有效性、适宜性、效率，医疗服务提供的反应性、可及性、安全性、持续性，医务人员的能力及医疗机构或卫生系统的可持续性等指标。

自 2001 年澳大利亚卫生部采用“国家卫生绩效框架”，框架每年都会进行修订，而 ACHS 委员会根据这个框架设计并实施“评价与质量改进项目”（Evaluation and Quality Improvement Program，EQulP），同样运用于医院的绩效考核。该评审考核周期为 4 年，包括医院每年的自我评估、每两年一次的定点调查和每四年一次的专业机构检查。EQulP 的考核内容括临床、支持和治理三方面：主要与临床医生的临床医疗服务相关；支持功能需要临床与非临床人员合作；治理功能针对医疗机构的负责人和领导者。考核结果分为五级：差（仅有政策和规定）；一般（开发并实施系统）；中等（评估系统）；良好（战略计划、基准研究和良好结果）；出众（同级机构和系统的领先者）。澳大利亚 ACHS 的绩效考核周期为四年，且获得证书后，每两年进行一次定点调查，每四年进行一次专业机构检查。因为此证书既是医院资质的基本证明，也是卫生行政部门进行审批新旧医院的依据，所以医院内部管理都侧重于对质量和效率的监督，形成良性循环。该绩效考核体系实现了医院层面和整个卫生系统的绩效评价对接，共同解决卫生系统需要解决的问题，但要使其发挥较好的作用，需要在地区和国家之间建成一体化的信息系统。

在医院内部绩效考核方面，澳大利亚对国立医院中卫生技术人员的评价包括在医院绩效评价中，由国家统一制定标准并进行评价，具体评价标准包括：①临床有效性：医院按照现有的知识水平，能够恰当而又全面地提供临床服务，并且达到预期的结果，使所有患者尽可能地享受大部分的服务；②效率：医院以现有的资源用最少的投入获得最大的成效；③医师导向：医师在现有的条件下有为患者提供医疗服务的资格，有继续学习和培训的机会，能积极地工作并对工作感到满意；④反应性管理：医院对社区需求反应灵敏，服务持续适度，有创新性，并且不因他们的种族、身体状况、文化程度、社会地位以及经济条件而有所差别；⑤安全性：医院设置专门机构，制定相应措施，降低患者、医师以及环境的风险；⑥以患者为中心：医院通过对患者及其家属的需求期望、自主性的把握，将患者置于整个医院医疗服务的中心地位，利用医院现有资源，不断改善患者健康状况并及时对患者的服务需求给予特殊关注。

澳大利亚护士和助产士委员会（Nursing and Midwifery Board of Australia，NMBA）成立于 1992 年，在澳大利亚联邦政府卫生部的协调下，与国家卫生系统绩效委员会（National Health Performance Committee，NHPC）在 2009 年共同建立了针对护士的绩效考核标准，具体由 NMBA 建立的澳大利亚护士和助产士认证委员会（Australian Nursing and Midwifery Accreditation Council，ANMAC）这一外部认证组织来实施与发展，认证标准的修订需要进行广泛的咨询。对于注册护士来说，这个全国性的标准是对护士绩效评价的核心能力标准，并且已经被各个州的护理和助产士管理局作为每年评价注册护士能力的一部分，同时作为评估外来护士来澳工作以及停止工作一段时间后继续工作的评价标准，另外，大学也运用这些标准评估学生及毕业生的绩效。NMBA 能力标准主要由 4 个维度构成：①专业实践（professional practice），包括对是否符合护理执业相关法律，以及职业和伦理框架范围等方面进行评价；②批判性思维和分析（critical thinking and analysis），包括在循证的框架下执业，自我和他人的继续职业发展两个方面；③护理服务的提供与协调（provision and coordination of care），包括采用广泛而系统的评估、咨询他人或护理团队成员等方式来制订护理计划，进行广泛、安全、有效且循证的护理服务以及评价预后情况等方面；④合作与治疗性实践（collaborative and therapeutic practice），包括建立和维持适当的治疗性关系，以及同其他护理团队成员的合作情况等方面。每个维度下面还有若干子条目，通过肯定或否定的回答来评价注册护士的能力，分别由自己和评定者各自做出评价。

四、英国绩效考核体系

英国的医院绩效考核体系是以政府组织主导，并根据医疗质量评定级别，围绕以患者为中心设计指标体系，注重医疗效率和医疗质量的提升，对患者体验和人性化指标有较高要求。

英国医院绩效早期的评价指标一般来源于行政管理数据，评价维度主要集中在医疗服务质量和医疗服务效率两个方面。2001 年，为解决各医院普遍存在的“排队”现象和激励机制匮乏等问题，英国卫生部引进星级评审制度，以期进一步提升医疗服务的效率。星级评审指标体系主要涉及四方面：医疗服务提供、临床差错、患者满意度以及工作人员表现。

该绩效考核适用对象包括急性护理医院、专科医院、精神疾病医院，也考虑将急救中心和初级护理信托机构纳入到评价范围，评价指标体系应用了“平衡计分卡”理念，但包含更宽泛的内容。指标筛选上也平衡了医疗、患者、服务能力及以服务能力为中心等维度。NHS 绩效星级评审的关键指标包括：急诊的等待时间（12 小时）、28 天内取消不再需要进行的手术、财务管理、医院整洁程度、提高工作和生活质量、住院患者等待时间长于标准等待时间的例数、门诊患者等待时间长于标准等待时间的例数、急诊过程全部时间、癌症患者等待时间 2 周。根据绩效考核结果，将医院分别评为三星、二星、一星与零星 4 个等级。达到三星级要求的医院将享受多项独立权利，没达到要求的医院将受到政府管理部门的严格监督，限期改正，否则将罢免不合格医院的院长。

星级评审中医院绩效考核体系共 4 类 21 项指标，第一类关键指标有 9 个，包括等待住院患者数量、等待门诊时间、等候时间少于 12 小时的患者比例等指标；第二类是关注患者的相关指标；第三类是关注临床质量和效率的指标；第四类是关注能力建设的指标。星级评审标准比较严格，9 个关键指标中，达到 9 个才能被评为三星医院，有 7 或 8 个满足可以被评为二星医院，只要有一个关键指标明显不合格只能被评为一星医院。2008 年卫生部出台了国民卫生服务体系绩效评价制度，主要从财务、临床服务、董事会管理能力进行评价，其中服务维度包括患者体验、临床操作标准、质量与安全，评价分为四个等级，分别为优秀、一般、运行不佳、不合格，并将评价结果公布在卫生行政部门的网站和期刊上，接受公众监督。英国的 NHS 绩效星级评审促进医疗服务质量和服务效率的提高。但由于指标主要关注效率等服务方面，对医疗质量的关注度不够。

在内部绩效考核方面，由于英国实行国家医疗卫生服务，全民的基本医疗和公共卫生服务都由政府承担，导致民众看病排队等候的时间过长，看病效率低下，因此英国设定床位周转、门急诊等候时间等指标，来评价医生的医疗服务效率和医疗服务质量。薪酬分配要素主要包括技能、知识、责任、交流等 16 个方面。此外，英国还设立了“国家卫生服务部主任医生临床卓越奖体系”，用于奖励绩效考核优于岗位要求的主任医生，其绩效奖金评价领域包括“提供高质量的医疗服务”“开发高质量的医疗服务”“开发领导力和管理高质量的服务”“研究和发明”“教育和培训活动”。

英国医院实践中对医生评价主要采用临床稽核（clinic audit）方法。早在20世纪90年代，英国国家卫生署就开始对全英所有医师实施临床稽核工作，并将稽核的结果列入英国国家医疗服务体系。其具体是指，为持续提高服务病患的医疗质量和服务品质而系统进行的回顾医疗服务质量，并比较服务效果与相关质量和服务标准，实现医疗质量的不断提升的过程。临床稽核分为以下几种类型：标准审核、不良事件筛查、重大事件监测、手术检查、同行评审、患者问卷调查和焦点小组。其过程包括以下几个步骤：确定问题或主题；制定标准；数据收集；将数据与标准进行比较；实施改进。Janet Shirley（2005）提出，应把临床稽核和临床效果提升到战略层面，才能最大限度地提高医疗资源的利用效率。

在英国，全国统一的护士绩效考核标准法规是由护士协会建立和制定的。Barleet提出的护士绩效主要是从患者的治疗效果、团队合作、护士工作效率和综合满意度（患者、医生和同行护士）四个维度进行考核。在2011年，Stone等人对英国一家医院的护士和助产士进行了绩效考核，并提出在绩效反馈时要尽量减少惩罚，对护理管理者进行适当的培训，以便于能够更好地进行护理管理，同时，研究还发现，目前英国仍没有一套统一、科学有效的护士绩效考核方法。

五、美国绩效考核体系

美国由于其联邦制的国家特点，医疗卫生体系在联邦政府和州政府的引导、监管或直接参与下进行。美国医院绩效评价以第三方评价为主，注重医疗质量和患者体验，并且部分体系还关注医院的运营情况，为患者提供就医参考或辅助医院绩效管理。

（一）ORYX评价方案

1997年，美国医疗机构评审联合委员会（JCAHO）提出了医院绩效评价的ORYX方案。该方案主要是将绩效考核评价整合到医院评审过程中，以此帮助医院改善医疗服务质量。其评估指标涵盖四个主要方面：临床诊断和治疗、财务和管理、患者满意度与患者的健康状况。ORYX方案侧重于对医院的管理要素而非技术和设备要素的评价，设计了核心维度与非核心维度，评价时医院可根据自身情况选择核心维度与非核心维度的数量组合，使得评价指标体系更加全面。核心维度以5个具体疾病的测量为关键领域，评价指标涵盖了临床绩效、患者感受（满意度）、健康状况和行政与财务状况等。这套系统共有28项绩效测量指标，每个医疗机构在其中自由灵活地选择与其相匹配的测量指标。这些指标涉及对患者的护理、提供医疗服务的人员要求、医疗环境与安全、医疗机构组织管理水平以及特殊部门需求这五个方面。绩效指标打分为100分制，鉴定委员会对每个医院进行打分并把考核结果公布于众。其考核报告成为患者用来对比医院最有价值的工具。

该绩效考核评价系统的优点主要是覆盖范围广，JCAHO对美国95%以上的医院进行评审，因为只有通过认证的医院才能获得政府财政和医疗保险补偿。但由于其以5种具体疾病为中心考核领域，适用范围受到限制，存在局限性。

（二）美国最佳医院（America's Best Hospitals）

美国“最佳医院”排行榜的评价基本方法由芝加哥大学的全国民意研究中心（National Opinion Research Center，NORC）在20世纪90年代早期提出，有较强的影响力，它审视的是医院在处理复杂和紧急情况方面的表现，绩效评价指标包括声誉、死亡率、患者安全和其它保健相关因素，之后在实践中不断调整完善。

美国“最佳医院”排行榜的目标是确定各个专科领域最擅长处理高风险、高难度患者的医疗中心，其风险难度和患者的基础条件、手术难度等要素相关。自2015年开始，为进一步覆盖多发疾病，《美国新闻与世界报道》推出了“普通医疗服务最佳医院”排行榜，以评估医院在冠状动脉搭桥手术、髋关节置换、膝关节置换等疾病治疗中的表现。2016年，该排行榜更名为“最佳医院：手术和治疗排行榜”，并增加了腹主动脉瘤修复、主动脉瓣手术、结肠癌手术和肺癌手术等四个手术病种，作为排行榜的补充。评价的专科在发展中逐步调整。目前，美国“最佳医院”排行榜主要评估医院在16个专科方面的绩效表现，其中12个专科（癌症、心脏病与心脏外科、糖尿病与内分泌科、耳鼻咽喉科、胃肠与胃肠外科、老年医学、妇科、肾病科、神经与神经外科、骨科、肺病科、泌尿科）主要依据结构、过程/专家意见、结果三个维度的客观数据进行排名，另外4个专科（眼科、精神病学科、康复科、风湿病科）主要依据医院声誉进行排名，数据通过对医师的调查获得。

医院的总分由专业排名得分和手术治疗排名得分两部分组成，总分最高的20家医院进入荣誉榜。①专业排名得分。在主要基于客观数据进行排名的12个专科中，排名前50位的医院都会获得分数，排名第一的医院获得25分，排名第二的医院获得24分，以此类推，第20名获得6分，排名21至50的所有医院得分统一为5分。因此，所有12个专科总分最高是300分，但目前没有医院同时获得过12个专科的第一名。在基于声誉进行排名的4个专业中，榜内医院的数量因专业而异，声誉排名第一的医院获得10分，排名第二的医院获得9分，排名第十至最后的医院均获得1分。②手术治疗排名得分。在9个手术和治疗排行榜中，医院每获得一个“高绩效”评价，就会获得 12 分，在所有 9 种手术和治疗中都表现良好，则总分为 108 分。

通过这种方式对医院按照一定的规则进行排名，排名结果定期公布，对各医疗机构的专业疾病治疗水平进行横向比较，为患者提供高水平医院的指导信息，是一个客观简明、面向公众、以临床专科医疗水平为评价对象的医院绩效指标体系。然而，该绩效评价的缺点是大部分评价以数据驱动，在过程维度的评价中很大程度上依赖医院声誉，结果维度的指标较为单一；将患者体验作为一个维度单独评估，占比较大，易受主观性影响。

（三）汤森路透百家医院评价体系（Thomson Reuters 100 Top Hospitals）

美国百佳医院评价体系是由美国 Solucient 公司根据医院规模和教学功能分组来进行绩效评价。数据来源于美国医保局和 Solucient 公司。该体系是在同规模医院范围内，根据医院质量与安全指标评出百佳医院，评价指标包括风险调整死亡率指数、风险调整并发症指数、病情严重度调整平均住院日、地区收入和病例组合调整的次均医疗费用、利润率、门诊收入比例、总资产周转率和病种比例 8 项。

绩效评价时，首先根据入选医院的床位规模、实习或住院医生数等，将其分为大型教学医院组、教学医院组、大型社区医院组、中型社区医院组和小型社区医院组 5 类。专科医院、床位数低于 25 张、平均住院日高于 30 天、死亡率低于 1% 的医院将被排除。再用调整后次均医疗费用、利润率、门诊收入比例、总资产周转率这 4 项指标计算四分位间距来定义边缘值，4 项指标中有一项处在边缘值内，则该医院被排除百佳医院评选。再将不同规模组内所入选的医院按照 8 项指标中的每项指标分别进行排名，前 7 个指标的权重是相等的，病种比例的权重为前 7 个指标的一半。最后，将 8 项指标各医院排序结果与权重的积相加，根据结果选出前 20 家医院共同组成该年度最佳医院。

汤森路透百佳医院致力于创立行业标准，利用公开数据源，帮助医院和卫生系统领导人客观地比较相似医院之间的绩效表现，制定均衡的发展规划，为患者的就医选择提供翔实的参考数据和决策依据。该评价体系的不足之处在于评价的指标数较少，操作性强，但是对数据真实性要求较高。

（四）美国波多里奇国家质量奖

美国波多里奇国家质量奖始创于 1987 年，由当时任美国商务部部长马尔科姆波多里奇（Malcolm Baldrige）提出并设立。美国波多里奇国家质量奖不颁发给具体的产品或服务，只颁发给组织，此外参评美国波多里奇国家质量奖的组织以美国本土组织为主。换言之，美国波多里奇国家质量奖没有个人奖。在奖项设置上，美国波多里奇国家质量奖每年至多颁发 18 个奖项，涉及六个资格类别，分别是制造业、服务业、小微企业、教育机构（1999 年设置）、医疗卫生（1999 年设置）和非营利组织（2007 年设置）。

美国波多里奇国家质量奖评估模型称为“波多里奇卓越模型”，主要由战略、领导、顾客、人力资源、运营、结果以及核心价值观等 7 个要素组成（最新框架参见图 1）。整个波多里奇奖评审过程一般历时 8 个月，具体评估流程涵盖独立和共识审核、现场审核、国家标准与技术研究院和商务部终审、反馈报告五大环节。近年来，美国波多里奇奖正逐渐向小微企业、教育机构、医疗卫生和非营利组织 4 类组织倾斜。

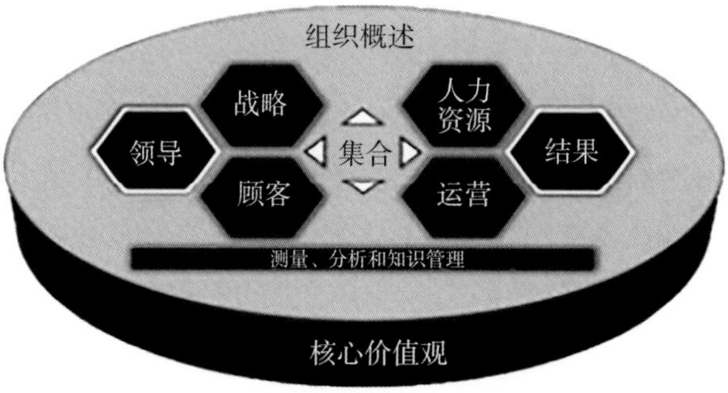

图 1 美国波多里奇卓越模型

美国波多里奇国家质量奖标准被上百万个美国的组织用于绩效考核评价，实现了竞争力和绩效的提升。在当今的市场环境中，标准帮助组织提高应变和快速反应能力，关注核心竞争力，以应对外部挑战。不论公司大小，是服务业还是制造业，标准提供了一个追求卓越绩效的模式，帮助组织对未来环境进行策划，并对组织的主要状况进行全面绩效评价，找出改进空间，协调资源、持续发展、提高有效性和效率，最终实现组织的战略目标。

（五）美国医院内部绩效考核体系

在内部绩效考核方面，美国有专门质量监督小组制定硬性指标，如美国医疗机构绩效评估联合委员会（JCAHO）、美国医院协会（AHA）等行业学会，对医师实施绩效考核与监管，并与医师执业资格证书挂钩，从而有效督促和激励医师。美国常用的医师考评办法有执业证书考试，临床操作考核，培训期考试，病案评审与典型病例考核。

JCAHO 评价医师的标准有：①经常检查以预防或治疗为目的而使用抗菌素是

否合理；②每月检查外科病例的处置是否得当；③每季度检查病历完成是否及时，内容是否与临床密切相关和完整；④每季度检查用药情况，保留处方、检查药物的使用和反应；⑤每季度检查用血情况，对血液和血制品是否使用合理，有无输血反应；⑥各临床科室每月要检查对患者的护理和治疗情况，包括发病率、死亡率、感染、合并症以及少见或特殊病例。

自 2008 年以来，所有在联合委员会认可的医院中享有特权（特权是指包括医院在内的医疗保健组织授予提供者为患者提供特定服务的权力）的医务人员和提供者都必须接受持续性绩效评估（Ongoing Professional Performance Evaluation，OPPE）和重点专业实践评估（Focused Professional Practice Evaluation，FPPE）两个绩效评估项目。这些医务人员不仅包括医生，还包括医生助理、高级执业注册护士、认证护士 / 助产士和认证注册护士。OPPE 是一种不断使用的筛选工具，用于在 2 年许可和特权更新周期之前或结束时，在决定维护、修改或撤销新请求的或现有的特权时，评估医务人员和提供者的能力。FPPE 是对从业人员执行新申请特权方面能力的有时间限制的评估，其目的是让组织对新申请人的所有新特权以及现有从业人员的所有新特权进行重点审查。FPPE 适用情况确切的有 3 个：①新聘用的服务提供者在入职 6 个月后将使用 FPPE 进行评估，以便有足够的时间进行入职培训，确保其能力符合要求；②有资格的服务提供者正在申请新特权时；③每当出现关于医生提供安全、高质量的患者护理服务能力方面出现问题或识别出不专业的医疗行为时。

OPPE/FPPE 用于评价所提供的护理服务是否符合提供优质护理的公认标准，认证标准包括六个方面：①患者护理；②医学和临床知识；③以实践为基础的学习和提高；④人际交往和沟通能力；⑤专业；以及⑥基于系统的实践。OPPE 还用于识别那些可能从 OPPE 措施结果中受益的人，并实施绩效改进。如果系统中有一个新的提供者，或者确定了一个需要重点评估的领域，那么将实施 FPPE 来检查具体的措施。

美国医院在实践中评价医生的方法主要有医学同行评议和记分卡法等。

（1）医学同行评议（peer assessment）：医学同行评议通常用于评估医师的工作表现，或是对医疗纠纷事故的原因调查方面。其主要功能是找出医生工作中的缺陷，并发现医院管理系统或流程本身是否存在问题。开展同行评议的前提是成立同行评议小组，小组的成员由被评议医生的同科室医生或相关科室的医护人员组成，而后由同行评议小组评价所有医师的工作表现。现在，同行评议已经被美国政府写进了《医疗质量改进法案》。根据法案的相关精神，美国医师协会组织相关知名专家组成一个非营利性第三方评价机构，对全美的医生开展独立评价。

（2）记分卡法（scorecard）：记分卡法是由美国的一家医疗保险公司在 20 世纪 80 年代首先使用，目的是客观测评医疗资源的消耗情况和医院的医疗服务质量，根据测评的结果向医院付费。美国 Meridian Health 公司在实施评价过程中，针对不同岗位的医生设计不同的绩效评价指标。评价指标的维度包括医疗质量、医疗效果和财务指标。医生的评价结果不仅与以往的业绩进行纵向比较，同时与全美相同岗位的其他医生的业绩进行横向比较。根据评价的结果对医师进行绩效奖惩，对绩效评价不好的医师实施绩效反馈与沟通，并针对存在的问题制定相应的绩效改进计划。

在美国，尽管在护士绩效评估方面的投入有所增加，从某种程度上来说，护士绩效的透明度仍不如医院和医生绩效的透明度。越来越多的研究表明，临床护理质量与患者的预后紧密相关。国家质量论坛（National Quality Forum，NQF）提供的一套绩效评估标准加速了护理相关绩效的评价和公开报道，但仍然缺乏护理绩效评价工具以及项目的透明度。加州护理成果数据库是一个全国性的护士绩效评价项目，而且涉及范围很广。该项目始于 1996 年，是美国护理协会（Amerian Nursing Association，ANA）的一个合作项目。这个数据库能够反映全州护理成果，还能进行研究来提高循证干预以促进护理质量的提升，这些数据还可以用来形成公共政策或培训。它的主要任务是通过这个数据库来提高对患者的护理质量。在缅因州，护理绩效数据库由医疗护理质量数据库组成（the nursing-sensitive patient-centered and the nursing sensitive system-centered health care quality data sets），包括以护理工作特异性的患者指标为中心的数据和以护理工作特异性系统为中心的数据。麻省医院协会和麻省护士执行办公室组织领导了一个自发组织，被称为“患者至上”，在 2008 年初，此活动组织的发起者增加了几个护理工作特异性的绩效标准。这两个州的绩效标准都和疾病有关，例如压疮的发生率、跌倒等。尽管关于护士绩效评价的数据库项目正在增加，但是美国医院对护士工作的绩效评价尚未能在大范围内普及。

六、中国台湾地区绩效考核体系

中国台湾地区常以关键绩效指标法（KPI）来管理科室的绩效，主要包含业务量指标、指标性业务指标、年度指标（或称中长期指标）和全院性绩效指标四大指标。台湾地区医院绩效管理的精髓在于以高效的信息系统支持为保障，以战略为导向，注重以正当途径增加收益、控制并降低成本。提炼出 KPI 后，建立责任中心制度，将目标层层分解落实，并和绩效奖励制度配套，将绩效管理落实到具体的科室、治疗组与员工个人。此外，绩效指标的确定还会根据医院所处的发展阶段进行适时调整，如台北市立万芳医院会定期制定科室特色发展培训计划，协助科室拓展次专科服务，开放相关课程，让绩效指标与训练计划相结合，极力创新医疗特色。

中国台湾地区对于医务人员的考核也是采用360度评价，上级、下级与同级都给予评价意见，绩效评价原始资料都来源于信息系统的统计数据。员工绩效主要分为五大部分：一是固定薪资（基础），按照进院时类别、学历等情况分50等，每年考核合格可自然晋升一等；二是团体绩效（科绩效），按照每个临床科室绩效完成情况每季度发放一次；三是医院红利，每年8月和12月按照医院整体经营绩效划拨发放；四是年度考核奖金，每年8月发放一次，并与固定薪资的晋级直接挂钩；五是福利性薪酬和年终奖。员工的绩效考核主要从工作量、服务质量、科研、教学等方面进行考核，根据不同岗位特点，充分体现工作要素、技术要素、管理要素、责任要素等按贡献参与分配，执行不同工不同酬的奖金制度。同时设立医师费，其基本理念是依据医师的专业性、独立性、主导性与责任性，设定的标准是以医师技术能力与辛劳付出程度为基础，参考全民健康保险制度的支付标准与医院政策等综合因素，按医师投注心力时间与贡献度为计算原则：必须为医师亲自操作的项目；风险性及技术含量高的，分配比率高；单位工作量耗费人力成本多的项目，分配比率高。台湾医院绩效考核体系设计理念与我们当前要建立体现“多劳多得、优绩优酬”，使医务人员收入与岗位职责、工作业绩、实际贡献紧密联系的激励机制是相吻合的。

七、其他国家或地区绩效考核体系

新加坡，公立和私立的卫生服务机构均占据着重要的地位，其公立卫生系统包括两大集团——国立保健集团和保健服务集团。根据两大集团的年度工作报告，对于医院的绩效，其首先关心的是患者受益情况。具体包括服务质量更好、医疗消费更廉价、运转效率更高、医疗服务更安全4个维度。新加坡医院员工绩效由4部分组成：关键业绩领域/绩效目标、能力考核、整体表现、职业发展计划。其中关键业绩领域/绩效目标包括培训和自我提升、临床工作质量、研究；能力考核包括核心能力、领导能力、专业技能；整体表现包括A*、A、B、C、D 5个评级；职业发展计划的主要内容是根据考核结果制定发展目标、学习计划及预定下一次评价的时间。其护理绩效管理起步晚，但发展迅速。在新加坡，护士的绩效主要从工作职责、行为规范、工作表现、工作内容以及回馈修正五个维度考核，侧重于对护士工作技能、工作能力与工作态度的考核，但是绩效考核标准尚未统一。

新西兰注册护士执业范围内的能力评价表由职业责任、护理管理、人际关系和行业间的卫生保健和质量提高 4 个维度构成，每个维度下面包含若干子条目，通过自我评价是否达到标准和他评两部分来实现对注册护士的评价。

加拿大蒙特利尔大学于 2012 年构建护理工作表现框架（NCPF），NCPF 是一个综合、系统的框架，展示了当前潜在护理敏感绩效指标是如何涵盖各个维度和关键作用，代表了该领域最新的发展，该框架可用来评价护理人员的绩效和他们对医疗卫生系统的贡献。该框架认为护理绩效源于三个共同运作的护理子系统：①获取、部署和维护提供服务所需要的人力与物力资源；②将这些资源转化为服务；③患者的病情发生变化。共确定 51 个指标、14 个维度来测量这三个功能。Dubois 等人在 NCPF 研究基础上，收集了 25 个指标，其中 12 个指标经实证检验，表明具有敏感性、可获得性与可测量性，并适用于不同的护理领域与所有护理环境，可用于优先评价护士绩效。

中国香港地区对于公立医院职员实行的是统一标准的固定薪酬制度，医生按职级和工作年限取得固定的工作收入，医务人员的薪资构成中 70% 为固定薪资，30% 取决于员工发展评审（Staff Development Review，SDR）绩效等相对固定的收入。绩效考核采用的方法是评审员工发展，考察员工的工作成绩及制定个人发展规划，通常一年实施一次，评审是单维度的，由直属领导如科室主任或护士长等负责评价，并提出增薪、续约、晋升、培训或处分等意见，经更上一级主管领导、责任领导和员工本人认可后生效，员工发展评审由其所在医院人力资源部门协助开展，其结果决定了员工的晋升机会和续约年限。

此外不同管理者也分别从不同角度对护士绩效进行考核。乔治梅森大学制定的护士临床绩效评价等级量表，针对专业和伦理行为、患者资料的收集和分析、患者护理和预后评价，遵守安全和感染控制的原则、同患者和家属及同事进行有效交流、有效记录等维度，根据“好、达标、需要提高、不安全或不合适的实践、N/A（在临床背景下该条目不合适）”5 个方面进行评价。Professional Performance Accountability Team 通过回顾文献和急性护理院注册护士评价表，根据实践维度制定了护士绩效评价工具。护士实践的维度包括以下 7 个方面内容，即照护角色、教学职能、组织和工作角色（work role）能力、应变能力、护理实践的监控和质量保证、管理和监控的治疗干预和方案、诊断和监控作用。7 个维度中每个维度都包含一个核心能力，这些核心能力是通过对质量提高数据、护理和管理目标、州的护理实践条例、注册护士的职位描述和其他护理机构的绩效评价等方面的深入研究得出。每个核心能力包括 3 个相对应的描述，即超过期望、达到期望、需要提高等。该量表通过自评和管理者评价两部分内容形成对被评价者的评价。亦有专家运用Likert的5分法和评语（包括自评和他评）相结合，从绩效质量、心理素质、管理素质、个人素质和进一步发展的能力几方面对实习同学进行绩效考核。还有专家从判断和决策、组织和确定优先级的能力、对病房环境的影响、容忍困难环境、对工作环境的贡献、利用护理程序、依赖性和职业发展等方面，运用“差、平均水平、突出”3个等级对护士进行绩效评价。他们的共同特点在于都是从临床实践的角度出发，只是在社会情境、情感和认知水平的差异导致了评价维度的不同，他们更关注测量与工作绩效相关的能力。

国际上的医院内部绩效考核，善于应用先进的绩效管理工具和方法，重视患者满意度，兼顾医疗安全性、员工的个人发展等指标，最终以提高医疗质量和医疗效率为目标。这些医院内部的先进经验与管理思维，为我国医院内部的绩效管理提供了参考，值得深入思考与探究，但是由于各国之间政策、财政及医院发展模式等的差异，需要辩证引进或借鉴。

第二节　医院绩效考核实例

当前，国际上涌现了一批医院绩效考核的典型案例，取得了较好的实践成效，并积攒了大量经验。本节通过阐述国际上不同国家或地区具体的实践成果，梳理其医院绩效考核经验，为我国医院绩效考核提供借鉴。

一、美国梅奥模式

梅奥医学中心作为美国大型综合医院的代表，建立了全美规模最大、设备最先进的综合性医疗体系。连续多年排名全美最佳医院的梅奥诊所，其核心价值观就是患者需求至上，它的成功离不开文化和价值观建设。围绕教育、科研及临床服务（实践）三者结合的价值理念，立足于为患者提供优质医疗服务，优先考虑患者需要，梅奥的绩效考核不与奖金挂钩，考核指标和策略是对医院价值观的量化，考核结果的最终目的是用来提高医疗能力，包括确定员工的岗位调整、培养与发展，以及评估和优化部门运营。

梅奥诊所运用绩效管理理论，以患者需求为中心建立了系统的绩效指标系统，采用的是绩效考核制度。梅奥选取的绩效考核指标涉及患者满意度、临床绩效、财务情况、关注员工、内部运作、社会贡献等方面。梅奥诊所设有分所，开设医学院，均为私立的非营利性机构，其绩效管理体系分为5层，从战略绩效到企业绩效，再到三盾绩效，即临床实践绩效、科学研究绩效、医学教育绩效，再到各项医疗服务的绩效，最后是员工绩效。梅奥诊所的绩效指标体系以价值观为中心，即“患者需求至上”的价值观是绩效指标体系围绕的中心内容。

该指标体系重视战略，层次分明，重视医、教、研的发展，重视员工的培训与再教育。梅奥诊所基于“360 绩效考核”，并且融合了关键绩效指标考核的方法，对医院的绩效进行管理，360 绩效考核可以推动医院的全面发展，但同时也需要耗费大量的成本进行操作。

梅奥诊所的考评体系，不是现在国内流行的绩效考核体系，而是 PDCA 管理循环中的重要环节——检查（check）。从考评结果的兑现上，可以看出两者的差别。绩效考核体系更多被当作发工资、发奖金的基础，而考评体系被梅奥诊所用在“工作过程中的纠偏”，用来检查工作过程是不是做对了、做到位了，用来测量工作过程中的每一个活动与预期的或标准的要求有没有差距，如果有，差距是多大，怎么调整，如果没有，如何持续地保证。

由于考评体系不是一次性的，而是周期往复的，考评体系对于一个医生来讲，形成了他在梅奥诊所的工作轨迹。一直获得优秀评价的人，有更多晋升的机会。

由于考评体系不做数量上的要求，不引导医生看更多的“病”、做更多的手术、卖更多的药，医生会有足够的时间，做自己喜欢和擅长的工作，比如，有更多时间与患者做交互，把握患者的就诊效果和整个就诊过程中的体验；也有人将精力投入到医疗科研或医学的教学工作中，这些对梅奥诊所来讲，与医疗实践一样重要。

梅奥诊所对医生的就诊过程和结果进行考评，但考评体系不作为薪资和奖金的依据，而是起到纠偏的作用。梅奥诊所的考评体系，首先是针对医生的工作过程，其次是针对医生的职业精神。在针对医生工作过程进行考评时，梅奥诊所引入了一些考评工具。例如，知识考试、行为追踪、自我评估、病人投诉等。为了更全面地考评，还引入了 360 度考评体系，在传统的上级对下级的考评之外，增加了同事之间的考评，和下级对上级的考评。对工作过程中偏离标准的事项，还要进行分析，看是人为失误还是故意为之。如果是人为失误，责任人要接受岗位再培训，强化正确的操作程序和标准认知。如果是故意，要采用批评、纠错措施，有四种方式：通知、书面警告、最后书面警告和解雇。不管是再培训还是批评、纠错，其最终目的是对责任人进行行为上的纠偏和矫正，让他能做对，而不是为了解雇，也不是为了扣奖金、扣工资。

从梅奥诊所考评的结果和目的看，其考评体系是一个评价体系，更准确地说，是一个信息获取的体系。在批评和纠错的过程中，对这个医生是书面警告还是解雇这一决策不是下级做出的，也不是同事做出的，而是其直接上级做出的，是上级根据360度考评的结果做出的。因此，这里的360度考评，实际上是360度的信息搜集。

对医生职业精神的考评，会涉及技能、职业知识、态度等方面。为了防止对评估人进行报复，对医生的职业精神评估采取匿名的方式，还同时制定了非报复政策。考评的结果分为优、良、合格和需要提高，共四个层级。考评的过程也比较简单，只需要在网上填写表格，通过邮件发送。

梅奥诊所的薪酬体系，是“授薪制”，也就是固定薪酬制度，没有绩效奖金和分红。薪酬高低与医生个人所做手术数量、科室的病房占有率，以及医院年收入、年利润没有任何关系。

梅奥诊所的“授薪制”从1923年开始全面实施，梅奥兄弟也参与其中，和其他医生一样拿固定工资。固定薪酬主要是通过以下方式来决定医生的薪资水平的。

其一，由梅奥诊所董事会中的公共董事来监督薪资水平。薪水要具有竞争力，医生薪水基于其他学术医疗中心和医生市场的总体情况确定。

其二，薪资体系很简单，收入高低和是否是学术权威、科室主任、医院CEO关系不大。医生提职了，比如成为科室主任或部门主席，薪资增幅大致为5%~10%。学术职称提升了，从讲师、助理教授、副教授、全职教授级别一直成为医学权威，能获得很高的学术声望，但在薪资上并没有什么差别。

新入职的医生，薪水会逐年增加，基本上5年后封顶。随着在梅奥诊所工作时间的继续增加，“老梅奥人”将会获得更多的休假时间。这样一来，医生好像没什么好担心的，无论为谁诊治、耗费多长时间，都与自己的薪资没关系。医院提供的薪资水平，不仅是医生基本生活的保障，还能让医生过上较为体面的生活。

“授薪制”给梅奥诊所的医生带来了好处。譬如：①医生不用考虑每个病例能带来多少收入，而把更多精力放在业务钻研上；②医生不会眷恋科室主任等领导岗位，当科室主任的收入比当专科医生的收入仅高5%~10%；③医生与科室领导的合作、新老医生的合作、跨科室的合作都更容易。

需要指出的是，“授薪制”是固定薪酬制度，但并不是平均主义的平均工资制。平均工资，在中国原被戏称为“大锅饭”，由于没有考核，没有评价，不辞退员工，养懒人，又被称为“铁饭碗”，也因此备受诟病。

此外，授薪制中，科室与科室之间的工资水平还是有差别的，岗位与岗位之间的工资水平也是有差别的。工资级别的确认，既和其岗位的内在价值有关，又和外部的市场竞争有关。

二、新加坡政府医院模式

新加坡医院有一套比较科学和完善的员工绩效考核体系，在日常工作中来衡量员工的表现，从而规范、督促他们的行为，提高工作效率。新加坡的绩效考核是几乎每一天都在告诉员工，什么是正确的工作目的？什么是好的工作状态？哪些是工作需要的素质？员工需要知道：医院期待/希望他们怎样？哪些是要求达到的？他们如何正确地工作？怎样才能做得更好？反馈和回报是依据他们的表现发生的。这其实是新加坡卫生部、国立健保集团对员工的承诺。在员工作出不恰当行为之前，医院有责任详细告诉员工这些内容。否则，一味地设定不切实际的高目标和行为规范是没有意义的，对员工来讲，是不公平和不负责任的，甚至起到负面作用。

新加坡政府医院绩效考核实施全面绩效评估，程序分三步，第一步：前期行为规划。此阶段让员工明白：哪些是员工应该做的？员工需要达到怎样的结果？第二步：绩效评价。此阶段让员工知道他前面工作得有多好？将得到怎样的认可和奖励？第三步：未来表现辅导。此阶段让员工了解如何会做得更好。

新加坡政府医院绩效考核体系每一个评估的步骤，都对应着指导原则。简单地说，在员工评估的整个过程中，始终都要牢记一个基本概念，评估的目的是为了提高，不是单纯为了奖励，更不是为了惩戒。即使奖励也是为了提高，每一步都要回归基本，英文叫“BACK TO BASIC”。每一个程序，都要传达给员工1～2个明确的信息。

（一）纳入评估范围的三方面能力

1.核心能力—对每一位员工

病人第一：医院的核心业务是服务好病人以及那些潜在的客户。我们的客户包括病人及家属，他们需要我们的帮助，乃至整个社会的帮助。认可病人第一的员工，将为满足客户需要而感到自豪，他们将努力创新以超出客户的期望值。

把事情做完/做好：医院必须是一个高效率的组织。能够把事情做完/做好的员工往往会完整地计划好如何最终完成工作，他们主动敦促工作进展，并良好地计划时间来完成所分配的任务，服务客户并满足他们个性化的需求。

成为团队的成员之一：团队合作是医院工作所必需的，因为没有一个人可以掌握全部所需的知识和技能，好的团队成员将时刻关注/留意其他成员的看法和感受。这同样意味着在医院工作环境内外，都能主动预先分享信息并从中协助，并在工作中发挥自己的技巧和特长（杠杆效应）。

自我提升，并帮助别人提升：人是医院最核心的竞争优势，每一位员工都要为此作出贡献。自我提升并帮助他人提升的员工，往往主动承担个人职责，建立并提高自身的专业知识和技能，并同时帮助其他人达到专业目标。

贡献知识：医院的专业形象和社会声望，是建立在员工的专业能力上的。有效提供知识的员工，是那些能够时常正确作出判断，尝试可能的最新操作技巧和业务技能的人，他们也将在专业精神和伦理道德方面作出贡献，并与其他团队成员互动成为一个整体。

2. 领导能力—对承担领导职责的员工

拥抱改变：当医院内的领导者良好地处理不确定情况时，他们需要能够“拥抱”改变，并善于接受改变，或者是接受其他人贡献的新想法。他们同样要寻求/努力尝试减少其他人面对改变的内心阻力。

影响并领导他人：医院的领导者同样由于影响和领导他人的能力而表现突出。他们能够通过提供决策及提供足够的资源和授权，来调动其他人。他们也能够令人信服地表达观点，从而让其他人接受。

策略思考：医院的领导者能够领导医院履行使命，实现愿景。策略思考的员工是那些洞察机会和行业/专业趋势，并从中发现新的与能创造出客户价值的策略、政策、流程和解决办法的人。

3. 专业技能—对医疗专业技术人员

专业人员的衡量要求，各国有自己的标准。绩效考核要衡量的是表现，换句话讲是“输出的结果”，不是什么博士学位、硕士学位、论文数量、手术台次，而是那些对病人有意义的表现，例如：建立良好的医患关系和“病床旁”的服务态度。

（二）员工绩效考核内容和分级

员工绩效考核由4部分组成：关键业绩领域/绩效目标、能力考核、整体表现、职业发展计划。

关键业绩领域/绩效目标：包括培训和自我提升、临床工作质量、研究。考核结果由员工和主管逐项讨论，主管写下评价，即超出期望/非常好/好/充分/不满意。

能力考核：包括核心能力、领导能力、专业技能。根据考核结果分为3级：岗位榜样/模范（Role Model，RM）、内行/熟练的专家（Proficient，P）、需要提高（Needs Development，ND）。

整体表现：考核结果分为5个级别：A*、A、B、C、D。医院最高领导根据整体人力资源策略，每年调整、决定各个级别的比例。通常A*+A的总人数为部门的30%以内，最多5%的员工可以得到A*，B的员工为65%，C+D的员工为5%。

职业发展计划：根据考核结果制定发展目标、学习计划及下一次评价/回顾预定时间。

（三）员工的组织贡献分级

共分5级。新加坡政府医院只对3级以上的员工作领导能力的评估，分级如下：

1级：协助作出贡献—学习者、跟随者；

2级：独立作出贡献—实干者；

3级：通过经验作出贡献—技术专家、专业人才；

4级：通过辅导、领导他人作出贡献—领袖；

5级：通过愿景作出贡献—舵手、塑造者。

全面绩效考核正确的方法是在员工开始工作时，主管和他先沟通好阶段性目标和工作内容，在最终结果出来之前的中间阶段，就开始一次全面绩效考核。考核的目的不是让员工和主管共同面对一个恶劣的结果，而是一个正式沟通的渠道，让员工按照主管的思路，正确地去工作。主管也可以通过TPM来跟进预设的工作目标。

任何一个评分级别的员工都可能和主管签订绩效提升计划表，员工和主管一起坐下来沟通行动计划，提高绩效。该表格将在人力资源部存档，可能作为将来要求员工离职的文件。

三、中国台湾“长庚模式”

在“切身感”理念的指导下，中国台湾长庚医院创院之初即沿袭了台塑企业的绩效评核制度，根据不同部门和不同职位的作业特点，依据目标管理的基本精神设计了医院各类员工的绩效奖励制度，合理区分个人和医院的责任，使员工在开始工作前即可清楚了解到“自己能拿到多少钱”。这种“先算后做”的做法使医院能“相对准确地估算员工的贡献度”，有效激发员工的工作积极性。这种制度的推行在医院内营造了一种良好氛围：所有人根据各自制订的目标享有各自的权利，然后再尽各自的责任，并获取各自应得的报酬。

医师人员板块，台湾长庚医院首开中国台湾地区先例，借鉴美国的“医师费”与“医院费”分立制度，并结合中国台湾地区医疗体制的实际情况，设定完全变动薪的“医师费”制度。医师与医院为合伙关系，医疗收入以拆账方式分给医师与医院。医师费为医师劳务所得，不负担经营风险；医院费为医院经营成本回收及风险负担或回馈。

台湾长庚医院推行医师费制度的基本理念，是依据医师执业的专业性、独立性、主导性与责任性，以医师在执行各项诊断、治疗、处置、手术、检查、检验的工作所投入资源、心力及技术的贡献程度，即以医师技术能力与辛劳付出程度为基准，再参考市场行情（保险支付标准）与医院政策等因素制定医师费提拨比例。“医师费”是不管医院经营绩效如何，主治医师在提供每项医疗服务后，均由医院拨付事先订立的比例金额作为主治医师的酬劳，如门诊、手术、检查检验等。

医师费提拨原则是按照医师投注心力、时间与贡献度的大小，一般是按照手术（含麻醉）项目、医师亲自操作、医师亲自判读、医师虽非亲自参与但有间接贡献的顺序，设计医疗服务项目的医师费提拨比例。医师费提拨比例不是固定的，根据医疗市场行情、医保给付政策、医院整体发展及平衡专科医师收入等因素做相应调整，如对于持续或阶段性鼓励发展的项目，特别核给一定比例医师费或阶段性提高医师费率，以资鼓励。

医师费提拨比例校正了传统的 RBRVS 绩效评估法则，以医疗收费的某一比例为订立标准，因要充分反映医疗成本，故使用昂贵仪器设备的检查或治疗项目收费较高，医师因此得到较高的医师费，实际上并不一定是医师付出较多，而可能与医疗仪器的资本支出较多的缘故；而一些需靠医师累积知识经验去做的判断性、评价性项目的收费较低，若直接设定比例分配医师费，就会造成技术力高而设备费低者的医师费分配偏低，影响医师操作该服务项目的意愿。“对医师投入的人力资源成本未能充分反映”这种不合理情况，促使台湾长庚医院逐科推动实施以资源为基础的相对值表（RBRVS），作为医师“服务收入”金额的重新评估计算依据。对一些依靠设备科室如放射诊断科、核子医学科等，先以 RBRVS 校正个别医疗项目中医师投入资源的技术力收入，再实施重分配制度。

“三三三制”重分配制度也是长庚医师绩效中不得不提的。医院为达到教学、研究与服务方面不断进步，医师除了医疗服务，还必须投入相当多的精力在教学研究上。因此，所提拨的医师费并不直接归入医师个人的薪资账户，而是归属到以群体执业为中心的临床专科层级，再实行科内重新分配给每位主治医师。重分配的理念有三：兼顾服务、教学与研究，发扬群体合作的团队精神，尊师与敬重前辈的伦理价值。基于这三个理念，考量主治医师的“年资”“服务收入”与“教学、研究与行政”等三项因素，使科内各医师在这三方面的表现以相对积分的方式（称为年资积分、收入积分、科内积分）来表示，并将执业收入依三种积分按比例重新分配，建立“三三三制”重分配制度。

另外，为保障医师的基本生活水准和维持推动进修研究的动力，提升医师对医院的忠诚度，搭配设定最低保障及最高限额。保障薪制度是为了照顾医师基本生活收入，以及一些不适合衡量绩效的特殊专科（如精神科）或医师进修学习等，如新晋升主治医师的医师费未达基本保障额度者，则补足到保障金额。最高限额是考虑到医师可能会为迅速提升自己绩效，无限制诊治患者，过度使用医疗资源，增加不必要的检查等而设立，亦即当分配的医师费超过限额时，超出部分依超限分配率计算，将超限未分配的金额单独拨出成立基金，作为医师出国进修等补助之用。

并非所有的诊疗收入都参与重分配，一些特殊的诊疗收入，如正常门诊时间之外的门诊、手术、麻醉等诊疗费和其他经呈报核准项目的医师费不用参与科分配。

台湾长庚医院每位医师创造医疗收入后，按照医师费提成比例（特定专科经过 RBRVS 校正）提成后作为分配前诊疗收入，归属到以群体执业为中心的临床专科，经过年资、收入和科内三项积分的科内重新分配给每位主治医师后，再加上每位主治医师不参与重分配的其他诊疗收入，若有超过上限金额标准的部分，则乘上超限分配率后回归给医师，最后再加上不受上限的医疗收入，就是单个主治医师实得的收入。

非医师人员板块，课长级及以下人员，医院根据不同作业性质设立评核指标和绩效基准，依个人业绩核发效率奖金，课长级以上人员则主要依据整体经营业绩，核发经营津贴和主管特别酬劳金。绩效评核与奖励制度分为定量评核、定期主管评核和年终评核。

定量评核方面，首先是选定绩效评核项目。医院采取企业的作业整理法，调查现阶段各类作业的品质、流程或效率等，以及预期可能会发生影响绩效的问题、最易产生工作绩效的方面，同时考虑日后评核的难易度加以设定绩效评核项目。对医技、护理、工务等单位而言，绩效部分大致包括服务量、品质和成本等指标；对于共同事务幕僚如医事、会计等，除自身常规性工作内容，一般还要着重依据其处理事务的效率和正确率进行评核；对于专业管理幕僚，长庚医院依据其完成专案管理的数量、品质和时效进行评核。

其次，设定绩效评核薪资比重。为使员工有切身感，台湾长庚医院将员工的部分固定薪或全部固定薪转换为变动薪，即绩效奖金。各部门根据医疗服务特性，一般有全薪评核和津贴评核两种方式。全薪评核是将员工每月全部薪资所得，都转换成以“变动薪”的方式计算支付员工每月的工作酬劳，适用于可自行开拓新的服务项目与第一线临床专科。津贴评核是指除本薪以外，将员工薪资的一部分，比如各式各样的津贴，转换成以“变动薪”的方式，依工作量或业绩的多寡，核算为“绩效奖金”后拨发给员工，适用于第二线专科或非利润中心的单位。

再次，绩效奖金计算与分配。基于对各单位的作业情况、员工需求及机构目标的评估，台湾长庚医院主要按单价制、费率制和负荷制三种计算方式计算绩效奖金，目前使用最多的是单价制和费率制。由于负荷制基本上是把出勤工时作为计算基础，但基于相同出勤时间、工作负荷不一定相同，因此现在多不使用负荷制。

医疗活动是团队性较强的工作，大部分科室实施团体绩效评核，即先计算团体的绩效奖金总数，再依事先所设定的奖金分配方式，分配至员工个人。常用的奖金分配方式，包括个人产值、平均分配、出勤工时、职务评点、个人考核结果或上述几项分别给以权重的混合制等。必须特别注意的是，为保证分配的公平性，有些费用应先行分给个人有不同努力或付出的部分，例如组长由于担任管理责任，就要先支付组长津贴。

最后，绩效评核与奖励制度的修订。部门组织职能变更或业务内容变动时，或工作方法变更、作业流程改变或医疗仪器设备功能更新时，绩效评估方法应相应改变，以免与现实产生重大的脱节；政策或人为的支付或收费价格的调整，如医保给付标准、医疗收费标准或医疗服务的成本等有所调整、变动或变更时，因价差而造成绩效奖金增加或减少时，如果并非是员工努力或懒惰等原因，那么医院有必要加以修正以免造成不公平现象；部门绩效连续三个月成长（或衰退），超出部门业务量变化基准的 150% 或未达 50% 时，即原本所设定的绩效奖励标准可能有错误或不公平，应仔细分析发生的原因，必要时针对绩效奖励办法加以检讨与校正；另外一些特殊情况，如人力市场价格变动、法定工时变动时，也要修订部门绩效评核与奖励制度。

定期主管评核方面，首先，对于部处长级及以上人员，台湾长庚医院按其职责范围内的整体绩效，由其上级主管综合考核评定，核发经营津贴。评核指标在其可控职责范围，强调进步率、创新与专案工作能力等。先由受评人申报“年度工作目标”的阶段目标达成情况及工作绩效重点，再由其主管评核得分及填写“主管评语”，并与受评人沟通说明评核依据，再由受评人签名认可。

其次，课长级及以下人员，采取以“计件方式”为基础的主管评核制度。部门主管平时对其部属的服务态度、作业时效、工作品质、工作执行（协调）、安全卫生等项目进行评核（基层主管人员还包括计划能力、领导能力），以 80 分为基础分，随时根据部属工作表现，于《平时工作评核记录表》内予以加减分，并注明加减分的理由，再于次月 5 日前就全月所记录内容向受评人说明，并提供改进意见或嘉勉，列为绩效奖金的评核依据。对于绩效出现较大异常的部属，在安排说明及提供改进意见后，填写《人员工作考核辅导记录表》，经受评人签认列入追踪改善计划。

年终考核根据职位高低也多有不同，部处长级以上人员按其职责范围内取得的整体绩效，综合考核评定。课长级及以下人员年终考核，包括工作考核积分、考勤积分、奖惩积分和案件处理时效积分等四项综合评价。工作考核成绩占年终考核成绩的 80 分，考勤成绩占年终考绩的 20 分。奖惩积分依从业人员全年度奖惩记录，按规定标准加减考核成绩。案件处理时效积分是依从业人员各项案件处理时效情形，按月计算其提前或逾期日数，并按规定标准加减考核成绩。

年终考绩未达标准者予以检讨提报。每年年终考核作业后，于次年 1 月份列印一张《考绩异常人员检讨处理提报表》，然后分送各部处（临床专科由驻院区经营组负责）进行检讨，经院区管理部、院长核签，再送行政中心人力资源发展部，汇总呈行政中心主任（或执行长）核定。单位主管每季与上年度考绩异常人员会谈辅导，并提供改善或嘉勉意见，填报《人员工作考核辅导记录表》，呈部处长级主管核决。

参考文献

[1] 任晓敏. 基于JCI认证的J医院医疗设备管理改进项目的研究［D］. 东华大学, 2020.

[2] 黄海丹, 彭文献, 高思, 等. JCI 标准下医疗设备巡查体系的构建［J］. 中国医学装备, 2017, 14(5): 131-134.

[3] 陈立峰, 郑骏, 冯靖祎. 谈 JCI 中的医疗设备预防性维护［J］. 中国医疗设备, 2012, 27(8): 105-106.

[4] Tembuyser, Lien, Van Campenhout, Christel, Blanckaert, Norbert, & Dequeker, Elisabeth M. C. . Iso 15189-accredited laboratories fulfill the jci hospital accreditation standard requirements for the use of referral laboratories: report of a consensus meeting. Accreditation & Quality Assurance, 21(6), 425-431.

[5] 宋宝香, 圣孟飞. 基于PATH模型视角对江苏省公立医院绩效评价指标体系的研究［J］. 江苏卫生事业管理, 2018, 29(08): 874-877+899.

[6] 陈宏, 徐占民, 孙嘉欣, 刘宏, 李华, 张莹, 王永红, 张煜, 王虹, 由美迪, 刘权亮, 李索娅, 张立超, 张莉, 潘虹, 韩硕, 赵璐, 吴国松, 毛静馥. PATH模型对我国医院绩效评价体系构建的启示［J］. 中国医院管理, 2016, 36(08): 1-4.

[7] 都豪. 基于数据包络分析的公立A医院绩效评价体系研究［D］. 华北水利水电大学, 2020.

[8] 许岩, 徐文静, 鲁冰. 美国“最佳医院”排行榜对我国医院评价的借鉴意义［J］. 中国卫生人才, 2021(01): 44-47.

[9] 魏田, 马丽平, 陈晔, 王巍, 王志刚. 国外临床专科能力评价方法及其对我国的启示［J］. 中国医院管理, 2019, 39(03): 18-21.

［10］黄海. 美国医疗机构评审与我国医院等级建设的思考［J］. 医院院长论坛-首都医科大学学报(社会科学版), 2013, 10(05): 59-63.
［11］易永红, 易静, 朱振云, 王留明. 德国医院评审与我国新一轮等级医院评审比较［J］. 护理管理杂志, 2014, 14(02): 109-111.
［12］朱文赫, 王佩, 陈悦, 史心雨, 贾存波, 王燕森, 仇玉青. 国外医疗机构绩效考核评价做法及启示［J］. 中国医院, 2022, 26(04): 15-18.
［13］李熹阳, 高红, 李国红. 国外医院评价对完善我国公立医院绩效考核的启示［J］. 中国医院管理, 2021, 41(09): 92-96.
［14］霍哲珺, 贾佳. 国内外质量奖简析［J］. 对外经贸, 2021(08): 19-21.
［15］王文, 许平. 公立医院绩效考核研究综述［J］. 中国卫生产业, 2019, 16(23): 187-190+193.
［16］杨娟, 张丽华. 发达国家经验对我国公立医院绩效评价的启示与思考［J］. 中国卫生质量管理, 2019, 26(02): 110-112.
［17］陈卉. 国外公立医院第三方评价对我国的启示［J］. 海南大学学报(人文社会科学版), 2017, 35(01): 30-34.
［18］杜杏利, 高欢, 廖家智, 李卉, 陈安民. 借鉴KTQ标准促进医疗质量管理建设［J］. 中国医院, 2017, 21(03): 3-4.
［19］姜荣勤, 李静娴, 胡丹, 葛爱晨, 陈家应. 部分国家与中国医院绩效评估比较分析［J］. 中国卫生政策研究, 2016, 9(12): 62-67.
［20］马丽平, 赵明刚, 郭艳红, 樊静, 马旭东, 李亚, 陈晔, 甘雪琼. 中英两国医疗质量评价比较研究［J］. 中国医院管理, 2015, 35(10): 21-24+69.
［21］蔡瑜. 国内外医院绩效管理现状分析及思考［J］. 科技广场, 2015(07): 248-252.
［22］孙文. 公立医院绩效管理体系研究［D］. 长安大学, 2015.
［23］彭婧. 澳大利亚政府购买医疗卫生服务的实践及对我国的启示［J］. 中国全科医学, 2015, 18(05): 485-489.
［24］亓慧. 基于卓越绩效准则的公立医院绩效评价研究［D］. 山东大学, 2014.
［25］张一飞, 冯学山. 卫生系统绩效研究与发展［J］. 医学与社会, 2013, 26(10): 35-38+56.
［26］高欢, 王华, 冉利梅. 国外医院评审评价发展历程［J］. 中国医院, 2013, 17(01): 34-35.
［27］兰天, 孙纽云. 英国卫生系统绩效评价的循证研究及对我国的启示［J］. 中国循证医学杂志, 2012, 12(05): 499-503.
［28］郑见立. 公立医院绩效考核指标体系及评价系统设计［D］. 华中科技大学, 2012.
［29］孙纽云, 梁铭会, 胡翔, 刘君, 兰天, 董丹丹. 国内外医院绩效评价的关键领域和指标研究［J］. 中国医院, 2012, 16(04): 9-13.
［30］董丹丹, 孙纽云, 杜青阳, 兰天, 刘君. 医院绩效考核方法研究［J］. 中国医院, 2012, 16(04): 18-22.
［31］赵要军, 王仲阳, 李建军, 冯占春. 国外公立医院绩效评价对我国的启示［J］. 中国卫生经济, 2012, 31(02): 93-96.
［32］刘庭芳. 中外医院评价模式分析与启示［J］. 中国护理管理, 2012, 12(01): 10-13.
［33］赵苗苗, 吴群红, 滕百军, 高力军, 宁宁. 国外医院绩效评价的比较分析与对我国的启示［J］. 中国卫生经济, 2011, 30(08): 70-72.
［34］高欢. 构建我国第三方医疗机构评价组织的研究［D］. 华中科技大学, 2011.

[35] 梁艳超, 王辰. 国内外医院绩效评价研究现状 [J] . 医院院长论坛, 2011, 8(03): 59-63.
[36] 张文燕. 第三方执掌美澳医院评审 [J] . 中国医院院长, 2010(22): 64-65.
[37] Curtright JW, Stolp-Smith SC, Edell ES. Strategic performance management: development of a performance measurement system at the Mayo Clinic. J Healthc Manag. 2000 Jan-Feb;45(1): 58-68.
[38] Cooperation for Transparency and Quality in Healthcare. KTQ-Hosptal Manual and Catalogue(2009) [M] . Berlin: Matthias·Grimm, 2009.
[39] BERG M, MEIJERINK Y, GRAS M, et al. Feasibility first: developing public performance indicators on patient safety [J] . Health Policy (Amsterdam, Netherlands), 2005, 75(1): 59-73.
[40] GROENE O, SKAU J K H, FROLICH A. An international review of projects on hospital performance assessment [J] . International Journal for Quality in Health Care, 2008, 20(3): 162-171.
[41] Muri JH. The Joint Commission's ORYX initiative: implications for perinatal nursing and care. J Perinat Neonatal Nurs. 1998 Jun;12(1): 1-10; quiz 81-3.
[42] Braithwaite J, Hibbert P, Blakely B, Plumb J, Hannaford N, Long JC, Marks D. Health system frameworks and performance indicators in eight countries: A comparative international analysis. SAGE Open Med. 2017 Jan 4;5: 2050312116686516.
[43] Overeem, K. , Faber, M. J. , Arah, O. A. , Elwyn, G. , Lombarts, K. M. J. M. H. , Wollersheim, H. C. and Grol, R. P. T. M. (2007), Doctor performance assessment in daily practise: does it help doctors or not? A systematic review. Medical Education, 41: 1039-1049.
[44] Finucane, Paul M. MB; Bourgeois-Law, Gisèle A. MD; Ineson, Sue L. ; Kaigas, Tiina M. MD A Comparison of Performance Assessment Programs for Medical Practitioners in Canada, Australia, New Zealand, and the United Kingdom, Academic Medicine: August 2003 - Volume 78 - Issue 8 - p 837-843.
[45] Overeem, K. , Wollersheim, H. C. , Arah, O. A. et al. Evaluation of physicians' professional performance: An iterative development and validation study of multisource feedback instruments. BMC Health Serv Res 12, 80 (2012).
[46] 叶天瑜. 基于胜任力的三级公立医院临床医生绩效评价体系研究 [D] . 南京中医药大学, 2017.
[47] 沈晓, 夏冕. 公立医院绩效管理与薪酬设计 [M] . 华中科技大学出版社, 2020.
[48] Burn S, D' Cruz L. Clinical audit-process and outcome for improved clinical practice [J] . Dental Update, 2012, 39(10): 710-4.
[49] S. L. Holley. Ongoing professional performance evaluation: advanced practice registered nurse practice competency assessment [J] . J Nurse Pract, 12 (2) (2016),
[50] 陈辉. 我国公立医院科主任绩效考核体系研究 [D] . 东南大学, 2017.
[51] Edwards MT. Clinical Peer Review Program Self-Evaluation for US Hospitals. American Journal of Medical Quality. 2010;25(6): 474-480.
[52] Gilligan C, Cullen J, MoullinM, et al. Using the Public Sector Scorecard in public health [J] . International Journal of Health Care Quality Assurance, 2007, 20(4): 281-289.
[53] 刘源. 公立医院临床护士绩效考核指标体系研究 [D] . 天津大学, 2018.

[54] 周玉祥. 惠州市中心人民医院临床医师绩效考核优化研究［D］. 兰州大学, 2018.
[55] 高瑞欣. 公立医院临床医师绩效评价体系及应用研究［D］. 河北经贸大学, 2015.
[56] 张晓云. 三甲综合医院护士绩效考核指标体系的构建研究［D］. 山西医科大学, 2019.
[57] 李莉. 基于TPS的卫生专业技术人员绩效评价体系与实证研究［D］. 山西医科大学, 2008.
[58] 孙燕, 叶文琴, 曹洁. 护士绩效研究现状及建立我国护士绩效评价指标体系的设想［J］. 护理研究, 2010, 24(08): 661-663.
[59] 田晓婷. 取经台湾［J］. 中国医院院长, 2013(19): 64-65.
[60] 徐小平, 柯冬阁, 蔡晓, 陈志权. 香港与台湾地区医疗机构绩效管理现状研究［J］. 中国医院, 2015, 19(10): 17-18.
[61] 黄巧红, 鲁冰. 中国台湾地区医院绩效管理经验及启示［J］. 中国卫生人才, 2021(03): 43-48.
[62] 徐迅, 黄玲萍. 台湾医院绩效管理模式的借鉴与思考［J］. 现代医院, 2015, 15(09): 7-8.
[63] 杨辉, 毕红梅, 范艳敏. 新加坡政府医院员工绩效考核体系［J］. 中国护理管理, 2008(09): 63-64.
[64] 张林先. 梅奥的本质：人本主义管理培育的百年企业［M］. 北京: 机械工业出版社, 2018
[65] 王冬, 黄德海. 追根究柢, 止于至善: 长庚模式全解析［J］. 中国医院院长, 2016(16): 68-81.

第十二章　先进实践案例

中国台湾长庚医院直线幕僚管理体系创新案例

一、案例介绍

20 世纪 80 年代，中国台湾长庚医院率先将企业经营管理幕僚模式引入医院管理，创立了与直线医疗体系并行的直线幕僚管理体系，即从体系层贯穿到科室层与医疗业务各个层级相对应的管理体系，从而形成纵向的医 - 管双线体系。

长庚医院实行董事会下的决策委员会治理结构，下设行政中心，是整个长庚医疗体系运营的“总参谋部和控制中心”，主要承担管控职责。行政中心是专业化的管理幕僚团队，人员包括总部幕僚与基层各单位幕僚，他们在业务领域上下垂直连为一体，形成了独具特色的直线幕僚体系。医院管理分为体系层、院区层和科室层三个层面，幕僚体系从上至下对应设置总部行政中心、院区管理部、专科经营助理三个层级，其中专科经营助理的专业背景有卫生管理、企业管理、财务管理和医学专业等，他们和临床科主任是合作关系，协助科主任开展经营管理工作，提高经营效率，因此又被称为“科经理”。

长庚医院直线幕僚管理体系的创新，实现了医院在经营管理等方面的高度集权，在医疗专业等方面的高度分权，即专业管理幕僚人员集中负责精细化管理和效率改进，医疗专业技术人员专心致志地提升医疗专业水平，院长可通过医疗管理各委员会和直线幕僚体系两条线掌握医院的整体情况。

二、案例经验、总结

目前，我国多数大型公立医院采取直线职能制模式，医院业务采用单一直线体系，院长通常通过医疗副院长、临床科主任这条线，或者通过医务处、财务处、绩效办等职能部门的数据获悉医院运营情况。这种单一的医疗部门直线层级链，使信息的稀释和滞后进一步凸显，医院整体目标与科室目标的一致性难以把控。而幕僚管理体系对于现代医院管理制度建设具有一定的借鉴意义。

1. 发挥参谋职能，提供决策依据，实现管理精细化。医院要积极探索横向职能管理模式，提升专业的横向业务管理部门在医院管理中的地位，充分发挥其在制度和流程建设、资源调配、绩效评估与分析等方面的优势。

2. 探索设立专科经营助理，专司科室运营管理，实现管理职业化。专科经营助理是最接近医院管理问题的专家，他们是问题的发现者、反馈者、改善者，更是解决方案的制订者和推动者。专科经营助理往往具有较高的综合管理能力，具备经营理念、战略分析、人力资源管理等专业知识，一方面能为院领导和临床科主任提供准确、及时的运营数据，使科室发展目标与医院的目标更加契合；另一方面也可以为医护人员节约出更多时间投入到医疗、教学和科研工作中。

清华长庚医院护理人力资源管理案例

一、案例介绍

清华长庚医院十分重视护理管理及护理人员的使用和培训，在护理管理组织机构及职能、护理人员的配置、护士的进阶制度等方面有着独到的人力资源管理经验。

护理管理组织机构及职能方面：长庚医院在护理部设主任 1 名、副主任 4 名、督导（科护士长）18 名及各科护士长、副护士长，成为一个相对独立的管理体系。并下设行政组、教研组、临床护理组及 6 个护理管理委员会等组织机构，各组织机构对医院护理人力资源管理有着明确的职能和分工，包括人力资源管理、护理费用管理指标监控、统筹护理教育的规划管理、护理工作督导、制订专科护理工作规范等。

护理人员的配置方面：①遵循以护理时数配备护士人力原则。长庚医院通过专业系统的科学研究，测算出每位护士 8 小时服务患者数、为每位患者服务所需花费时间，计算出不同专科的护理时数，制订了“护理人力编制设定原则”，即一般病床的护士编制 =A × 90%，助理员 =A × 10%[A=（床位人数 × 护理时数 × 85% 占床率 /8h）× 1.38 休假系数]，按照护理数作为配置护士人力的依据。②遵循平时人力运用原则。依据占床率、护理时数、患者严重度等调度人力，如占床率＞ 85% 即增派人员，占床率＜ 85% 时以借休、补休的方式减少人力。

护士的进阶制度方面：长庚医院的注册护士按护理资质分为 4 级：N1、N2、N3、N4；管理级别分 2 条，一条是护理部主任、副主任、护士长、副护士长、护理督导（科护士长）5 个职别，另一条是 1 ～ 5 级的业务型—专科护理师。长庚医院的护士必须经过培训及通过专科训练，每年年底考绩甲等以上才有资格进阶（图 12-1）。

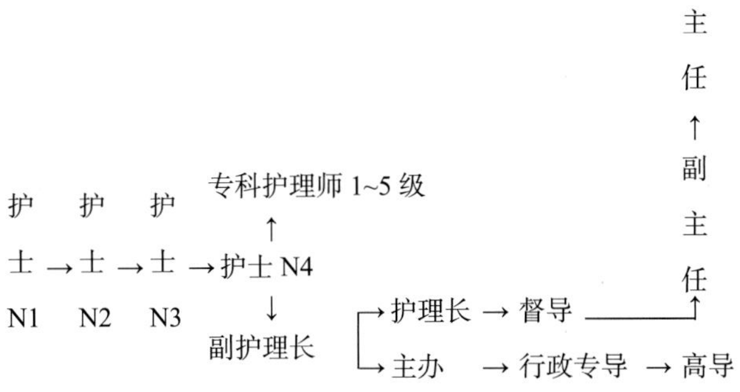

图 12-1　护理人员临床专业能力进阶制度图

二、案例经验、总结

我国内地医院可参考中国长庚医院“护理人力编制设定原则”，根据工作护理时数配备护理人力资源，加强护理人力资源管理科学化，利用补休、借休的方式减少人力，科学合理地进行人员配置，减少资源的浪费，同时注重护理工作分工明确，人员各司其职，业务范围界限分明，调节护理人力结构，确保护理安全和护理质量，减少护理人员非护理专业工作量，“让专业的人，做专业的事”“把时间还给护士，把护士还给患者”。

新加坡中央医院精益管理案例

一、案例介绍

新加坡中央医院的管理机构设置、医疗运行模式、收费模式和医疗质量管理等方面的先进管理模式及管理经验非常值得借鉴。

1. 采用扁平化管理模式

中央医院虽拥有万余名员工，但管理职位设置却非常“扁平”，集团董事会任命一个总负责人为首席执行官（CEO），全面负责医院运营，其下设四大部分，包括医教研管理、护理保健管理、运营、合作服务，医教研负责人相当于院长，一个临床科室到院长只有 2 级，到最高的 CEO 仅三级，行政效率比较高。

2. 构建庞大、高效的支持系统

为了实现医院的高效运转，新加坡中央医院专门设置数个助理职位或部门，以辅助院长进行全院的医疗管理，助理可领导 100 余人的团队，从应答事务、收集数据、制定政策到提供方案为领导决策提供依据，扩展到全院，也有 1200 余名专职行政人员，2200 余名后勤与辅助人员和 1700 余名综合医疗人员，为一线提供专业的保障服务，一切非核心业务如保卫、清洁、运输等均实行外包，由专业公司提供支撑，评估与审计等也引入第三方，从而保证整体的客观、高效，这种企业化的管理模式有效提高了服务水平和服务效率。

3. 收费差异化

新加坡中央医院的病房共分为四个类型，不同类型的病房患者享受的服务和承担的费用各不相同，条件越好，政府补助的比重越低，个人支付的部分越高。A 类房为单间，有电视、卫生间，各种设施一应俱全，患者须支付 100% 费用；B1 类房为双人套间，有会客、家属短暂休息的空间，患者支付 80% 费用；B2 类房为 4 ～ 6 人间，独立卫生间，患者支付 35% 费用；C 类房为 8 人开放式房间，患者支付 20% 费用。差异化收费满足各层次患者的不同需求，但是无论住院医师还是主任医师，不同层次的患者都可以得到他们的诊疗服务。

4. 新入院患者的管理

入院患者均由预约中心送至病房，分管护士即对患者进行入院宣教、评估、制订护理计划等，值班医生根据病种、病情，设留置针，完成相关的抽血化验检查等（他们的化验没有受饮食的限制，随到随抽）。入院患者常规的化验检查及辅助检查均在门诊完成，并在患者入院的前 1 天由预约中心先送至病房（包括一些与本次入院有关的归档病历资料）。统筹的安排工作，有序地执行，提高了工作效率，并减少患者入院后再来回奔波做检查，减少了住院天数，加强了床位的周转，同时也有效地减少了住院费用。

二、案例经验、总结

根据我国医疗体系改革的需要，新加坡中央医院的精益管理模式比较适合中国的国情，其管理经验对改进我国既有公立医院的医疗管理模式开辟了新思路。

新加坡中央医院虽然是高度商业化的企业，但非常强调营造以社会责任感为核心的文化氛围。强调为广大患者提供优质、周到的医疗服务，并真正做到了“以患者为中心”。正如其办院宗旨“不尽的关怀，卓越的服务”，新加坡中央医院管理的规范化、科学性和高效率，全体员工的敬业、主人翁意识和团队合作精神都是值得我们学习与借鉴的。

新加坡保健服务集团的绩效考核体系

新加坡保健集团将平衡计分卡引入集团层面和医院内部的绩效管理，集团非常强调集团与医院平衡计分卡的同步，而医院的运营行为持续围绕其关键绩效指标进行。在集团、医院以及科室等各层面，平衡计分卡的四个方面及具体指标均不划分权重，也不定量计分，均用“好”与“不好”来衡量，虽然所有指标均为量化指标，且考核时要求计算运营结果相对初始目标的高/低百分比，但总的绩效是定量和定性考核的综合结果。考核对绩效目标完成比例及对应的好坏均有详细约定。

员工的绩效管理均由其主管负责，在管理工具上，医生、护士均采用个人平衡计分卡进行绩效管理，管理和行政人员由于工作无法量化以及工作内容难以固定的原因，不采用平衡计分卡，而采用绩效评价表格方式进行绩效管理。

新加坡保健集团内部实行统一的薪酬制度。员工薪酬由3个因素（3P）决定：一是个人（person），专业人员（医生、护士、工程师、普通管理人员等）薪酬不同，主要考虑两个因素，即市场薪酬与医院内部薪酬的平衡和员工个人的才能，后者包括个人经验、技术和知识；二是职位（position），职位级别差异，医生、护士均分为不同级别；三是绩效（performance），根据绩效考核结果，个人考核分为1～4级，逐级降低。此外，医生薪酬还与工作量有关。

香港公立医院的绩效考核分为两个层面，一是香港医管局对联网的绩效考核与拨款，二是通过年度检讨对各级各类人员进行的绩效考核。年度检讨（staff development review，SDR）是一年一度开展的员工绩效考核，由上级医师/主管评价下属员工的年度目标完成情况、专业才能和整体表现。SDR绩效考核采用等级评定法，属定性评价。除上述评价外，SDR还有员工发展计划等工作内容和流程，考核结果作为年度增薪、续签合约的依据。

医管局实行统一的、以职级为基础、参考公务员薪级点、与业务收入无关的薪酬分配制度。医务人员薪酬分为底薪、额外津贴和特别津贴。医务人员可选择根据收入高低不同的税率，或按平均税率纳税，薪酬收入的平均纳税比例为16%。医生执业期间若发生医疗事故，可由HA或MPS（Medical Protection

Society）赔付。MPS 是一个非官方组织（NGO），医生自行向 MPS 购买保险，每年的保险费用均为定额，与该医生上年是否发生过医疗事故无关。

为满足员工提升专业技能的需要，医管局建立了“培训 + 晋升”的激励机制，成立专职医疗进修学院，开设专科证书课程、深造班、网上学习课程等。如为护士的专业发展设置了 5 个层次的培训课程，护士取得相应的课程证书或文凭后就有条件获得专业职称提升和职务晋升。为护士职务晋升设置了“临床 - 管理 - 策略性领导”三大晋升层次，设立了从注册护士到总护理行政经理的 7 ~ 9 级的晋升阶梯。此外，其还以给予特别津贴等形式吸引执业医师到公立医院兼职。

浙江大学医学院附属邵逸夫医院
缩短平均住院日提升医院运营效率

一、背景

平均住院日（average length of stay，ALOS）是指一定时期内每一出院患者平均住院时间的长短，是一个评价医疗效益和效率、医疗质量和技术水平的比较硬性的综合指标，为“出院者占用总床日数”与“出院人数”之比。平均住院日是反映医疗资源利用情况和医院总体医疗服务质量的综合指标，是集中表现医院质量管理、医院效率和效益较重要而敏感的指标，可以全面反映医院的医、护、技力量和医院的管理水平。在确保医院服务质量的前提下，有效缩短平均住院日能在实现医院资源成本最小化的同时，减少患者的直接和间接费用，达到医院综合效益的最大化。缩短平均住院日，可以加快床位周转，能充分利用现有卫生资源，提高医院整体运行效率，带来较好的经济效益和社会效益，是医院发展的大势所趋，是医院管理者必须充分重视和着力解决的问题之一。

二、缩短平均住院日提升医院运营效率

基于浙江大学医学院附属邵逸夫医院管理理念以及缩短平均住院日的重要意义，近年来该院不断优化流程，提速增效，保障安全，提升体验，采取各种措施缩短平均住院日，包括缩短术前等待时间、加速术后康复、推动日间手术、推进临床路径和单病种管理、加强住院超 30 天患者的管理、建立信息化数据监管平台，

同时把缩短平均住院日作为院级优先监测指标，并纳入绩效考核等。

（一）缩短术前等待时间

术前等待时间是影响患者平均住院日的关键指标。该院通过“一站式”检查预约、麻醉术前会诊前移、数据监测反馈整改等措施，缩短术前等待时间。

该院通过建立“一站式”检查预约，实现了各项检查的中心化预约。通过设立检查预约中心，将原来分散在两院区各检查科室的预约都统一到同一个预约平台，同时鼓励单项检查诊间预约。通过信息化手段，在全国首创对B超、心超、CT、MRI、胃镜/超声胃镜、肠镜、气管镜、PET/CT、动态心电图、动态血压、肌电图等检查的手机移动端自助预约。目前，除急诊外，分时段预约率已达到100%分时段预约。

该院在国内首创麻醉术前会诊前移的举措，也是国内首家基于医院电子信息系统构建的术前麻醉评估与宣教体系的医院。建立麻醉会诊中心对缩短平均住院日、加快床位周转率和使用率起到了非常重要的作用，在国内处于领先水平。

该院对科室和医疗组术前等待时间进行实时监测，通过信息化的手段统计、分析、反馈给各临床科室。并对全院设立目标值，对未达到目标值的重点科室进行针对性的分析整改，尽可能缩短术前等待时间。

（二）加速术后康复

加速术后康复（enhanced recovery after surgery，ERAS）是指采用有循证医学证据支持的围术期处理的一系列优化措施，因其能减少患者手术创伤和应激，缩短住院时间，降低住院费用，故被国内同行所接受并在临床实践。

该院自2014年6月开始，结合医院微创的优势，将ERAS理念实践于腹腔镜肝切除术患者。主要措施包括术前充分宣教，缩短术前禁食禁水时间，术前不做肠道准备，术前预康复，术中优化麻醉管理，预防术中低体温，预防深静脉血栓，多模式预防性镇痛，预防术后恶心呕吐，减少引流管放置，早期进食，早期下床活动等。由此成立了国内最完整的直接床边干预的肝脏加速康复外科团队，由外科医生、麻醉医生、急性疼痛管理小组、呼吸治疗科医生、营养科医生、康复医学科医生、精神卫生科医生、病房护士组成。自2016年起，团队已服务千余位肝脏手术患者，不仅让患者手术后不适感降低，疼痛控制在0 ~ 2分；且明显缩短了术后住院时间，从平均8天减少到5天，有些甚至术后1天就出院；平均住院费用减少1万左右。团队由此主持制订了《腹腔镜肝切除术加速康复外科中国专家共识（2017版）》，总结发表了多篇具有国际和国内影响力的ERAS高质量研究论文。

该院一直致力于ERAS理念在国内的推广，2018年该院成为浙江省唯一的由中华医学会外科学分会和麻醉学分会共同颁发的全国ERAS规范化培训及示范基地，是国内第一批引进并实践ERAS的12个医学中心之一。2019年起在浙江省微创技术质控中心的支持下，医院作为全国示范基地，主持推动浙江省肝胆外科ERAS示范病房项目，已在浙江省各地市成立12个ERAS示范分中心、16个示范病房。2019年医院也成为浙江省护理学会加速康复外科专科护士培训基地之一，为省内各家医院培养了50余名专科护士。

（三）推动日间手术

医院在保障患者安全的基础上不断追求高效发展，该院是国内最早引入日间手术和日间病房的医院之一，经过20多年的探索，日间手术管理日臻完善，并融入ERAS、疼痛管理等先进的疾病管理和加速康复理念。2016年3月，医院采取集中和分散相结合的管理模式，在庆春、下沙两院区分别设立日间手术中心，严格日间手术术种准入，规范日间手术诊疗，所有纳入日间手术管理的病种均按照临床路径管理。统筹调配医疗资源，开发日间床位中心化管理、实行先到先得预约制，在入院准备中心设术前麻醉会诊。同时加强患者及家属的沟通和宣教，建立完善的术后随访制度，保证患者安全。医院自主开发了HIS系统日间手术管理模块——手术通知单、日间中心床位预约、术前检查和术前麻醉会诊一站式优先服务、日间手术绑定临床路径等以及日间手术管理APP，通过纳里健康APP实现患者日间手术预约、宣教、咨询、术后指导、随访等服务。目前，医院共开展248个日间手术术种，参与科室包括普外科、肿瘤外科、眼科、消化内科等15个临床科室，被列入国家、浙江省日间手术试点医院，是中国日间手术联盟成员医院之一，也是国内首家通过DNVGL认证的国际日间手术中心。在2021年浙江省三级医院DRGs绩效考核中，该院日间手术占比全省排名第四位。

（四）推进临床路径和单病种管理

按照国家卫健委对临床路径和单病种管理要求，规范临床诊疗行为，该院最早于2009年开展临床路径与单病种相关的管理工作。建立临床路径管理组织架构，明确相应制度和工作职责，制订一系列重点病种/术种的路径流程和表单。近年来基于DRGs重点病种/术种目录，对应RW值，结合各专科特点，形成全院目标病种库，包含研究病种、主攻病种、优势病种，纳入住院证管理，作为收治、检查等服务的优先基础，实现病种收治结构的不断优化。利用信息技术开发临床路径系统，率先实现了标准流程和路径表单的全面电子化；开发智能化全闭环单病种管理系统（SRRSH-SSDS），以院内外大数据深度治理为基础，形成高质量可利用的医疗数据库，直连国家单病种质量管理与控制平台，国家单病种监测信息项 85% 以上的自动抓取。临床路径目前已覆盖全院 31 个临床科室 178 个大类病种，全院 5 个重点病种 / 术种收治量排名全省第一，实现对合理收治、合理检查、合理治疗、合理用药等医疗关键流程、关键环节的全面质量控制保障。

（五）加强住院超 30 天患者的管理

医院床位资源紧张，各医院均存在待入院患者“一床难等”，超长住院患者“一床难腾”的现象。超长住院患者数居高不下，对于医院，对于患者属于“双输”。对于医院，在履行社会公益性和保障医疗质量与安全的前提下，需要加快床位周转，提升运营效率，保证医院能“活下来，强起来”。对于患者，罹患疾病后，都有强烈的得到最佳的诊疗方案的需求和迫切能得到快速便捷的诊疗需求，也就是想“活下来，好起来”。为优化医疗服务，提高工作效率，确保医疗安全，需控制住院时间超 30 天患者床占比。对此，该院通过实现线上、线下多维度共监管，同时在医院、科室双层面加强住院超 30 天患者的管理。

通过自主开发信息系统，以数据抓手落实监管。在科室层面，建立五大本反馈系统，供临床科室对住院超 30 天患者原因反馈。在医院层面，建立数据检测系统，对反馈数据分析统计实时监控。同时，实现“HIS 系统五大本原因反馈系统 -QBI 系统”联动，在 HIS 系统中对于住院超 30 天的患者信息进行提醒，主管医生确定后在五大本原因反馈系统超 30 天专栏中填写患者诊疗情况、超长住院原因及处置情况，QBI 系统中可直观呈现数据的动态情况与落定到科室、Attending 组超 30 天患者的情况。通过院科两层面定期全院周会宣教、召开重点科室专题讨论会、纠纷患者专题讨论会保证管理计划的落实。通过改进，该院 2019 年住院时间超 30 天患者床占比 11%，2020 年住院时间超 30 天患者床占比下降至 4%，2021 年上半下降至 3%，2021 年下半年维持在 2% 以内。

（六）纳入院级优先监测及绩效考核指标

为响应智慧医院建设，进一步提升数据管理的信息化程度，该院探索建立基于医院全系统覆盖的大数据分析平台 QBI，旨在打通医院目前所有系统，进行数据提取与统计分析，解决多头数据源问题，同时建立各专业、各科室、多维度、全方位的数据池，解决临床数据需求问题，并最终实现院内数据统一规则、灵活查询、分析功能多样化的目的。目前，QBI 平台已建立包括合理用药、护理管理、财务管理、门诊流量、三级公立医院绩效考核、临床绩效及工作量、单病种等在内的 18 个模块数据，涵盖医院运营效率、医疗质量、收治结构、服务流程各个方面，如临床绩效考核（内科、外科、麻醉科）、医技科室绩效指标库、手术绩效管理、DRGs 管理、临床路径管理、单病种管理等内容。通过该系统，将缩短平均住院日的关键指标（如临床路径管理率、术前等待时间、平均住院日等指标）通过 QBI 系统监测反馈给临床科室。利用多维度分析数据为抓手，打通医院绩效管理的“最后一公里”，使管理手段的制订和落实有据可依，有迹可循，有证可查，真正实现医院质量发展“质的提升”。此外，医院年度质量改进与患者安全计划中，将平均住院日作为院级优先监测指标，每年设立目标值，并明确负责部门专项管理。

通过采取上述一系列的措施，该院平均住院日得以逐年下降，从 2017 年的 6.52 天下降至 2021 年的 4.93 天（图 12-2）。在全省保持领先水平。

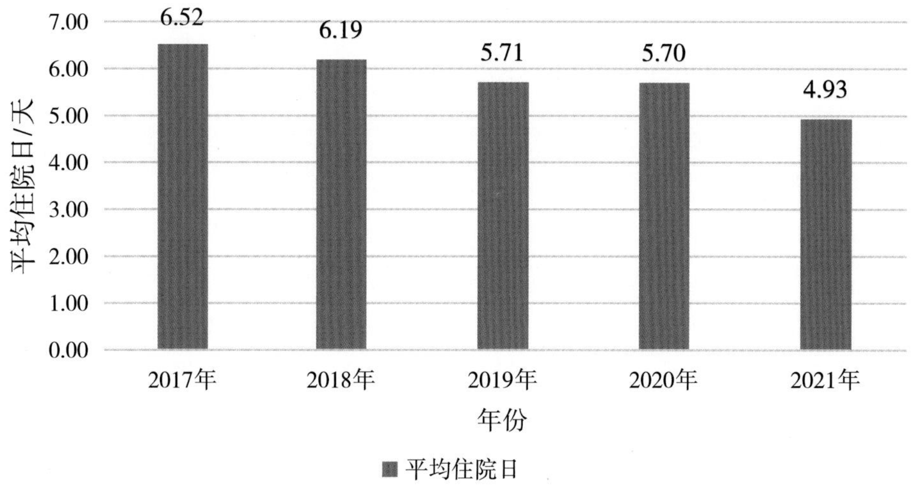

图 12-2　浙江大学医学院附属邵逸夫医院近五年全院平均住院日

浙江大学医学院附属邵逸夫医院通过流程的优化，缩短了术前等待时间，加快了术后康复，并规范医疗流程，开展日间手术，规范诊疗行为，加强住院超 30 天患者的管理。同时利用信息化手段建立数据监管平台。多项举措有效降低了平均住院日。近年来该院平均住院日不断下降，也是该院不断优化医疗流程，提速增效，保障了患者安全，提升了患者就医体验的体现。

浙江大学医学院附属邵逸夫医院科主任绩效考核推动医院绩效提升

一、背景

新医改以来，我国公立医院改革不断深入推进。2015 年，《国务院办公厅关于城市公立医院综合改革试点的指导意见》（国办发〔2015〕38 号）提出，完善绩效工资制度，公立医院通过科学的绩效考核自主进行收入分配，做到多劳多得、优绩优酬。2019 年，国务院办公厅发布了《关于加强三级公立医院绩效考核工作的意见》，正式拉开了全国公立医院绩效考核的序幕，对于公立医院绩效考核评价工作提出更高要求，以提高医院的科学管理水平和医疗服务能力。2021 年 5 月，国务院办公厅印发《关于推动公立医院高质量发展的意见》，为公立医院发展指明了方向。公立医院正处在由“高速的规模式发展”过渡到“高质的内涵式发展”的关键期。

二、科主任绩效考核推动医院绩效提升

浙江大学医学院附属邵逸夫医院领导高度重视对员工和科主任的绩效考核。该院是国内最早开展 Attending 绩效考核的公立医院之一。多年来医院领导一直坚持每年年初进行科主任访谈，总结前一年度科室的工作成绩，提出下一年度的工作期望，但这只是科室自我纵向比较。如果能探索出一套科主任绩效考核体系，实现科室之间横向比较并排名，促进科主任加强科室和员工管理，则可推动医院绩效不断提升。

（一）科主任绩效考核指标参考依据

2020 年，该院在重点参照《国家三级公立医院绩效考核操作手册（2020 修订版）》的基础上，结合最新政策文件，组织院内各职能科室、临床科室共同研究后，制订了“科主任绩效考核指标”，绩效考核指标体系的制定是绩效管理的首要环节，是绩效管理的基础。该院在制订绩效目标时遵循以下五点原则。①具体化：目标要清晰明确；②可衡量性：目标要可以量化；③可实现性：通过努力能够实现目标；④相关性：目标要与岗位职务相关联；⑤要有实现目标的具体时间。绩

效考核标准制定时需要注意以下问题：标准要明确、具体、清楚，不能模棱两可，尽量使用量化标准；标准必须适度；标准必须具有可变性。“科主任绩效考核指标”体系中医疗质量、运营效率、持续发展、满意度与《国家三级公立医院绩效考核操作手册（2020 修订版）》指标维度基本一致，并增添了监测维度和加分维度。

（二）科主任绩效考核指标确立

科主任绩效考核整个指标体系中，包含 6 个一级指标，23 个内科二级指标，28 个外科二级指标。其中，一级指标（违纪违法行为或事件：科室出现受党政纪处分的或医德医风考评较差的；重大传染病防控失责；一级医疗事件主要责任以上；教学事故：参见《浙江大学本科教学事故认定与处理办法》；科研造假或剽窃、发生安全生产事故：应包括实验室、生物安全事件、九项准则执行情况等）采用一票否决制；医疗质量指标部分，12 个内科二级指标，17 个外科二级指标；运营效率指标部分，2 个内科二级指标（平均住院日、住院超 30 天患者占比），2 个外科二级指标（平均住院日、全麻手术患者术前等待天数）；持续发展指标部分，内外科采用相同的 4 个二级指标（住院医师首次参加医师资格考试通过率、获得国家自然科学基金项目数、高质量国际期刊论文数、到款科研项目经费）；满意度指标部分，分别在内外科设置住院患者满意度项；监测项指标部分，分别在内外科设置出院患者化疗占比项；加分项指标部分，以三级公立医院绩效考核单病种为准，分别在内科（心内科、呼吸内科、神经内科）、外科（骨科、心脏外科、妇产科）设置单病种质量控制项，以及内外科相同的 2 个二级指标（国际或国内新技术或原创性技术、科室主动人才引育）。

在结构上，6 种绩效维度互补形成有机整体；在内容上，基于 6 种绩效维度的评价指标体系，既看重结果也关注过程；在指标设计上，定性和定量指标使医院能更加全面客观地考核科主任。

（三）科主任绩效考核指标计分规则探索

每个指标计分规则需要能拉开分数分布档次，能体现不同科室优劣；计分要考虑某些指标科室之间的差异性（如 DDDs，平均住院日，CMI 值等）；部分特异性指标采用特异性打分规则如医用耗材占收入比降幅等；部分指标要考虑特殊性如：低风险死亡，医疗赔款占比等（采取扣分方式）。尽量做到计分规则的科学性，合理性。

（四）科主任绩效考核指标数据信息化自动生成

2021年下半年，该院落实“科主任绩效考核指标”在大数据分析平台（QBI系统）的嵌入，并完成2021年度的绩效考核数据测算并形成统计分析报表，已实现科主任绩效考核数据的年度呈现。科主任绩效考核的基础就是数据，原始数据的完全性、及时性、准确性是最基本的要求，很多系统的数据未能统一整合到绩效数据管理平台上，不仅影响原始数据的真实性、完整性以及时效性，还影响数据的一贯性。该院加快信息化进程，积极开展智慧医院建设，打破信息孤岛，建立互联互通的大数据分析平台，实现绩效考核数据的统一提取、自动生成，保证数据质量，最终形成有效的统计分析报表。

（五）科主任绩效考核指标数据反馈

众所周知，绩效考核体系的实施、管理与反馈是绩效考核非常重要的一个环节。在这个过程中管理者与被考核者之间的沟通起着举足轻重的作用，通过沟通管理者及时了解员工绩效目标的执行情况，该院通过月度、季度、年度数据对执行情况进行监督，对于出现的问题及时给予指导，从而提高被考核科室的绩效，针对内外部环境的变化及时对绩效计划做出调整。绩效计划实施、管理与反馈贯穿整个绩效期间，是绩效考核能够实现的关键，绩效考核依据也来自于这个过程，通过持续沟通做好绩效考核计划实施、管理与反馈尤为重要。

（六）科主任绩效考核结果运用

科主任绩效考核结果将作为该院对科主任进行岗位聘任、薪酬定位的依据，为科室及学科发展提供参照，同时为医院绩效管理体系的调整和完善发挥促进作用，为提升医院在全国三级公立医院绩效考核国家监测考核结果和复旦大学医院管理研究所“中国医院综合排行榜”排名，推动医院高质量发展和学科建设提供数据基础支持，并且将可复制的科主任绩效考核指标体系植入合作医院，成为引领区域医疗卫生事业发展的重要一极，不断扩大该院医疗品牌的影响力和国际声誉。

三、改革前后情况对比

该院连续三年在国家三级公立医院绩效考核中进入全国参评医院前1%的A^{++}序列，2018年和2019年排名全国第11，2020年排名全国第10。2020年度复旦大学医院管理研究所“中国医院综合排行榜”全国第48位，连续两年在全国“进步最快排行榜”位列第一。保持并不断提升优异的绩效考核成绩是该院面临的高难度挑战。相信通过科主任绩效考核，可督促科主任加强科室和员工管理，每个科室和员工都能为医院高质量发展添砖加瓦。

四、案例经验、总结

浙江大学医学院附属邵逸夫医院通过不断探索，旨在建立一套完善的科主任绩效考核指标体系。绩效考核是现代医院管理的重要内容，同时绩效考核作为公立医院高质量发展的“指挥棒”，建立科学的绩效考核指标体系有助于提升医疗服务、教育教学、学术科研等内涵工作，不断增强管理的信息化、标准化、规范化、现代化水平，对于调动医务人员积极性、深化公立医院改革、促进医院高质量发展具有重要意义。

浙江大学医学院附属邵逸夫医院
病历文档提升（CDI）行动促进医院绩效

一、背景

（一）病历文书质量的重要性

病历文书旨在于客观、真实、及时地记录病情，发生医疗纠纷时可作为重要的法律证据，也可以作为教学医院学生带教的重要体现，回顾性研究时可提供所需的原始资料，近年来病历文书更是医院质量与安全，运营效率等管理数据的重要来源。2016 年以来的浙江省卫健委定期发布的《浙江省三级医院（DRG）质量绩效分析》中的数据来源于病案首页；2019 年以来的《国家三级公立医院绩效考核》权重 40% 的分值来源于病案首页；2020 年开始浙江省率先实施《基本医疗保险支付方式改革》，病历文书的质量还关系到医保支付。因此，病历质量不仅关系到医院的收入，同时关系到医院的社会声誉。

（二）国家、地方政府政策导向

近年来国家卫健委陆续发布《2010 病历文书基本规范》《2016 住院病案首页数据填写质量规范（暂行）》《2017 电子病历应用管理规范》《2018 医疗质量安

全核心制度》《电子病历系统应用水平分级评价标准》《2021病案管理质量控制指标》等；浙江省卫健委发布的《浙江省等级医院评审标准》等对电子病历的规范、质量做出了相应规定和要求。

二、病历文档提升行动促进医院绩效

2018年1月，罗马琳达大学医学中心院长助理Brenda一行5人来到浙江大学医学院附属邵逸夫医院，开展了为期2周的医院管理学术交流活动。那是该院第一次接触到“Clinical Documentation Improvement，CDI”的概念，这是罗马琳达大学医学中心开展多年的一个围绕提升全病历书写质量的行动。2018年10月，该院牵手梅奥诊所，成为其医疗联盟在中国的首个合作伙伴，开启了向全球最好的医疗机构“当面取经”医疗管理的新纪元。

受到美国罗马琳达和梅奥诊所的先进管理理念的启发，该院病历文档提升行动在经过长达半年的筹备期后，于2018年初正式施行，以提高全院病历优秀率、合格率，提升病案首页质量作为提升病历内涵质量的抓手，将提高全院病历优秀率、合格率，病案首页重要指标作为全院性持续质量改进项目及全院性优先监测指标。

（一）成立病历文档提升小组

CDI行动之初组建CDI小组，使临床一线深度参与病历管理的各个环节。CDI小组成员来自不同的科室、不同的专业领域、不同的职称级别，他们不仅熟练掌握病历书写基本规范，病历质量检查经验丰富，且富有责任心和奉献精神。由此他们在医院病案管理委员会的领导下，在质量管理办公室的组织下，承担起了院级层面的病历质控重任。

工欲善其事，必先利其器。CDI小组成员每人配备一台PAD，获得查阅全院运行病历和调阅归档病历的权限，通过VPN访问院内网，保证病历数据的安全。CDI小组每月常态化检查覆盖全院所有Attending，辅以不定时飞行检查和重返病历、日间手术病历、病案首页等专项检查；除此之外每年4次grandround对全院医生进行病历书写相关培训；并为电子病历改造完善多个项目献计献策。

（二）“标准病历”打造病历书写的标杆范本

CDI小组成立后，立刻着手精心编制了8份标准病历，包含住院病历（内科病历、外科病历、重症医学科病历、日间手术病历、日间化疗病历）；门诊病历（门诊初诊、复诊病历）；急诊病历。标准病历内容涵盖：植入物、输血、危急值、抗生素、引流液、疑难病例讨论、会诊意见记录、知情同意等重要内容，并在重要环节进行标注说明，经学术委员会审议和院务会通过后，上传院内网供全院医生学习。通过对标准病历及标注的学习，让医生更直观地了解病历书写基本规范以及医院病历相关制度的规定，关注关键细节，提升病历内涵质量。

对标准病历重要环节进行标注说明。

（三）病案首页专项提升

随着浙江省 DRGs 工作的日趋成熟，浙江省卫健委每季度根据医院上传的病案首页发布质量绩效报告；医保 DRGs 支付施行；国家卫生健康委开展三级公立医院绩效考核等各方要求，病案首页的完整、准确填写显得尤为重要。该院采取了一系列病案首页质量提升措施：

1. 病案首页内容自动逻辑关联

在病案管理委员会的领导下，CDI 小组与医院病案室梳理讨论后，将病案首页中的 51 个数据项与 EMR 系统的对应病历表单进行逻辑关联，通过信息化设置直接抓取或推演，以提升病案首页的完整性、准确性和规范性。同时提升归档病历病案首页评分表分值至 40 分，提高首页主诊断、主手术名称、操作名称等准确填写的分值，加大病案首页质控力度。

2. 病案首页单项质控

梳理病案首页中最重要、影响 DRGs 入组、影响 RW 值和 CMI 值、影响医保支付的项目，每个项目赋予分值，建立病案首页 QA 检查 checklist，总分 100 分，按照 checklist 进行病案首页单项检查。CDI 小组成员质控归档病历时，除了对整份病历内涵质量进行质控外，还增加病案首页的单项质控。质控结果临床科室可以在系统中自助查阅，发现问题进行整改。

3. 病案首页质量指标纳入院级优先监测指标和科主任绩效考核

将病案首页主诊断填写准确率，病案首页次诊断填写完整率，病案首页主手术 / 操作填写准确率，病案首页次手术 / 操作填写完整率四个指标纳入科主任绩效考核，督促科主任重视病案首页质量；同时将这些指标作为院级优先检测指标加以监测分析。

4. 全院范围病历书写规范培训

每年 4 次 CDI 小组成员通过 grandround 在全院范围进行病历书写规范培训，病案科和质管办也在全院范围开展病案首页规范填写培训。质管办对新员工（医生）、规培生、研究生、实习生、见习生上岗前进行病历书写基本规范培训。同时，国家和浙江省的病历相关规范，医院病历相关制度，等级医院评审病历相关标准条款的要求，标准病历等都能够非常便捷地在院内网上查阅学习。

CDI 小组成员通过 grandround 在全院范围进行病历书写规范培训。

5. 病历质控结果奖惩条例制订

不断调整病历质控结果的奖惩条例，对于不合格病历进行扣款、影响晋升等处罚；对于达到监测指标目标值，同时工作量达到平均水平的科室进行相应奖励。希望通过处罚引起医生对病历质量的重视，通过奖励调动医生认真书写病历的积极性。

6. 电子病历实时智能质控系统建设

为符合国家和浙江省各项规范制度的要求，为提升病历文书完成的及时性，完整性，乃至内涵质量，该院一直在努力搭建基于人工智能（AI）的电子病历实时智能质控系统，该系统能够有效与电子病历系统、BI 系统互联互通，具备对时效性、完整性、内涵质量存在问题的电子病历自动判断、提醒、退回等功能；通过导入电子病历的评分规则，能对质控的病历自动打分并按照科室和医疗小组进行质控结果的统计分析；检查结果自动推送至电子病历系统，临床医生能根据被发现问题分析原因并提出整改措施。

电子病历实时智能质控系统与医院信息系统（HIS/EMR）高度集成，为质量管理办公室、病案科、门诊部在质控的事前、事中和事后加上智能化工具，做到事前制定规则、事中实时提醒和事后统计分析的信息闭环管理，改善了当前病历质控的准确性差、抽查覆盖率低和质控工作滞后等问题，以人机结合的质控模式颠覆了人工抽检的模式，将原来 10% ~ 20% 的质控范围提升到了 100%，同时专家抽检效率提高了 10 倍左右，极大程度减轻了人工质控负担。

通过电子病历实时智能质控系统，医院可通过系统监管医院病历质量，整体提升医院病历质量，提高医院医疗救治水平，减少医疗拒付、避免法律纠纷等问题，通过质控分析，可简单明了地剖析医院病历的主要问题并进行决策改进，同时病历质控可高效支撑绩效管理，并为电子病历数据应用提供良好数据基础，提升医院的管理效率、综合实力和竞争力。

三、改革前后情况对比

通过一系列措施，该院病历质量得到稳步提升，病历合格率和优秀率稳步上升，病案首页主诊断填写准确率，病案首页次诊断填写完整率，病案首页主手术 / 操作填写准确率，病案首页次手术 / 操作填写完整率四个指标超过目标值（≥ 95%）。

病案首页质量的提升，能保障该院在浙江省三级医院 DRGs 绩效考核，国家三级公立医院绩效考核数据的完整性，准确性和真实性。该院连续三年在国家三级公立医院绩效考核中进入全国参评医院前1%的A⁺⁺序列，2018年和2019年排名全国第11，2020年排名全国第10。病历质量和病案首页质量的提升也起了很大的作用。

四、案例经验、总结

提升病历内涵质量是一项非一日之功的系统工程，未来浙江大学医学院附属邵逸夫医院将继续以坚定不移决心、信心，开展病历文档提升行动，通过电子病历智能实时质控、AI辅助决策等信息技术，深耕病历内涵质量，不断提升病历的逻辑性、科学性和学术性。病历质量在体现临床诊疗思路的同时，为医疗质量过程管理、为临床科研和数据挖掘、为确保浙江省卫健委三级医院DRGs绩效考核和国家三级公立医院绩效考核数据的真实性和准确性、为实现未来五年国家三级公立医院绩效考核排名继续保持A⁺⁺序列、为保障医保政策的贯彻落实、为医院的高质量发展打下坚实的基础。

云南省红河洲滇南中心医院以高效运营管理助力公立医院高质量发展

一、案例介绍

随着公立医院改革的不断深入，高质量发展成为医院发展的核心动力。2020年12月，国家卫生健康委员会国家中医药管理局印发《关于加强公立医院运营管理的指导意见》（国卫财务发〔2020〕27号），为进一步提高医院运营管理科学化、规范化、精细化、信息化水平，缓解公立医院经济运行压力，向精细化管理要效益指明了方向。该院以加强医院运营管理为契机，不断创新管理机制，构建以患者为中心，改进质量、提升服务、确保安全；以资源为核心，提高收入、控制成本、增加结余的专科经营助理制度，实现业务与资源深度融合，不断提升核心竞争力，促进医院高质量发展。

云南省红河洲滇南中心医院该院结合地处边疆，区位优势不明显，人才引进困难，财务人员在发挥经济管理专业的作用上优于其他人员的特点，成立运营管理科，建立专科经营助理制度。在院长的直接领导下，总会计师协助开展相应的医院运营管理工作。以“财务人员为主，其他人员为辅”，以“专职为主，兼职为辅”，以“试点先行到全面推进”的原则，对现有资源进行优化整合，变多头管理为牵头管理，上下联动、协同配合，通过组织建设、强化决策机制、实施效果评价与制度建设，成体系实施运营管理组织体系构建，形成体系建设闭环。组织架构（图 12-3）。

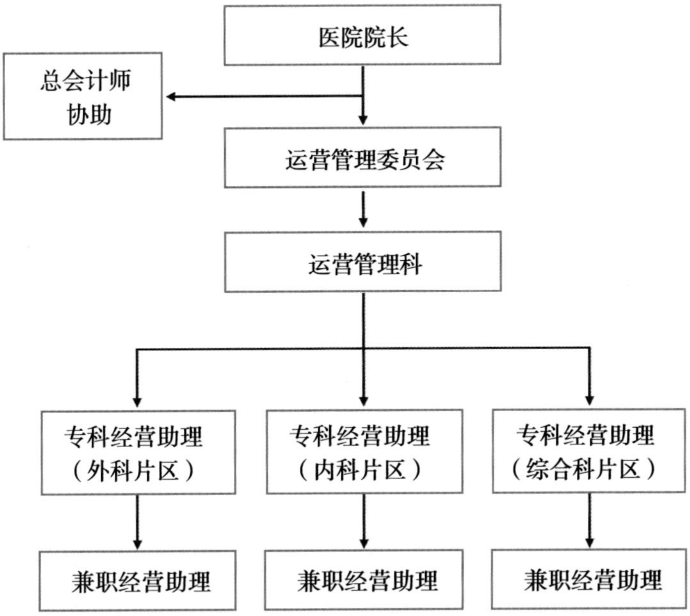

图 12-3　组织架构

专科经营助理是医院运营管理的“火眼金睛”，是职能部门与临床科室的“桥梁纽带”，是临床科主任的“参谋助手”。通过多种形式的培养，使专科经营助理具备科学管理思维、有效沟通能力、综合协调能力、独立思考能力、勇于创新意识、多专业知识基础等多种技能。专科经营助理的日常工作内容包括参加内部例会、记录工作台账、进行数据分析、定期沟通反馈、开展现场调研等。医院采取对工作台账、分析报告完成质量，参加例会和培训考勤情况，对口临床科室满意度以及考核结果与经营助理的绩效挂钩，不断提高经营助理队伍的整体能力。

根据医院的战略发展规划和年度工作计划，专科经营助理对全院的临床医技科室现状进行充分研判，对疫情防控重点科室、处在重要发展时期的科室以及运营中存在问题较突出的科室，提出运营管理计划，分类指导开展运营管理工作。将临床医技科室划分为内科片、外科片、综合片，结合现有的运营管理人力资源进行责任到人、分片包干，具体关注收入、成本、设备、空间、人力、病种、市场、科研、采购等内容。充分发挥科室“民主管理小组”“QCC 质控小组”作用，由专科经营助理员负责收集两个小组对科室运营管理意见和建议，结合科室发展现状进行仔细甄别后报科主任决策。工作流程（图 12-4）。

在工作实践中，专科经营助理以问题为导向，对科室的整体运营情况进行分析并撰写运营报告。主要包括以下内容：①科室基本情况：资源占有情况、经济运行情况、业务量情况、运营效率情况、市场占有情况、患者费用情况、医保付费情况等；②科室存在问题总结；③科室经营改善建议。通过定期报告科室运营情况，从而找准问题，持续整改到位，促进科室发展和实现医院战略目标。

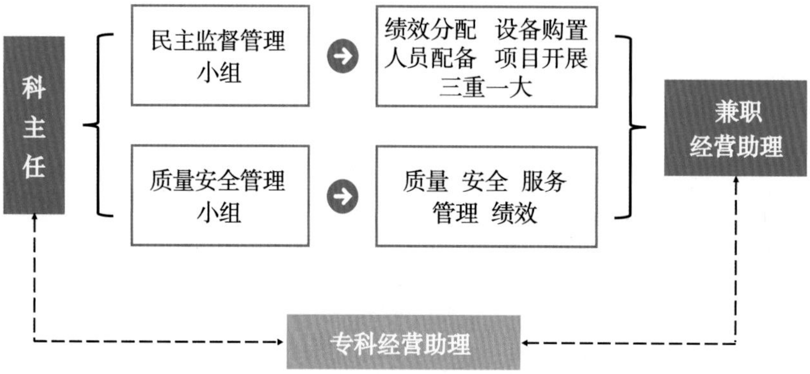

图 12-4 工作流程

二、改革前后情况对比

专科经营助理通过对医院内部运营各环节的设计、计划、组织、实施、控制和评价等管理活动，促进运营指标逐步向好。2019 年在全国 2413 家三级公立医院中绩效考核排名 275 名，较 2018 年进步了 130 名，位居红河州第 1 名，其中运营效率指标得满分 270 分。群众就医获得感不断增强，次均费用得到合理控制，其中门诊次费费用增幅为 1.12%，住院次均费用增幅为 -6.33%。医疗服务能力不断提升，让群众在“家门口”就能看上病、看大病、看好病。2019—2021 年部分运营指标（表 12-1）：

表 12-1 2019—2021 年部分运营指标

项目	2019 年	2020 年	2021 年
手术台次（台次）	20184	20450	23676
总诊疗人次（人次）	534189	490074	577689
出院患者手术占比（%）	52.49	52.9	55.26
三四级手术占比（%）	13.45	43.28	46.02
医疗服务收入占比（%）	31.43	32.6	33.01

三、案例经验、总结

由于运营管理体系构建的复杂性、艰巨性、体系建设投入产出的不确定性及其他客观因素，公立医院的运营管理体系还处在萌芽与发展阶段，专科经营助理制度要得到有效推广和运用，领导重视是关键，信息平台是基础，科室协同是核心，创新思维是出路，专科培训是手段，健全考评是后劲，沟通反馈是方法，数据质量是保障，人员素质是根本，外部政策是支撑。该院通过开展专科经营助理制度建设，实现了“稳增量、提质量，保安全、显内涵”的发展目标，2021 年医院获国家卫生健康委“改善医疗服务先进典型”等多项荣誉，近三年跻身“中国县级医院 100 强”，成为云南边疆县级医院高质量发展的一块亮丽品牌。

云南省红河洲滇南中心医院
医院绩效改革促进医院高质量发展

一、案例介绍

在公立医院高质量发展背景下，基于医院经济运行现状，结合医院现有信息架构，探索现代医院管理绩效考核模式，充分发挥绩效考核“指挥棒”，落实三级公立医院社会功能定位，是医院绩效运营的主旨。

医院强化组织领导，调整“2019 年绩效分配方案工作领导小组”，综合财务运营、设备购用监管、医疗质量管理、医学教育、后勤保障等多方面，建立协调推进机制，明确部门职责分工，完善绩效管理组织架构，为实行全成本核算，推进精细化绩效管理提供结构支撑，确保绩效考核工作落到实处。

医院通过全面审视经济运行状况，改变了以往以经济效益为主导的绩效方案，以 RBRVS 为辅，凸显公立医院社会功能定位为主，建立主要以工作岗位、技术含量、风险程度、工作数量和成本管控等业绩为依据的考核体系，将科室绩效工资划分为门诊绩效、手术绩效、病房绩效、岗位绩效、其他绩效五个部分。

医院利用 KPI 关键绩效指标法，结合《三级公立医院绩效考核指标》和该院运营管理目标、信息化发展状况，建立以医疗质量、运营效率、持续发展以及完成政府指令性任务等多重维度的综合目标管理考核体系，指标分解至科室（表 12-2）。

表 12-2 临床科室绩效考核指标表

序号	考核指标	内科系统科室		内科主任		外科系统科室		外科主任	
		适用	分值	适用	分值	适用	分值	适用	分值
1	收治患者人次	√	20			√	20		
2	人均收支结余	√	20			√	20		
3	平均住院日	√	20			√	20		
4	服务性占比	√	25		20	√	25		
5	医德医风			√	15			√	15
6	临床路径	√	15			√	15		
7	抗菌药物使用强度			√	10			√	10
8	百元收入耗材收入占比			√	20			√	20
9	医院指令性任务			√	10			√	10
10	0 ~ 31 天重返率			√	10				
11	住院超 30 天讨论率			√	15				
12	出院患者手术占比							√	15
13	出院患者四级手术占比							√	5
14	出院患者微创手术占比								10
15	非计划再次手术							√	15
	合计	5	100	6	100	5	100	8	100

新绩效方案根据绩效和财务核算要求将全员绩效核算单元分为四大类，即医师类、护理类、医技类和行政工勤类。在设置绩效点值时，权衡 RBRVS 的局限性，医院前期调研，着重参考了工作风险、工作强度、技术高低等要素，以此综合评定诊疗项目的各判读绩效点数、执行绩效点数、手术绩效点数、护理绩效点数。此外，结合科室可扣成本，将绩效与工作量挂钩，强化了科主任、护士长对科室成本的管理责任，根据可控程度不同，对全院成本项目进行划分，在绩效核算中予以扣除，以此实施成本管控提高全员的节约意识。

该绩效考核及分配方案于 2020 年 4 月正式启用，以运行促优化，以实践谋发展。

二、改革前后情况对比

（一）改革前后绩效方案对比

1. 改革前采用对指标逐个考核、综合计分，按综合指数分值法计发绩效工资，按工作质量、工作数量进行分配。以按劳分配为主、效率优先、兼顾公平，技术倾斜，实行综合考核。

2. 以各类资源消耗为基础，以相对价值为尺度，支付医师劳动服务费用。主要根据医师在提供医疗服务过程中消耗的资源成本客观的测定其费用。该方案充分考虑了每个诊疗项目的技术难度、风险系数。

原绩效方案以成本核算为中心，绩效目标是鼓励收入最大化，成本最小化，与 RBVRS 相比不能区分科室、医疗服务技术难度、风险高低等。

（二）改革实际效果

通过实施新绩效提升运营效益和精细化管理水平，进一步实现了医院提质增效。

1. 主要成绩

（1）2021 年医院门急诊人数 1 150 849 人次，较 2019 年的增加 249 895 人次，增幅 27.74%（图 12-5）。

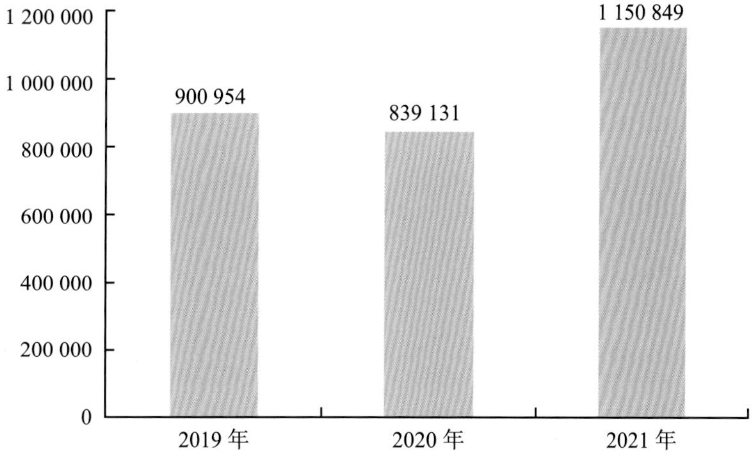

图 12-5　2019—2020 年门急诊人次变化

（2）2021 年出院患者 81 936 人次，较 2019 年增加 10 653 人次，增幅 15.02%（图 12-6）。

（3）2021 年出院患者手术例数 17 787 例，较 2019 年增加 2186 例，增幅 14.02%（图 12-7）。

（4）2021 年四级手术占比为 20.75%，较 2019 年增加 5.54%，增幅 36.42%（图 12-8）。

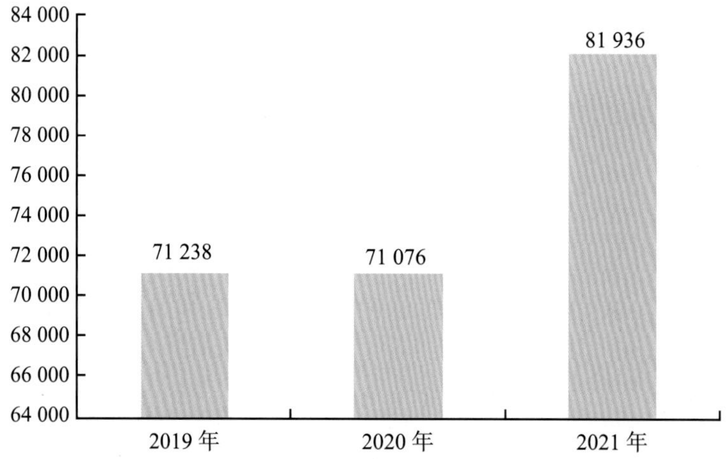

图 12-6　2019—2020 年出院人数变化

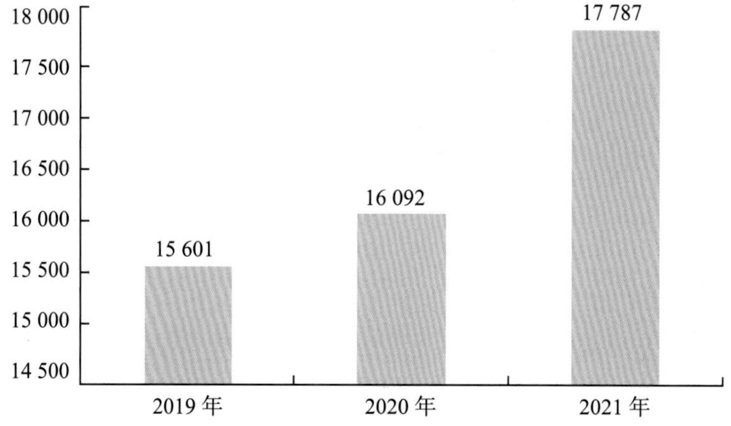

图 12-7　2019—2020 年出院患者手术例数

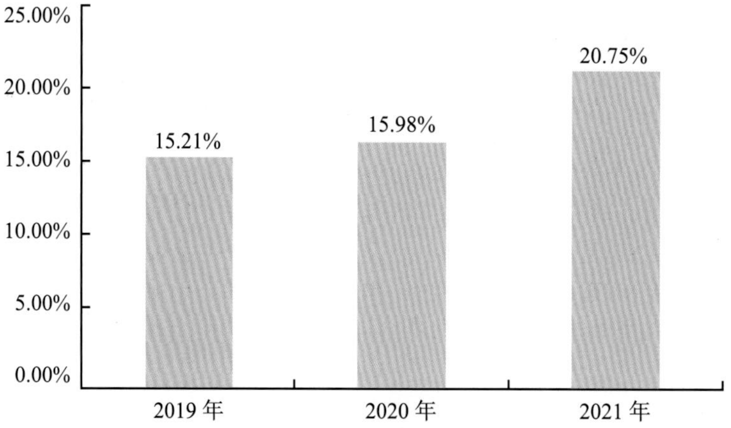

图 12-8　2019—2020 年出院患者四级手术占比

（5）2021 年微创手术占比为 18.27%，较 2019 年增加 3.95%，增幅 27.58%（图 12-9）。

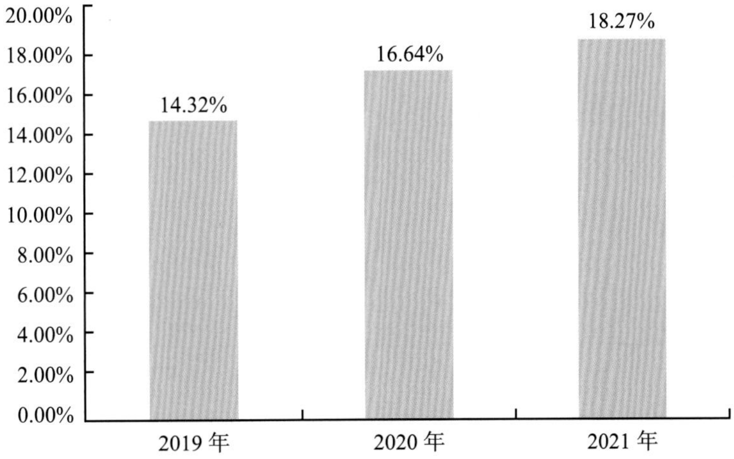

图 12-9　2019—2020 年出院患者微创手术占比

（6）2021 年医疗收入 198 668 万元，较 2019 年增加 49 290 万元，增幅 33%（图 12-10）。

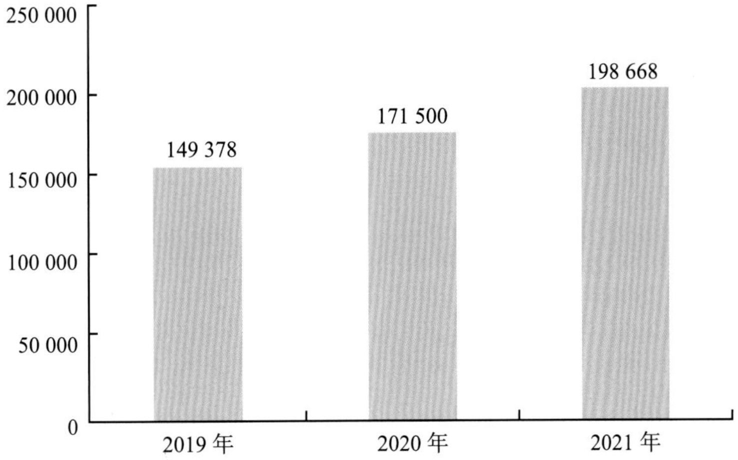

图 12-10　2019—2020 年医疗收入对比

（7）2021 年职工人均年收入为 21.64 万元，较 2019 年增加 6.89 万元，增幅 46.71%（图 12-11）。

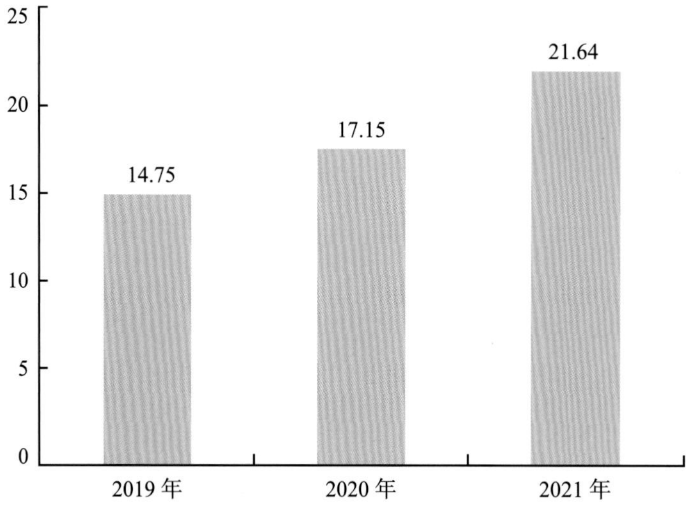

图 12-11 2019—2020 年职工人均年收入对比

2. 科室工作量、收入、绩效上涨情况

（1）临床科室外科以肝胆胰外科为例，2021 年收入较 2020 年增长 44.67%。工作量增加 52.28%，科室绩效增长 64.86%。

（2）临床科室内科以神经内科一区为例，2021 年收入较 2020 年增长 21.01%。工作量增加 55.6%，科室绩效增长 49.97%。

（3）医技科室以总院放射科为例，2021 年收入较 2020 年增长 29.3%。工作量增加 50.73%，科室绩效增长 80.25%。

三、案例经验、总结

（一）实施重点激励，转变功能定位

按照三级公立医院的功能定位主要提供急危重症和疑难复杂疾病的诊疗服务，在进行绩效考核时进行重点激励。侧重高技术含量、高风险项目、疑难杂症等方面，增强医务人员攻坚克难的决心、提高求新拓取的积极性，有效地推动了医院医疗水平的提高。二是在实施新绩效方案过程中，制订了手术、麻醉绩效方案，通过规定主任医师和副主任医师做三、四级手术才能享有手术绩效，激发了主任医师、副主任医师做高级别手术的积极性。近两年，医院四级手术数量较以往年度大幅提升，攻克疑难杂症的能力也得到了有效提高，先进的医疗水平使医院经济效益与社会效益都得到提高，起到了引导医院功能定位转型的作用。

（二）合理设置指标，转变服务理念

应用 RBRVS 方法绩效考核方法后，医务人员的绩效并不直接与收入挂钩，以收入定收益的传统分配方式也得到改变，有效地规避了医务人员为了提高绩效而对患者过度医疗和检查的问题。引导医务人员把确保患者生命安全、提升诊疗水平、攻克疑难杂症等作为自身的主要职责，使服务理念转变由“以疾病为中心”转向“以患者为中心”。

（三）优化分配方式，调动工作热情

以往的分配模式下，奖金无法具体到个人，这种“平均主义”的方式难以有效调动医务人员的工作热情。RBRVS 分配方式考虑了每一项业务操作的风险、难易程度、成本及时间等，更加科学、合理、精细化，能够直观地看出做什么项目，有多少工作量，共有多少点值，医务人员所付出的劳动可以得到相应的奖励，多劳多得、优绩优酬，公平性与公正性得到了切实体现，工作的积极性也被充分调动起来。

（四）强化成本控制，改善收支结构

为有效实施成本控制，根据可控程度不同，对全院成本进行划分，在绩效核算中予以扣除，可控程度越强的扣除比例越高。以此提高全员的成本意识，减少医疗资源浪费。引导各科室严格把控医疗服务质量，避免因医疗事故、医疗纠纷而产生医疗赔偿，增加成本负担，影响科室绩效。通过成本控制，改善收入支出结构，提高医院经济效益。

（五）设立岗位绩效，凸显人才价值

为激励人才，突出人才引领作用，设置核心人才岗位绩效，通过专业技术岗位绩效、学历学位绩效、导师绩效，一方面能促使医务人员提高专业技术水平积极晋升职称、进一步学习提高学历学位。另一方面，通过加大人才激励力度，留住人才、吸引人才，也有利于充分发挥人才作用。

总体而言，医院的绩效分配体系复杂烦琐，在推进改革过程中，国策主导，前期铺垫，双向沟通，稳中求进、且行且评，持续改进，遵循原则的基础上灵活运用是关键，方能确保医院的绩效运营科学合理、相对公平、长效可行，从而为医院战略发展目标的实现做出应有的贡献。未来医院将基于 DIP 医保支付，强化信息支撑，DIP 与 RBRVS 相结合，优化医院运营绩效模式，加快“三转变”“三

提升”步伐，经营好健康中国战略下的现代公立医院。

海南医学院第二附属医院医疗质量提升行动促进医院绩效

“安全是财富，质量是支柱”。质量管理是医院工作的永恒主题，是医院发展的强劲动力，是医疗技术的坚实基础。该院在探索医疗质量管理的实践中，通过不断摸索逐渐形成一系列有特色的医疗质量管理工作方式。

一、达成一条共识，奔赴一个愿景

医院领导高度重视日常质量管理，强化质量管理理念，营造全员参与医疗质量管理的氛围，达成举院上下齐心协力共同促进医疗质量提高的共识。

二、双轮强驱动，围绕数据核心轴管理

以安全和质量建设为核心，国考标准与三级医院评审标准双驱动，不断加强内涵建设，全面提高医院管理水平、医疗技术水平和服务质量。通过持续改进优化活动，以评促进，推进医院高质量发展，满足人民群众多层次医疗服务需求。依据“三级公立医院绩效考核”相关要求，结合2020年绩效考核现状，完善并制订“2021年临床科室医疗质量绩效考核指标”标准。医院自主研发医疗质控评价及监测数据信息化管理平台，根据数据分析结果，风险预判，精准调控医疗质量管理的决策，充分利用信息化手段开展医疗质量管理与控制。

加强对医疗质量与安全监测指标、专业质控指标、限制类技术质控指标的梳理与监管。医务质控组织各数据责任部门，针对年度各项质量指标数据完成情况，进行深入性趋势分析，制定针对性改进措施，组织落实。

三、组建一支专业队伍，实现两级管理，完善三级网络

成立了一支隶属院级的专业质管队伍，完善了医疗质量三级监控网络，明确了三级体系职责。质控科作为质量检查的验证督导部门，负责对全院质量查检的真实性（有无定点、定时、定人）进行监管；其他职能部门同样履行本职能范围的院级质量监管职责，同时对所负责质量查检结果进行分析、反馈。

与时俱进是质量管理工作发展的不竭动力，医院在不断探索质量管理的工作机制中进步。医院将病历质控纳入月度绩效考核，病历质控为科室自查与交叉检查、科级质管与院级专家组合模式，在质控-反馈-改进循环中不断提升病历内涵质量。

质控科每周组织医务、护理、感控等多职能部门，对临床科室运行病历质量、核心制度落实执行情况综合督导，通过采取多种措施，加大检查指导力度，对医疗质量进行全程监控，确保环节质量。

每季度召开医疗质量管理委员会，医疗质量管理委员会成员出席会议，院质管组织成员列席会议，对本季度医疗质量进行分析，就存在的医疗质量问题进行讨论，针对具体问题提出可行性解决方案供院领导决策，并责成与医疗质量相关的各个专业委员会会议同期召开。每月编写一期《医疗质量简讯》，集中通报当月医疗质量问题，以达到促进、整改、提高的目的。

四、探索多元化管理，实践质量管理MDT

该院在医疗质量管理中践行“多动脑、多实践、多创新”的思路，探索医疗质量管理的多部门联动联控机制。

建立多部门联动质量管理机制。医疗质量、医疗业务、护理质量、感染管理四大关键模块结合，同一业务院长统一管理，打破部门壁垒，加强多部门联动，联管联控。每周两次医疗质量核心部门联席会议，共商共解跨部门医疗质量难题。

将依法执业、医疗安全、病案首页填写质量、合理用药、感控管理、科室质控等以及“三甲”医院评审标准中有关质控要求纳入科室绩效考评内容，实行按月考评，由考评项目的相关职能科室负责组织考评，对发现问题及时进行商议解决。并将考评结果报送质管科，由质管科汇总，经质管科长、院分管领导审阅后报送经管科。

五、力执核心保安全，奖罚并行严院风

坚持“有奖有罚、赏罚分明”的原则，围绕18项医疗质量安全核心制度，根据该院的实际情况，设立一整套适应该院的奖罚制度以及医师行为规范记分管理机制。每月对核心制度落实情况进行抽查，参照相关文件，落实经济扣罚与积分奖罚，有效提高核心制度知晓率与执行率，提高医院医师综合素质，规范诊疗行为。2021年我院三甲复审成绩名列前茅，海南省三级公立医院医院绩效考核第1～3季度排名省内第一。

六、案例经验、总结

医疗质量管理不能限于科室局部，而应宏观把准方向，局部调整细节。不以医疗质量管理为目的的医疗业务管理，永远无法靠岸；不以医疗业务管理为着力点的质量管理，永远无法落地。只有医院顶层规划，举院同心，患者参与，才能真正将医疗质量管理践行落地。

本着“持续改进、不断提高”的管理原则，坚持“没有最好，只有更好”的管理目标，该院在全体员工的共同努力下，深入贯彻落实科学发展观，在医疗质量管理工作中不断推动管理方式和理念的创新，做到“管理上水平、质量上台阶”，切实促进了该院医疗质量的发展及管理水平的提高。

第十三章　公立医院运营与绩效经验总结

第一节　公立医院运营管理经验总结

在新医改形势下，随着医疗事业的快速发展，公立医院收支规模不断扩大，面临着药品、材料取消加成，人力资源成本增长，分级诊疗模式重建，新技术、新设备应用，教学科研持续投入，事业单位人员养老金改革，医保飞行检查高压态势，医保支付方式改革及各类不确定的风险等，其经济运行压力持续增大。全民医保的逐步实现，也使广大群众对高质量、高效率、高保障的医疗需求的日益高涨。公立医院要坚持“公益性、整体性、融合性、成本效益、适应性”原则，将医院运营成本管理纳入长期发展规划，与医院发展方向、学科规划、医疗技术、人才培养等相结合，经济运营由收入中心转为成本中心，实现“三转三提”，向质量、技术、成本要效益：转变发展方式，由扩张规模转向质量效益型发展；转变管理方式，由粗放式转向精细化管理；转变投资方向，由投资医院基本建设转向合理扩大分配，努力提高质量、提高效率、提高待遇。调整收入结构与费用分担结构，提升内部资源配置效率和运营管理效益，提高医疗质量和医疗价值，促进医院运营管理科学化、规范化、精细化，落实现代医院管理制度，推进医院高质量发展。

公立医院应结合运营目标和精细化管理需求，基于价值创造，以发展战略为起点，围绕效率、质量、资源、成本等运营管理体系进行顶层设计，聚焦人、财、物、技等核心资源，以及医、教、研、防等核心业务，以资源配置、流程再造、绩效考核为导向，按照上级部门政策文件要求，建立健全运营管理制度体系，明确组织机构、职责权限、决策机制、业务规范、运营流程等内容，完善人力资源管理、空间和设施设备管理、绩效管理、财务管理、资产管理、风险防控管理、信息化管理等各项制度，有效保障规范运营管理及高效协同运作，提升运营管理效率和质量。

一、建立健全医院运营组织管理体系

医院运营管理是全院、全员和全过程的管理，抓成本就是抓管理、质量、效率、规范、效益，就是要通力协作、部门联动，实现全员抓、全程抓、全面抓。

根据运营目标导向健全医院运营成本管理体系，完善三级运营管理组织架构，从不同维度进行管理，形成医院全面管理体系，充分利用运营成本核算数据，与其他管理手段相结合，共同服务医院管理，实现医院管理目标，提升医院管理能力。

（一）运营管理委员会

由主管院领导担任组长，成员包括财务、医务、医保、人事、后勤、信息等相关部门负责人。领导小组是运营成本管理的决策和监督机构，负责建立完善医院运营管理组织框架体系和各项规章制度，制订医院运营管理年度工作目标、指标和计划，审议医院运营管理分析评价报告，对医院运营管理工作提出意见和改进措施。明确各部门的职责范围，组织协调各部门开展核算工作，对本单位运营成本核算实施中的重大问题迅速做出决策，保证工作顺利进行；根据运营成本核算办公室提供的运营成本数据和分析报告，提出完善运营管理流程、优化资源配置、绩效考核指标等意见建议，逐步实现运营成本数据在各项管理中的运用。

（二）运营成本管理办公室

运营成本管理办公室是运营成本管理的常设机构，负责医院运营成本管理的日常工作。结合上级管理部门制订的运营成本管理办法与指南，制订医院内部的运营成本管理内部控制制度、实施细则及检查、监督制度；收集、处理运营成本数据并产出报表，同时进行运营成本分析；组织开展运营效果分析评价，撰写运营效果分析报告等；改进医院的内部硬件设施、信息系统、物资配送和其他管理方式，提高运营成本数据的准确性；将医院运营成本核算结果与医院预算管理、绩效考核相结合，并制订医院的预算管理、绩效考核制度，组织推动各项运营管理措施任务有效落实。

（三）运营成本管理小组

在相关职能部门、科室要建立运营成本管理小组，设立兼职的运营成本管理员，协助运营成本管理工作的落实执行。

1. 信息中心

负责运营成本核算系统与医院 HIS 等信息系统的数据接口；运营成本核算服务器的日常维护与数据备份，确保运营成本核算系统的网络连通、正常运行。

2. 医务部门

负责业务科室临床路径的完善管控，削减不必要的服务，降低医疗成本，减轻患者负担，对过度用药、用材、住院时间过长等行为进行监督整改。

3. 人力资源部门

加强对人力资源的取得成本、开发成本、使用成本、离职成本以及其他成本的管控，实现人力资源的高效开发和有效激励，提高人力资源效率。负责本院各部门人员基本信息变动情况、工资变动情况的统计和报送。

4. 医保、物价部门

规范收费管理，严格落实医疗服务项目规范、价格行为管理等规章制度要求，保障价格管理的科学规范。加强医保基金监管，降低医保基金拒付率，保障医保基金安全合理高效使用。

5. 后勤部门

加强后勤管理，强化能耗管控，降低医院成本。负责本院各部门水（含冷、热水及污水）、电、煤、气等能源用量，各部门房屋面积变动情况，各类维修项目服务工作量等信息的统计和报送。

6. 资产管理部门

建立药品、医用耗材、医疗设备全流程的监管体系，加强采购、调配、使用等全过程的监管，进行可行性论证控制、财务审批控制等，有效降低医疗机构的采购成本。负责本院各部门卫生材料、医用低值易耗品及配件消耗数量、医疗设备资产变动信息的统计和报送等。

7. 统计部门

负责各部门、科室工作量等与运营成本有关数据的统计和报送。

8. 业务科室

运营成本管理员协助各部门负责人做好科室运营分析工作，负责本部门收入、成本、工作量等相关运营成本数据的核对、统计及报送；本部门固定资产管理；合理控制本部门物资领用数量及使用流向。

在符合医院战略方针的前提下，运营管理相关部门、人员通过各项专项管理，着眼精细化运营成本核算与控制，经营分析与绩效分配，对医院的资源配置进行评估与建议，实施跟踪与后效评价，及时、客观、真实地反映医院运营成果与问题，为医院运营管理提供资料、数据和决策建议，以提升医院运营效率。

二、健全医院运营管理机制

公立医院应建立科学决策、分工负责、协同落实、分析评价、沟通反馈的运营管理高效机制，通过政策解读、信息收集与分析，拟定医院发展战略和长短期规划，聚焦短期目标、引领长期目标，为医院提供更丰富、更立体、更全面的运营信息和量化方案，为领导班子综合研判、科学决策运营问题提供重要支撑。同时，医院可通过内外资源整合，降低沟通协调成本，促成部门协同，产生工作合力，推动医院决策部署的执行力，优化绩效考核指标，充分发挥协同作用，有效提升医院效率和效益。

（一）强化决策机制

凡运营管理工作中涉及“三重一大”事项的，需经医院党委会研究讨论同意。需要进行合法性审核的事项，应当出具合法性审核意见。

（二）健全分工机制

明确运营管理委员会、运营管理牵头部门、业务部门和行政后勤管理部门等在运营管理方面的工作职责和具体分工。

（三）细化落实机制

逐级分解细化运营管理目标和任务，通过事前成本规划、事中成本控制、事后成本分析与评价等方法，层层落实主体责任，确保各项任务有效落实。

（四）实化评价机制

定期开展运营监控、执行检查和分析评价，动态掌握和评价运营管理工作进展及实施效果。

（五）构建反馈机制

定期将运营效果和评价结果及时在医院内部各个层面进行沟通反馈，实现横纵双向协作，院科两级协同发展。

（六）强化运营风险防控

加强内部审计监督管理、风险管理及内部控制建设，建立健全风险研判、评估和防控机制。强化单位层面、财务层面、业务层面内部控制建设，实现医院经济事项全过程管控。建立医疗、价格、财务等管理部门联检联查日常监督机制，定期和不定期开展医疗服务规范化管理检查，加强债务风险管理，严禁举债建设，全面保障医院运营质量和效率。

三、提升运营人员专业素养

为保障医院运营管理工作稳步开展，应当充实运营管理部门人员力量，配备具有财务、审计、人事、医疗、护理、物价、医保、信息化、工程技术等知识背景的人员担任运营管理相关工作人员，承担好运营管理的具体工作。培养一批熟悉临床业务、具备运营分析和医院管理技能的高素质、专业化、职业化运营管理人才队伍，了解专科人员、床位、设备、仪器开展技术、病种结构等基本情况，对设备购置、核心技术开展进行调研论证，对人才储备和空间规划进行分析论证等。重点要双向比较，分析专科运营成本、收入情况和运营效率指标，及时针对运营瓶颈提供改善方案，促进专科实现运营成本投入有效化、资源利用最大化、质量效益最大化。积极推行运营助理员、价格协管员制度等，引入院内公开选聘机制，同意临床医务人员选拔成为运营管理人员，辅助临床业务科室加强科室内部运营和价格管理工作。结合医院实际情况，通过多种途径为运营管理人员提供培训和提升的机会，以促进医院运营工作提质增效。

四、建设医院运营管理信息化系统

（一）完善信息系统标准化建设

信息化是医院运营成本管理的重要支撑，医院运营成本管理各项工作的开展需要以信息化平台为基础。公立医院以 DRGs/DIP 支付方式改革为契机，建立完善的数字化采集、传输、储存信息系统，将医院临床与经济两大数据中心有效融合，打破信息孤岛，实现资源共享，提高运营成本管理水平和质量控制能力。医院还需与医保机构信息管理系统有效对接，实现信息的共享和实时传递，便于结算和监督。充分利用现代化信息技术，加强医院运营管理信息集成平台标准化建设，将运营成本控制流程嵌入到医院信息系统中，利用信息系统规范管控流程、增强控制执行力度。

1. 建立运营管理系统和数据中心

围绕人力、财务、物资、基础运行、综合决策等 5 大领域，医疗、医保、药品、教学、科研、预防等6大事项，重点建设人力资源管理系统，资金结算、会计核算、预算管理、全成本管理、审计管理等财务系统，绩效考核系统，物资用品管理系统，采购管理系统，制剂管理系统，资产管理系统，内部控制、项目、合同、科研、教学、后勤等管理系统，以及基础平台、数据接口和运营数据中心等，实现资源全流程管理。

2. 促进互联互通

加强医院内部运营管理信息系统建设，使各个信息系统有效对接，确保各类数据信息的规范性、完整性和有效性，促进实物流、资金流、业务流、信息流四流合一。医院应当依托信息平台，加强信息系统标准化、规范化建设，强化数据的协同共享，实现临床与管理系统间的互联互通。通过信息系统应用完成原有工作流程的重新梳理及再造，使信息多跑路，实现业务管理与运营管理的充分融合。

3. 构建运营数据仓库

医院应当从医、教、研、防各业务信息系统中抽取用于支持运营管理决策的相关数据，转换形成运营数据仓库，为运营数据分析展示和运营决策模型构建提供依据。

（二）夯实基础业务系统建设

医院运营成本核算所需要的信息数据分散在不同的业务系统中，数据表述、统计口径不一致，难以直接使用。需要建立主数据管理平台，统一各类公用业务数据信息的规范，建立基础数据共享“桥梁”，实现医院的业务和财务信息“数据同源、规范共享、应用统一”。随着运营成本管理日益重要，对医院各类业务活动的精细化管理不断提出新的要求。

1. 对医院HIS系统建设要求

医疗收入数据是医院进行运营成本核算、收益分析的重要依据，主要来源于医院HIS业务系统，依据运营成本核算办法，为满足运营成本核算的具体要求，医院HIS系统在支持业务工作的同时，数据记录方面，还需满足以下要求：

①业务覆盖要全面，包括纳入医疗收入范围的门诊收入、住院收入、急诊收入、体检收入、外院患者检查收入等；②业务记录要详细，各项收费需要按照医疗服务价格目录的详细条目进行记录；③收费项目目录要规范，同一个医疗服务项目编码、名称要唯一，避免出现同一内涵的收费项目多条目录的情况；④信息记录要完整准确，每一条收费信息需要完整记录开单（申请）科室和项目的具体执行科室。

2. 人力资源管理系统的建设要求

人员经费数据需要根据职工具体的工资、奖金、各项津贴补贴以及社会保障缴费等的发放数据来归集。根据职工在各个核算单元的出勤工时来分配运营成本。这些信息涉及人力资源系统的档案管理、薪酬发放、考勤管理等模块，为了更加准确地计算各核算单元的人力运营成本，人力资源管理系统需满足以下几点要求：

①业务覆盖要全面，发放至职工个人的工资、奖金、各项津贴补贴以及社会保障缴费等数据需要具体至个人；②内容要全面，包括在职职工、退休返聘人员、合同工、临时工等全部人员；③人员编码唯一且统一，人员档案、薪酬发放、考勤管理的人员信息要一致，保证以职工编号等唯一码能查询到人员的各项相关信息；④信息变更要及时更新，人员档案管理模块中的职工基本信息变更时，要及时更新；⑤精细度要符合运营成本核算的要求，考勤模块的科室单元要与运营成本核算单元保持一致，或更精细。

3. 卫生材料管理系统的建设要求

卫生材料费用需要按照材料的进价以及每一个科室所消耗的材料数量对运营成本进行计算，对运营成本影响比较大的易耗品还需要分期列入到运营成本中。为了提高卫生材料成本计入的准确性，卫生材料管理系统需满足以下几点要求：

①业务覆盖要全面：全部收费的、非收费的卫生材料以及化验试剂、口腔加工材料都需要全部纳入系统管理。②调拨、领用、消耗各项业务要区分。③建立科室二级库管理，根据二级库的实际消耗情况计算运营成本，实现支出与收入的配比性。④单位管理要完善，卫生材料在科室领用时一般按包装单位进行领用，在具体使用过程中，又按最小使用单位直接使用或记费。为了更加准备地计算卫生材料成本，需要建立多单位（辅助单位）管理，至少包括领用单位和使用单位，化验试剂的使用单位为人份。⑤易耗品要分期摊销，对运营成本影响比较大的易耗品需要建立运营成本分期摊销功能，按摊销的运营成本数据为运营成本核算传递各科室的实际消耗数据。⑥精细度要符合运营成本核算的要求，领用科室单元要与运营成本核算单元保持一致，或更精细。

4. 综合后勤管理系统

对于医院内部的供应室、洗衣房、司机班等公共服务部门提供的各项服务，需要根据服务所消耗资源的不同建立内部服务量统计，制订内部结算价格并进行结算，以明确经济责任，便于考核各科室的运营成本情况。

5. 资产管理系统的建设要求

按照权责发生制的原则，固定资产的成本是按照折旧的方式计入各科室的运营成本，无形资产按照摊销的方式计入各科室运营成本。为了提高资产成本计入的准确性，资产管理系统需满足以下几点要求：

①固定资产目录要规范，按照一级分类、二级分类、三级分类、四级资产名称、五级卡片的目标建立固定资产的基础信息档案，至少要能区分资产和卡片；②运营成本与服务量要匹配，固定资产的折旧记提部门与实际使用部门要相符合，同一资产，多个部门使用，应按服务量进行运营成本分摊；③设备维护费记录要详细，大型设备维护费是一项重要支出，为了使运营成本更准确地记录具体的医疗服务项目，设备的维护费需要按卡片进行登记，符合资本化的维护费还需要按规范进行摊销；④详细区分资金来源，不同的资金来源形成的折旧或摊销运营成本在成本核算中对应不同的运营成本范围。因此，需要按照购买资产的资金构成来计提折旧或摊销费用。

6. 会计核算系统

医院的其他费用（如差旅费、水电费）往往通过财务报销的方式直接支出。该部门支出数据的源头就是会计核算系统，为了满足运营成本核算的需求，会计核算需要满足以下几点要求：

有具体的运营成本承担部门的费用（如差旅费），需要建立部门辅助账详细登记；没有具体运营成本承担部门的费用（如水电费），需要首先按照一定的规则将运营成本分别记入单位管理费用与业务活动费用。

五、加强医院运营成本质控管理

医院运营成本管理的目的是全面、真实、准确反映医院运营成本信息，强化成本意识，优化医疗成本，与预算管理、绩效管理、流程管理等各项管理活动衔接，全面提升医院管理水平，增强医院在医疗市场中的竞争力，同时也为医保支付改革等提供谈判依据。医院应根据总体发展战略确定运营成本管理重点，明确运营成本管控的总体规划，促进医疗资源的优化配置。强化医院运营成本管理，应把全成本控制作为医院管理的重要手段，充分运用现代化科学技术手段实现对人力成本、物资成本、资产成本、其他费用成本等方面的控制。

（一）医院运营成本预算

公立医院作为预算单位，所有收支纳入部门预算统一管理，要强化运营成本核算与控制，逐步实行医院全成本核算。医院运营成本预算是全面预算的主要依据之一，也是运营成本费用管理的重要依据。根据各种费用性质的不同，将其分为人员经费预算、卫生材料费用预算、固定资产折旧预算、其他费用预算等。

运营成本预算的编制，应以年度预算为基础，本着实事求是、兼顾需要与节约的原则，对运营成本费用项目进行细化，并层层分解，形成预算分解机制。运营成本预算的制订要与医院的运营实际和发展目标相一致。运营成本预算要与管理紧密结合，对日常发生的频率较高、开支金额较大的支出项目要加大管理控制力度。预算管理小组和运营成本核算小组，制订运营成本费用预算标准，对编报的预算及费用定额的可靠性和可行性进行审核。

（二）医院运营成本核算

医院运营成本核算应遵循合法性、可靠性、相关性、分期核算、权责发生制、按实际运营成本计价、收支配比、一致性和重要性等原则，按照规定的步骤，对医院运营过程中发生的各类运营成本进行归集和计算。医院运营成本控制符合现代化医院管理的要求，以优化成本投入、改善成本结构、规避运营成本风险为主要目的，按照运营成本效益原则、适应性原则、重要性原则、全员参与性原则、责任制原则等，通过标准成本法、定额成本法、作业成本法、量本利分析法等，对医院经营管理活动实行成本管理和控制。

1. 形成科室直接运营成本

各核算单元（科室）先通过直接计入或计算进入的方式进行业务支出耗费归集，形成科室直接运营成本。通过健全的组织机构、按照一定的统计要求及报送程序，将运营成本费用直接或分配归属到耗用科室承担，并形成科室直接成本。科室直接成本包括直接计入和计算计入两部分。

①直接计入成本：指在会计核算中能够直接归集到各科室的成本，按科室性质直接形成的医疗业务成本、管理费用；②计算计入成本：指由于计量条件所限无法直接计入到各科室或为分清责任主体不应直接计入管理费用，而需采用比例系数的方式分配计入的直接成本。应根据重要性、可操作性等原则，将相关费用按照一定标准进行分配，计算后计入医疗业务成本、管理费用。

2. 形成临床服务科室成本

按照分项逐级分步结转的三级分摊方法，依次对行政后勤类科室耗费、医疗辅助类科室耗费、医疗技术类科室进行结转，形成临床服务科室成本。

3. 计算项目成本

项目成本核算是在科室成本核算的基础上，以各科室开展的医疗服务项目的成本为对象，归集和分配各项费用，计算各个项目总成本和单位成本。在计算项目成本时，可根据需要增加财政项目补助和科教项目支出形成的固定资产折旧和无形资产摊销、领用发出的库存物资等。

4. 计算病种成本

病种成本主要是指对出院患者在院期间为治疗某单病种所耗费的所有医疗服务项目成本、药品成本及单独收费材料成本叠加，进而形成的单病种成本。其为在项目成本核算的基础上，通过将病种成本或者患者成本分解为不同的收费项目，将项目叠加后得出。在计算病种成本时，可根据需要增加财政项目补助和科教项目支出形成的固定资产折旧和无形资产摊销、领用发出的库存物资等。

六、医院运营管控策略

医院运营成本控制是指以医院为主体，院内多部门参与执行，对医院的运营成本实施合理管控的整体、综合措施，努力实现运营成本最优化的目标。医保支付改革是深化医改的重要环节，是调节医疗服务行为、引导医疗资源配置的重要杠杆。DRGs/DIP 及未来医保支付方式改革改变了传统的按项目付费，对医院运营成本管理提出更高要求。国内外医疗机构运营管理实践有效证实了将 DRGs 付费与成本核算引入医疗领域，提升了医疗机构运营成本透明度，迫使医疗机构节约医疗卫生资源，通过规范诊疗流程等有效实现运营成本控制。公立医院要建立以 DRGs/DIP 为核心的运营成本核算体系，强化预算、成本、绩效、内控管理意识，实现业务与财务管理融合，控制不合理医疗费用，降低医疗成本，优化临床路径，规范诊疗行为，缩短住院日，减少诱导性医疗，重点强化各类业务活动内涵、经济行为的内部控制和监管措施，将运营成本控制纳入到医院绩效考核和分配体系之中，并对运营成本控制执行效果进行评价，建立相应的奖惩机制。实现管理质量、管理能力、管理水平和管理效益的综合提升，进而达到多方共赢：政府破解“看病难、看病贵”的困局；医院实现平稳运营，提高诊疗规范质量，体现医务工作者劳动价值；医保实现基金支出安全可控；患者实现医疗服务可得，医疗费用可控，减轻就医负担。

（一）强化药品成本管控

DRGs 支付方式改革下，医院不能再一味追求增收，要将重点由收入转为收益，调整收入结构，重视提升技术性劳务收入的比重。药品取消加成后，成为医院纯成本，需严格控制药品收入，降低医院运营成本。

1. 强化药师临床干预

临床药师参与患者治疗程度、频度越高，患者死亡率越低，由此引起的住院时间延长、护理人员占用等卫生资源浪费现象也得到了缓解。美国、英国、日本、澳大利亚等医疗机构中药师对于临床诊疗的干预度较高，全面为临床提供完善高效的药品服务，主要包括与住院医师共同查房，参与制订药物治疗方案及临床用药规范等。结合药品说明书，从适应证、药品选择、溶媒选择、给药途径、用法用量、用药疗程、配伍禁忌、联合用药、重复用药等多个方面评估处方是否合理，将药物相互作用或潜在的不良反应及时进行讲解分析，给予医师用药支持；加强用药知识培训，提高临床医生开具处方能力，减少不合理用药现象发生。药师采用有效机制严格控制抗菌药物和化疗药物的使用，避免过度使用和非必要使用，在保证治疗安全有效的前提下，节约医疗资源。药品管理通过优化药物利用和联用，避免无效医疗和过度医疗，减少因用药不当引起的住院时间延长、医药费用增加等问题，控制药品费用不合理增长，降低医疗成本。

2. 实施药房托管

实现“一品一规一厂一供应商”的集中采购模式，建立药品严格的评价指标，依照合规程序购置药品，一定程度上也可降低药品的使用成本又能提高药品整体质量。美国医药机构由专业运营团队负责，尤其是在药品采购方面，均能够实现医疗机构和药品采购管理分离，由专业的医药集团替代医疗机构进行药品采购，利用集团和专业优势，降低医疗机构的药品成本。国外诸多国家和地区实行药品公开招标，利用互联网平台对药品的质量、价格、渠道进行公示，允许医疗机构和药品公司参与其中，确保药品的采购价格一致。

3. 加强医院内部用药管控

公立医院应当建立药品管理组织，包括合理用药临床管理领导小组、抗菌药物临床应用管理小组、单病种管理小组、异动管理小组等。在规范新药遴选程序时，根据采购工作制度，新药申请应符合临床必需、安全有效、价格合理、使用方便的原则，严格落实一品双规的要求，对不合理、使用次数较多的部分药品进行全院通报，警示停用，对滞销药品通过药事会表决后停用，严格限制抗菌药物的品种、数量。加强基本药物费用管理，依据药品说明书的法定临床适应证并结合医院用药实际情况，制订重点监控药品目录并及时动态更新，实施重点监控药品总量控制，针对重点监控药品存在滥用的情况及部分科室重点监控药品收入占比较高，测算各专科门诊及住院重点监控药品预算金额以及重点监控药品的比率，使用达预算值或比率不达标时，暂停所用重点监控药品的使用或限制其处方权，并对相关不合理用药行为进行质控，与绩效挂钩。

（二）强化物资成本管控

1. 加强资产全流程管理

医用耗材是医院支出最多的成本项之一，改善和加强耗材管理是医院成本管控的关键。应遵照有关规定建立物资全流程的监管体系，包含遴选、采购、验收、储存、申领、发放、临床使用、监测与评价等环节，深化细化运营成本管控措施，借助信息化手段和科学分析方法实现精细化管理。加强货币资金、固定资产、无形资产、物资用品、在建工程等资产管理，构建资产采购、领用、库存等全链条管理体系。将全生命周期管理与日常监控考核相结合，实现事前控制、事中监测、事后考核全流程管理体系。

为避免国有资产重复购置、超标购置、资产闲置浪费的问题，在科室提交购置计划时需要填写资产购置可行性论证表，详细分析资产购置的可行性和必要性，并提交医学装备管理委员会讨论、审核，审核通过后方可纳入购置计划。同时在科室申请购置新的医学装备时，要求科室申购的设备要具有一定的超前性，不仅要满足当前医疗技术水平的需求，更要考虑到医疗技术发展的持续性，保证新购置设备在短时间内不被淘汰，确保资产保值。

加强资产使用情况的监管和分析，注重大型医疗设备、学科经费购置设备、高精尖设备等的效益分析，强化资产使用效益的分析和追踪评价，查出存在收益问题的设备，下达整改或警示通知。通过健全定期清查盘点机制，规范资产管理行为，优化资产存量结构，避免资产不当损失，提高国有资产使用效益。保证以最小的资产占有完成最大的工作量，使国有资产效益最大化，从而实现资产增值。

2. 规范新品种的审批手续

按照计划采购，规范新进品种的审批手续。积极参加国家和省市各级联盟高值耗材集中采购工作，对部分高值耗材实行零库存管理。积极参与普通耗材联盟带量采购，降低普通医用耗材的采购成本。

3. 降低医用耗材资金占压

公立医院应通过大数据技术平台，建立覆盖药品耗材采购、贮存、发放、调配、使用等全过程的监测系统，对医院大型医疗器械采购投入与后期的损益情况加以分析和判断，为医院大型医疗设备的采购决策提供相关的分析数据支持。做好资产配置、使用、处置等各环节管理工作，不断完善耗材管理软件，实现消耗材料信息化管理；积极推进院内 SPD 运营管理模式，实现医院耗材“零库存”，低值耗材实现“出库结算”，高值耗材实现“消耗结算”，减低医院耗占比，实现耗材管理效率提升和耗材成本下降双目标。

（三）推进集中带量采购

集中带量采购是治理药品和高值医用耗材价格虚高、流通乱象的重要举措，是全面深化医药领域集中采购改革的关键一环。按照国家组织、联盟采购、平台操作的总体思路，医保、卫生健康、药监、工信、市场监管等多部门协调联动、形成合力，组成采购联盟，设立联合采购办公室承担具体工作，精心组织实施，有序推进高值集中带量采购，将部分临床用量较大、采购金额较高、临床使用较成熟、市场竞争较充分、同质化水平较高的产品等纳入采购范围。医疗机构根据采购量基数和约定采购比例合理确定约定采购量，在合理诊疗原则下，优先使用中选产品，推动集采药品工作制度化、常态化开展。升级改进监测系统，实现药品字典库同品类药品维护、同品类药品监测与分析评价等，实现同品类药品使用监测与管理。进行带量采购，量价挂钩、以量换价，形成集中采购价格，公立医疗机构或其代表根据采购价格与生产企业签订带量购销合同。集中带量采购工作可最大限度地满足临床诊疗和群众购药需求，有效降低患者的医疗费用负担，提高群众用药的可及性。

（四）优化临床路径

临床路径将疾病检查、治疗、护理、药品及耗材使用等医疗行为标准化，真正实现从“同病异治异价”到“同病同治同价”，最终实现“三医联动，三方满意”。医保支付方式改革是实现“用最短的时间、最少的费用治好病”价值医疗的导向，通过 DRGs 病组成本及盈余分析，优化临床路径，提升医疗服务能力。

根据国家临床路径目录，邀请院内各学科专家，初步制定主路径、支路径，再由医务处等相关职能部门召集专家进行讨论、确认，确保临床路径详细具体、符合本院实际情况且操作性强，同时不增加患者个人负担，又能使得路径科学、可行。优化临床路径以规范医疗行为，减少过度用药、过度检查、过度治疗，严禁超范围使用药品和耗材、无指征入院或过度诊疗等问题，降低运营成本，提高诊疗效率；明确规定患者检查与治疗的时间安排，避免了各种原因造成的时间浪费，有效降低住院患者的平均住院日；对于防范感染、并发症、质量事故、医疗纠纷等，都具有重要的作用，间接降低了病种质量成本；在 DRGs/DIP 病种成本核算的前提下，激励医院进行病种结构调整，加强人才和学科建设；在药品集采、医药分开的形式下，建立临床路径管理的药品监督机制来规范医师用药行为，有效促进合理用药。

组建工作小组，设置临床路径管理员，以临床科室为主，信息、病案、医保等职能部门协助的多部门联合办公模式，明确分工，责任到人。可由各运营助理协助临床建立病组的临床路径范本，内容包括病组各诊疗阶段（入院、术前、术中、术后、出院）所需的标杆天数，针对各阶段对应的主要诊疗工作、重点医嘱、主要护理工作对应项目的标杆费用、标杆住院日为参考，以此与临床科室沟通。

尤其注意对病组总费用、具体项目费用进行合理分配，明确治疗药物、耗材种类范围，住院时间，确定入、出院标准，提高临床路径管理病例入组率和完成率。医院对科室（或主诊组）按照DRGs分组所确定的医保支付标准、DRGs病种成本、CMI值、病种数量、平均住院日等设立预算指标，并按照相关指标数据设立目标，引导科室（或主诊组）按照预算目标开展医疗工作。定位异动病组，分析异动数据，提出改进建议，跟踪数据趋势，分析诊疗各方面存在的问题，对偏倚数据事中调整用药、用材等不合理行为，进行优化管控，及时调整路径方案，强化成本管控意识，保障医疗质量和效率。

提升医疗服务能力，保障质量安全。临床路径作为保证医疗质量、规范医疗行为的管理工具，与DRGs付费相互补充促进。DRGs补充了临床路径“病种选择单一、覆盖面小”的不足，加入了并发症、患者年龄等风险影响因素，DRGs给临床路径制定提供了权威标杆体系，根据本地区历史数据做权重和住院时间、住院费用测算，规范化的诊疗模式亦可防止一味追求降本，忽视“医疗质量安全”，医疗机构应通过临床路径，引导医生规范诊疗，落实核心制度，提高诊疗能力，避免院内感染，减少并发症，促进合理用药，降低医疗成本，杜绝由于质量问题造成的资源浪费，提高医疗质量管理和经营效率。

（五）改造医院流程，提升运营效率

医院通过业务模式和管理模式创新，借助项目成本、病种成本、DRGs成本等数据完善管理。医院应当将运营活动各环节的人、财、物、技术通过流程管理有机结合，形成统一的管理体系。要以患者和临床为中心，以公益性和事业发展战略为导向，以精细化和提质增效为目标，综合运用系统思维统筹优化管理流程，实现流程管理系统化、科学化、规范化和智能化。

依据各项运营活动的制度依据、管理原则、质量要求、岗位职责、业务内容以及人财物技术等资源配置进行流程描述。同时，还要将内部控制要求嵌入到运营流程的各个环节，做到环环相扣、相互制约、防范风险。从质量、风险、时间、成本等维度，定期检查评价各流程的科学性、规范性和适应性，找出问题，分析原因，提出建议。坚持问题导向和目标导向，注重系统性、协同性和高效性，持续优化流程设计，确保流程能够及时适应医院内外部环境和条件的不断变化。经过实践检验并且切实可行的运营流程，要及时固化到规章制度和信息系统中，努力做到有章可循、规范运行、高质高效。

1. 优化床位配置及科室布局

床位的配置和工作效率直接影响医院运营能力和社会服务能力，为提高床位

使用率，需要对床位进行合理调整，在保证医疗质量和医疗安全前提下最大限度满足患者医疗需求。综合考虑重点学科、收治患者能力、床位周转率、收治病种疑难程度等因素，科学预测开放床位数的合理区间，并依据床位实际开放和使用情况，及时调整床位数。为应对疫情，为患者提供安全便捷高效的医疗服务，按照“急危重症优先，专业相近，区域相邻，院感防控”的原则统一调配床位，各专业病区需预留 1 ~ 2 张床位用于突发事件，同时提高医护人员跨科室接诊能力，发挥现有床位的最大使用率。为保证床位资源配置的合理性，应制订科学的床位资源配置指标体系，包括经济运营指标、床位配置测算指标、疾病变化指标、学科影响力、科室发展规划等，细化监测指标，定期监管考核，及时优化调整。

作为医疗人才和技术资源的第一梯队，公立医院是医疗系统的主要承担者，主要任务是治疗疑难危重疾病，可逐步取消普通门诊，增设专病和 MDT 门诊，对专家专科门诊限号限流，提高门诊质量，将节省下来的资源转移至手术和住院治疗、科研及教学等推动医院持续发展的方面，从而在质量上拓展服务供给。随着诊疗模式的发展创新，内外科进一步交叉融合，传统的以常规专业分类的科室布局可能会造成资源的浪费、成本的叠加以及患者救治时间的延误等问题。公立医院应适当调整重组科室布局，将空间布置与医院业务流程相结合，打造以资源节约型（医疗、人才、技术、空间等）为核心的服务模式，集中规划空间布局，优化重建诊疗流程，可极大提高服务质量和效益。

2. 开展日间诊疗与快速康复

通过优化入出院流程，开设日间病房，加强路径管理等推动平均住院日的降低。深入推进日间医疗模式，积极开展日间手术、日间放疗、日间化疗等多项医疗服务，全面提高诊疗效率。例如心血管内科的经导管主动脉瓣置换术、胸外科肺癌根治术、骨科的髋关节置换术等多项四级手术纳入日间手术管理，可极大的提升医疗服务效率。

推行快速康复（enhanced recovery after surgery，ERA），实行多学科协作，由医师、麻醉医师、护士、临床营养师、影像科、病理科等共同参与，贯穿整个围手术过程。优化术前准备：做好术前评估及健康宣教，肠道准备、预防性抗生素的使用等；术中措施：制订麻醉方案，术中保温，手术方式，术中补液管理等；术后管理，镇痛模式选择：管路放置，下床活动，早期进食，出院标准等。减轻手术给患者所造成的生理、心理的创伤，减少应激反应的发生，促进患者术后恢复，减少并发症的发生，缩短住院时间。

3. 优化医疗服务流程

以患者为中心，以效能为目标，优化门诊服务流程，减少患者无效移动，缩短非医疗时间。门诊服务区按照公共诊区、辅检科室、专科检查室的布局调整，将具备条件的部分专科检查搬迁至相应诊区；调整各类自助服务机和人工窗口的空间布局，减少患者往返跑腿。提高门诊导医分诊规范执行率，设立流动导医或陪诊员，提升患者就医体验和就诊效率。完善各类自助服务机功能，实现预约、挂号、候诊、取药、打印报告、缴费结算等多项便捷功能，减少患者排队等候时间。全力打造网络医院，强化无线网络覆盖，研发移动医疗 APP 以及基于移动医疗 APP 的导航功能，提供线上智能医疗服务。健全便民服务中心设置，提供患者及家属所需的轮椅、血压计、纸巾、水杯等物品、设施，为广大群众提供周到全面的就诊服务。

辅助检查的效率和质量直接影响到医疗服务质量和患者就医体验，如何提高辅助检查工作效率，实现资源成本最小化，改善时效从而提高运营效益是公立医院值得考究的重要内容。建立 MDT 多部门联动，改善辅助检查服务模式，丰富预约途径，对门诊、住院不同患者采取分地点、分时段预约方式，必要时对部分设备开放时段、门诊患者检查进行倾斜，同时配套超时工作奖励方案，激发工作积极性，保证各项检查当天预约当天完成，提高辅助检查预约完成率，提升患者就医体验。

围绕患者就医流程和诊疗流程，临床医生诊断及治疗的操作流程，医院内部医疗行为的监管和绩效考核流程进行改造。促进整个医疗服务流程衔接更加顺畅高效，从患者的接诊、预约检查、入院前等待、围手术期管理、住院日管控、出院结算、出院复诊等进行流程优化，全院统筹协调，多部门配合，着力实现患者医疗服务过程的舒适便民，医师诊疗流程的便捷高效，医院质控流程的智能全面。丰富床位预约与登记方式，增加服务机自助办理入院手续，开通支付宝、微信、银行卡等第三方平台的缴费方式，完善出院结算一站式服务等，以提高运营效率，降低医疗成本，提升患者就医体验。

（六）打造医院重点学科

以“战略”为导向，医院借助病种成本、DRGs 成本、单台设备成本等数据进行医院发展规划、重点学科建设、固定资产投资等战略决策和管理，将运营成本管理向战略管理领域延伸和渗透，让运营成本为医院战略发展服务，提高医院核心竞争力，提升运营成本价值。运用 DRGs 评价指标赋予一定的权重，遴选医院重点学科，并建立基于 DRGs 评价指标的绩效评价体系，将 DRGs 绩效评价指标纳入重点专科建设项目监管。

调整学科布局，加强院内 DRGs 病组成本构成分析，与标杆医院比对寻找优势病组，大力发展成本优势病组合理获益。合理分配医疗资源，对不同学科进行分类建设发展：对优势科室（CMI 值高且有结余）加强资源配置，促进科室发展；对重点科室（CMI 值高但是无结余）提高服务效益，加强成本管控，注重社会效益；对效率科室（CMI 较低但有结余）提高工作效率，开展日间诊疗；对劣势科室（CMI 值低且无结余）避免过度医疗，开展门诊诊疗，推进分级诊疗。

调整优化学科收入结构。科室应转变创收思维，实现“腾笼换鸟”，不能追求医院收入的盲目增长，应调整优化收入结构，提高技术劳务收入占比，降低药品、耗材、检验检查等占比，实现医疗服务收入的增长。针对学科特色及病组结构，合理管控药耗及检查检验占比，优化资源配置，提升运行效率，促进学科发展。

（七）规范价格医保管理，减少医保基金损失

随着社会经济及医疗保障事业的发展，医疗费用快速上涨，对医保基金安全性产生了冲击，严守基金安全红线，构建全领域、全流程的基金安全防控机制，杜绝医保违规行为已成为医院管理的新常态。我国医疗保障领域第一部行政法规《医疗保障基金使用监督管理条例》（中华人民共和国国务院令第 735 号）正式出台，国家、省、地市高度关注并强调进一步规范医疗机构诊疗行为和收费行为，对违法违规行为严肃处理，其对公立医院的医保基金监管提出了更高的要求。针对医疗行为、物价收费、医保结算、服务不足、推诿重患、高套编码等问题，应加强监管，规范诊疗行为、价格行为，控制医疗费用不合增长，杜绝医保违规行为，保障医保基金安全合理高效使用。

实行精益化价格管理，规范业务和价格行为，是推进医疗保障和医疗服务高质量协同发展的重要举措，是技术劳务价值的“度量衡”，是优化医疗资源配置的“信号灯”，是公立医院练好内功的“助力器”。医院要加强合理收费意识，严格落实医疗服务项目规范、价格行为管理，建立健全自查自纠与内部监督机制，保障价格管理的科学规范；规范收费管理，严禁重复收费、串换项目收费、分解收费、超标准收费、自定项目收费等问题；依据政府医疗服务价格政策变动，及时调整医院价格管理系统的价格标准，切实提高价格透明度，规范医院价格行为，在显著位置公示药品、医用材料和医疗服务价格信息；加强宣传培训，提高全院对物价政策的执行力。

医院加强多部门协调及联合监管，规范医药服务行为。建立医保基金稽查全流程管理机制，健全自上而下、由内而外的环环相扣、层层落实的医保基金监管体系，实行多层协调、上下监控、分级实施的管理制度，由粗广型向精细化管理过度，合理科学的进行费用管控。将专项行动与日常工作相结合，把全面普查与重点检查相结合，把查摆问题和持续整改相结合，借助智能化手段加强监管，通过抽查病历、日常检查、联合大检查等方式强化质控，针对发现的问题，追踪督导、持续整改、狠抓落实，形成工作常态，促进行业规范和自我约束，引导依法、合理使用医疗保障基金，守好用好人民的救命钱，避免发生违法违纪违规行为，减少医保违规处罚额，促进医保基金安全高效运行。

（八）强化后勤耗能成本管控

医院能耗逐年提高不仅增加国家公共机构的费用支出，也对生态环境造成了一定影响。加强医院能耗管理，推动节约型绿色医院的发展刻不容缓。以“节约”为导向，医院通过精细化管理手段，借助科室运营成本等数据进行管理，采取节约措施，避免跑冒滴漏；设置核算单元，明确责任中心，全员发动，责任挂钩；定额管理、信息追溯等，从细节入手，目标是节约运营成本。

公立医院应加强水电气热、餐饮、环境卫生、建筑用房、安全保卫等后勤管理，优化服务流程，规范管理机制，强化能耗管控，探索智慧化“一站式”服务模式，持续改进后勤服务质量和效率。以最大限度地节约资源、合理规划、精心设计、保护环境并减少污染，打造安全、健康、舒适和高效的环境空间，并通过精细化管理实现“管理节能”和“绿色用能”。如何能有效地加强经济及技术管理来减少医院后勤的消费成本，是医院开展节能减排工作的前提。须从科学管理、设备优化、控制技术等多方面入手：设立专门的运营机构，由专业部门负责，责任到人，制订相应的规范制度，从制度层面对行为进行有效约束，加大宣传力度，扭转对节能降耗的错误认识，提升全员节能意识；应用新技术进行节能降耗，更换掉老旧低效设备；做好系统与末端系统衔接的优化。

倡导全员开源节流，发出勤俭持家号召，树立“过紧日子”理念，确保全员参与、全流程管控，合理制订年度预算。强化预算约束，严谨超预算或无预算安排一般性支出。各部门践行节约理念，通过易耗品重复利用、减少领用、更换耐用办公品、安装节能降耗控制软件等精准措施，大幅降低资源和能源消耗。探索后勤一站式智慧服务，利用信息化和大数据技术开发智能应用平台，提升运营工作效率和精细化管理水平。对医院在运营过程中消耗的水电、办公用品、卫生材料、耗材以及设备仪器维修等实行“项目管理，定额结算，责任到科，有奖有扣”的定额管理，对于控制医疗运营成本起着至关重要的作用。

（九）强化人力资源成本管控

对于医疗行业而言，人力资源是关系医院经济效益、社会效益的第一生产要素，合理利用人力资源不仅有利于缩减医院运营成本，且有利于医院长远发展。科学合理配置人力资源，分析科室的年龄、学历、职称等人员结构，依据不同科室床位周转率、平均住院日、手术占比、科研水平等实际运营指标，结合医院功能定位和学科优势，量化病种的经济效益和社会效益，遴选出重点病种，按照重点病种发展需求调配人力资源，实现人才的优化配置。为避免人才浪费，提高员工能动性，持续提升员工能力，通过优化整合，使运营成本有更高的转化力及增值力，实现调节运营成本结构的目的。要加强对人力资源的取得成本、开发成本、使用成本、离职成本以及其他成本的管控，实现人力资源的高效开发和有效激励，提高人力资源效率。公立医院可与有条件的医科类院校建立长期合作关系，做好人才规划，对某些急需紧缺专业人才进行重点培养和引进，定期入校宣传，尝试利用“微信群”“公众号”等宣传方式，建立人才引进的一站式服务，使高校成为公立医院发展的人才储备库。

结合医院定位设置科学、合理、明确的岗位及职责，加强管理团队的建设，同时注重人才培养，不断提升医务人员业务能力、综合素质，提高医院整体医疗水平。制订合理的薪酬分配制度，根据不同岗位人力成本、劳动力强度、技术难度、岗位重要性进行薪酬分配，制订适合医院发展的考核制度、晋升机制，为员工提供长远发展的机会，有利于留住人才，提高单位凝聚力。完善用人制度，提高用人机制的竞争择优、因岗择人的特性，使真正的人才能充分发挥自身价值，为医院营造良好的氛围与环境，提高医院人才竞争力。人力成本管理控制应进行分科分类，并采用不同分析方法进行计算，进而完善管理制度，分析各种人力资源信息，实现运营成本管理良性循环。分析人力成本、业务增长目标和业绩比例，加强精英人才的管理，建立精英人才库，对符合标准的人才使用机会成本法、重置成本法进行管理、控制，并针对性地制订人才引进计划、培养方案等，提高人力成本控制效益。

公立医院必须加强对绩效考核工作的重视程度。根据岗位职责确定所需的人才专业、职称与技能水平、工作年限等要求，做到定岗定人，考核有据，避免“人浮于事”的现象，减少不必要的冗余支出。使用关键绩效指标法、平衡积分卡法等不同的绩效考核方法，提高考核结果的专业性。将绩效考核指标细化到每个岗位，加强绩效考核管理，重点针对事前管理控制、事中管理控制、事后管理控制，优化管理流程，实行医院人力成本精细化管理。基于 DRGs 医院管理，运用 DRGs 的组数、CMI 值、时间消耗指数、费用消耗指数、低风险死亡率、三四级手术、RW 值等分析评价指标，合理进行考评分析，动态管理职称考评，形成能上能下的职称考评机制，促进人员合理流动，有助于员工发展平台的拓展，工作能力的提升，个人价值实现及事业规划发展。

（十）搭建医联体，促进分级诊疗

建立医联体，为群众提供优质、便捷、经济的整合型医疗卫生服务，开展医联体医保支付方式改革，促使医疗机构规范行为、控制医疗费用不合理增长，有效降低群众相关医疗费用，从时间、空间两个维度减少群众就医过程中不必要的损耗。强化医联体医疗质量管理，逐步实现医疗质量同质化管理，促进县域医疗卫生服务能力全面提升，实现医联体逐步由“要我控费”变为“我要控费”，在保证患者就医正当权益下，为保证医保基金结余，倒逼医联体提升自身内涵建设，满足县域内医疗服务需求，促使县域内就诊率和基层服务利用率显著提升。整合区域内医疗资源，促进优质医疗资源下沉，提升基层医疗服务能力，完善医疗服务体系的重要举措，是推动建立合理有序分级诊疗模式的重要内容。以整合县域医疗卫生资源和提升基层医疗保障水平为抓手，构建医疗共同体，以管理为纽带，以技术、人员、流程、信息方面的业务整合为切入点，逐步向更加紧密的运作模式推进，建立科学合理、职责清晰、服务到位、保障有力的医疗新格局，促进医疗机构主动节约经费、节约医保基金，实现医疗和医保利益相容，提高医疗体系整体运行效率。

公立医院应当充分发挥资源优势，搭建紧密型医联体，组建专科或区域医疗联盟。严控规模，提高内涵质量，消除虹吸效应，促进慢病回归，提倡社区预约服务，重点收治危重患者。加强与基层医疗机构的合作，促进协作网内资源融合和信息共享，实现院间转诊联动的高效通道。分级诊疗和医联体的建设，可以促进病种结构的有效调整。结合病种成本消耗和 DRGs 支付标准，以权重值或 CMI 制订分级诊疗标准，做好医疗体内部“双向转诊”的衔接工作。上级医院将结付较低的基础病种和时间消耗过长的康复期患者下转至基层医疗机构，减少疾病的次均费用和时间消耗，以增加盈余，实现各级医院的互利共赢。

（十一）强化绩效考核，引导价值医疗

运用 DRGs 评价指标对医院绩效管理体系进行优化调整，可以有效缩短平均住院日，减少患者均次费用，达到提升医疗管理效率、降低运营成本的目的。公立医院及临床科室应全面提升病种诊疗和学科综合实力，结合 DRGs 相关评价指标，对病种进行针对性的资源优化配置，创新诊疗服务模式，降低医疗成本，提升核心竞争力。

为充分反映诊疗疾病的疑难程度、风险以及医疗组的诊疗效率，将病组的

DRGs组数、权重、时间消耗指数、费用消耗指数、CMI、低风险死亡率纳入医疗组（主诊组）绩效考核综合评分，赋予相应权重。考核指标以百分制评分，分项评分后按权重进行综合评分。考核结果纳入绩效奖金核算与分配体系，与绩效奖金挂钩，综合评分低于基准分则实行绩效奖金扣减。其中，指标权重的设置可综合运用德尔菲法、排序法和经验法等进行重新赋值，按调整后的体系进行阶段性考核，并根据绩效考核结果进行权重的动态性调整。持续的动态调整有利于临床路径的优化，有利于医疗质量和运营成本效益的双提高。

结合DRGs病组的医保支付标准，在支付额度范围内精打细算。推广主诊医师负责制，激发科室内部竞争活力，DRGs实现费用与行为管理相结合，细化数据，由科室到逐步细化至主诊组，建立疾病诊疗标杆组，根据偏倚数据，调整医疗组药品和耗材使用行为，费用考核延伸至主诊组。依据历史数据开展病组成本测算，计算每个病组实际花费的医疗成本与支付标准进行对比分析。加强项目成本、科室成本、病种成本管控，由抓费用结余向抓成本结余转变。对病种的医疗服务项目成本、药品成本、单独收费的卫生材料成本等进行核算，对成本高于DRGs付费标准的病组，通过病案首页追踪到病例成本数据以及HIS系统中患者的收费项目数据等，分析运营成本过高原因，进行针对性的成本管控。基于医院和科室的发展定位，结合相关病组的盈亏情况，对标分析同类医院的病组费用，找出差异所在，分析运营成本效益，调整病组结构，规范诊疗行为，实施合理用药、用材、合理检验检查，进行精细化运营成本管理。

七、医院运营管理评价考核

（一）医院运营管理评价分析

医院开展全成本核算的目的，主要是真实完整地反映科室的运营成本状况，进而为医院运营成本控制、绩效管理、运营分析提供数据支持。随着医改及医保支付方式改革的不断深化，增强了公立医院对价值医疗的关注和对运营成本管控的需求。基于DRGs/DIP及未来支付方式改革，对运营成本核算最终落脚点是对运营成本进行管控，了解DRGs/DIP病种的成本盈利能力，对病种核算结果进行系统分析，为政策性亏损提供定价及谈判依据，找出医院和科室运营成本管理出现的问题，采取适宜的改进措施及时止损并完善整改，进而有针对性地进行精细化成本管控，定期开展运营成本控制分析与评价，达到提质增效。

根据主管部门的要求和自身管理的需要选择不同的分析方法，分析运营成本计划完成情况，产生差异的原因，并制订降低运营成本的措施，编制分析报告。

运营成本管理分析与评价主要方法包括：

1. 按照分析的目的和要求不同，可以分为全面分析、局部分析、专题分析、全面分析与专题分析相结合。在单项指标分析的基础上，将各指标形成一套完整体系，强化对医院经济运行的整体性分析，以掌握医院整体运营成本状况和效益。同时，要针对医院管理中存在的薄弱环节开展专题分析。

2. 按照指标的比较方法不同，可以分为比较分析法、趋势分析法、比率分析法、因素分析法、收支平衡分析法。

3. 本量利分析：主要研究如何确定保本点和有关因素变动对保本点的影响。保本点是指医院收入和运营成本相等的运营状态。医院通过对保本点的计算，反映出业务量、成本间的互动关系，用以确定保证医院正常有序发展所达到的保本点业务量和保本收入总额，进一步确定所必需的目标业务量和目标收入总额，同时固定成本和变动成本的改变也会影响医院的运营发展。

对运营管理成效进行及时评价反馈，关注医疗质量，强调科室内涵式发展，对运营成本实行PDCA螺旋式管理。从财务指标、工作效率、患者负担、患者评价、医疗质量和安全、发展能力等方面的运行数据进行分析，了解掌握医院运营现状，找出盈亏点，采用5W+1H（何时、何地、何人、何事、为何、如何）的描述方法，绘制检查表、排列图等相关图表分析找出问题所在，依据“二八法则”利用RCA根本原因分析及控制图等确定要因，用SMART黄金原则分析制定可行性改进措施，寻求运营成本控制点，重点在病案书写编码、规范诊疗、数据分析、成本核算、绩效考核、流程优化、临床路径、病组分析等方面制订针对性的改进措施，形成PDCA循环，推动医院整体运营水平提升。根据运营成本数据，相关职能部门以问题为导向，实行定期滚动评价，进行多对一的点评和指导，加强对临床科室的质控监管，存在问题纳入质控并与绩效挂钩，以此督导问题科室增强运营成本管理意识，提升成本管控技巧，促进科室运营提质增效。

（二）医院运营管理绩效考核

为有效控制运营成本，发挥运营成本评价结果的有效引导作用，医院应当强化运营成本考核，定期考查审核运营成本目标实现情况和运营成本计划指标的完成结果，全面评价运营成本管理工作的成绩。建立运营成本控制考评制度，评价运营成本控制效益，建立相应的绩效激励体系，将运营成本控制效果纳入科室绩效考核体系，做到奖惩分明，促使其能够自觉控制可控成本，减少资源浪费。

1. 完善运营成本考核体系，规范指标考核

建立以规章制度、标准成本等有考核依据的运营成本控制考核体系，确定具

体的考核指标，组织有关专业人员定期评价各部门以及各运营成本中心的运营成本费用指标的完成情况，并将考核情况和结果公布。一方面，可以以此为依据，客观评价各部门的运营成本控制业绩并按规定核定奖惩额度，有效利用激励机制；另一方面，通过业绩考核可以发现运营成本控制管理中存在的问题，有利于总结经验，并采取有效措施加以改进，不断提高医院运营成本控制水平。

2. 加强运营成本考评结果在绩效考核中的运用

医院内部绩效考核指标中财务运营部分的指标制订可参考百元医疗收入卫生耗材指标、收支结余率等指标，作为指挥棒的作用应用于指导科室发展。运营成本考评结果是医院分配制度的基础，是分配制度改革的重要组成部分。通过对人、财、物等各项资源原始数据的采集，产出相应各层次的运营成本数据，更加全面客观地评价科室的的运营，为科室的良性发展提供支持。

加强医院运营管理，探索价值医疗，优化资源配置，有效控制成本，提升医疗服务能力和效率，有助于高效推动医院建设成为医疗技术顶尖的国家医学中心及区域医疗中心，打造过硬的医疗质量管理与控制体系，促进现代医院管理制度建设发展，实现患者就医体验不断提升，获得感、满足感持续增强的医院高质量长远发展。

第二节 公立医院绩效考核经验总结

随着医疗改革的不断深入，绩效考核逐渐成为帮助医院实现战略发展目标、提升运营管理水平的重要抓手。前文对医院绩效概念、环境分析、绩效考核体系建立、绩效管理实践等方面做了描述，本章以实践为基础，对国内外公立医院绩效考核经验进行总结，以期为我国公立医院经营管理提供参考。本节分为顶层设计、绩效执行、绩效评价、绩效改进四个部分，分层次进行阐述。

一、顶层设计

（一）充分认识绩效的重要作用

一直以来，许多医院对绩效的认识停留在工作成果分配这一简单层面，对绩效的运用也仅仅局限于结果应用，即获取科室实际数据后，利用各种绩效管理工具（RBRVS、平衡计分卡等）设定权重，绩效奖金分配后即完成对科室的绩效评价，而忽略绩效在医院经营发展中的重要作用。实际上，绩效考核体系作为医院运营管理的核心制度之一，是医院进一步优化经营管理方式、促进战略目标实现的重要举措。为打造医院有效的、可持续的激励机制，不仅是规范医务人员收入分配秩序，建立符合医院战略发展规划与现状的综合绩效考核方案的过程，更是持续改进医疗服务品质，提升医院运营管理水平，促进医院实现战略目标的过程。

绩效考核支撑着各项管理制度的有效运行，促进医院发展目标的实现。医院领导层应当充分认识绩效的重要作用，做好医院绩效管理顶层设计，通过发挥绩效指挥棒的作用，形成有效留住和吸引人才、提高服务和技术水平的激励与约束机制，推动医院在发展方式上由规模扩张型转向质量效益型，促进收入分配更科学、更公平，提高职工满意度，实现效率提高和质量提升，促进医院综合改革政策落地见效。

（二）明确战略发展目标

以往大多数医院把绩效管理作为科室工作结果的评价方式，而不是作为医院发展的“指挥棒”，忽视了绩效考核与医院战略目标的协同性，导致绩效导向与医院发展方向脱节，甚至背道而驰。

近年来，国家相继出台《关于印发公立医院高质量发展促进行动（2021—2025年）的通知》（国卫医发〔2021〕27号）、《国务院办公厅关于推动公立医院高质量发展的意见》（国办发〔2021〕18号）等规范性文件，一方面对公立医院运营管理水平提出了更高的要求，另一方面也为医院提供了高效运营的管理标杆。这就需要医院转变观念，将医院战略发展目标与绩效考核体系相结合，更好地发挥绩效考核“指挥棒”的作用，促使全院职工朝着共同的目标前进，支撑医院由粗放的行政化管理转向全方位的绩效管理。

医院的战略发展目标为医院发展指明了前进的方向。医院绩效管理应当要明确医院的发展战略目标，并以此作为制订绩效分配方案和绩效管理制度的出发点。例如：

“我们将致力于建设一家什么样的医院？”——医教研全覆盖的省属大型三级甲等综合医院，还是区域内著名专科医院？

“医院将采用怎样的发展方式？”——规模扩张型还是质量效益型？

为实现医院发展理念和战略目标，医院绩效应充分发挥导向作用，将医院战略发展目标主要聚焦于提高能力和挖掘潜力，将发展目标、发展方向贯彻到各个科室和全院职工的工作中。

（三）绩效考核目标落实

根据医院发展战略，确定医院绩效考核目标，并将其分解落实。目标分解方式有很多，医院可以选取不同维度进行目标分解。

可按领域类别对目标进行分解，可以分解成医疗类、教学类、科研类、管理类等方面可量化的指标，例如门诊人次、出院人次、手术台次等业务量指标，每人次均费、次均药费等费用指标，药占比、耗占比、医疗服务收入占比等比率指标，课题和论文数量等科研指标，教学工作量等教育指标等。

可按部门/科室进行分解，根据部门/科室职责将目标分解到各个部门和科室，例如外科科室要完的手术台次，后勤管理部门对能耗成本的管控目标等。

可按照时间进行分解，将目标分解成短期目标（一年以内）、中期目标（一年以上五年以内）、长期目标（五年以上），明确各个时间段的工作任务。

（四）绩效考核的原则

绩效考核是一个系统工程，在制定和调整方案的过程中首先要结合医院绩效目标制订原则。

1. 坚持效率优先、兼顾公平的原则

既克服平均主义弊端，又避免不合理的收入悬殊，做到公开、公平、公正。

2. 坚持合理医疗、高效运营的原则

现阶段医院发展环境要求医院注重医疗质量，合理控制医保费用，保障医院的持续高效运营。

3. 坚持注重质量、控制成本的原则

将各层级质量考核与绩效工资密切结合，严格控制相关成本消耗，提高医疗资源利用效率。

4. 坚持同心同向、共享成果的原则

团结全院职工站在统一战线上，同心共谋医院发展，同时医院发展成果也将在绩效工资中体现，实现共赢。

二、医院绩效执行

绩效考核最核心的作用是明确医院定位与发展的方向，推动全员上下朝着共同的目标前进，这需要在顶层设计中进行思考，然后考虑绩效如何执行的问题。

（一）领导层的支持

绩效管理工作，尤其是绩效改革具体工作的顺利推进离不开医院领导层强有力的支持。绩效管理工作内容复杂，牵涉范围广，职工敏感度高，触发的问题、意见、建议也多种多样。领导层是否有远见卓识，将影响医院绩效顶层设计；领导层是否强力支持医院绩效工作，将影响医院绩效管理工作的从设计、推进、执行、反馈的全过程。有远见的领导层对绩效管理工作坚定支持，有利于及时解决实施过程中出现的各种问题和困难，保障绩效改革从上而下顺利推进和绩效目标顺利实现。在众多医院绩效管理的成功案例中，都可以看到医院领导层对绩效管理工作的高度重视和强力支持。

（二）建立组织保障

完善的组织体系是绩效分配改革得以有效推进的根本保证。通过构建完善的组织体系，加强对医院绩效改革工作的领导，全力推进医院绩效改革落地工作，确保绩效项目的有序开展，便于相关事宜的沟通和决策。医院可根据工作需要成立医院绩效管理委员会、绩效管理办公室及各相关工作小组，在职责范围内各司其职，有序进行绩效管理工作。

绩效管理委员会是医院绩效管理工作的组织领导机构。医院高层领导往往担任医院绩效管理委员委员会主任、副主任，相关职能科室负责人及重要科室主任等中层管理人员担任绩效管理委员会成员。绩效管理委员会职责：负责医院绩效改革工作的组织领导；绩效考核工作的组织管理和各方面的协调，督促指导医院绩效改革办公室工作；确保医院绩效考核方案顺利实施；负责医院绩效考核制度及相关实施细则的审定工作；负责考核申诉的最终裁定工作；负责监督医院全面绩效考核与分配实施及必要的解释工作。

医院绩效管理委员会可下设绩效管理办公室，在医院绩效管理委员会领导下履行职能作用即负责具体实施医院绩效考核。绩效管理办公室职责：负责医院绩效改革的具体推进工作；负责研究拟定医院绩效考核方案并与各相关科室进行沟通、确认后，报请院绩效管理委员会审批后执行；绩效考核管理的具体组织实施、汇总、反馈、解释和绩效的核算分配工作；向院绩效管理委员会汇报绩效考核、核算情况；负责业务科室考核指标目标值的调整与修订。

医院如果进行绩效分配方案改革，可在医院绩效管理委员会下按照职责分工设置不同工作小组，例如，经营核算小组、成本核算小组、人事管理小组、医德医风考核小组、质量管理考核小组、DRGs数据运维工作小组、信息技术保障小组、软件实施工作小组等工作组，主要负责本领域内绩效考核相关数据资料的收集、统计、分析、提供，相关考核标准的辅助修订及落实执行。

（三）完善制度模式

绩效改革的推进和目标的实现离不开与之相适应的工作模式及其工作制度作为支撑。工作模式即实践的过程中为达到一定目的和效果所采取的方式和手段。工作制度即为实现某一特定目的而在组织范围内执行的规章制度体系。医院应当建立与战略目标相契合、与绩效管理需求相适应、与医院实际情况相符合的工作模式和与之配套的工作制度，为绩效管理打下坚实地基。

各大医院在绩效管理实践中，都为了优化绩效管理、实现绩效目标而确立相应的工作模式，并完善相关工作制度。例如，为了推进专病专治、提高科室内部竞争活力，推行主诊医疗组模式；为了提高护理人员的工作积极性，进一步提升护理质量和护理服务，全面促进护理工作持续可协调发展，进行护理垂直化管理；为了优化人力资源管理，合理调整人员结构，合理评价各岗位员工的工作数量、质量、效率，增强全院员工的人力成本控制意识和效率意识，为医院绩效工资分配提供依据，而进行定岗、定编、定责等。

（四）充分调查研究

绩效考核的最终目的是解决实际存在的问题。一方面，医院可能存在医、教、研、管发展不平衡、经营结构亟待调整的问题；另一方面，绩效考核方案需要反映职工的心声和需求。因此，在方案制订前，医院面临的首要任务就是通过充分调研获取相关信息，把绩效落到实处。医院可采用的调研方法有很多（如中高层访谈、问卷调查、数据分析等）。利用中高层访谈和问卷调差可以收集医院各层级对医院发展、绩效改革的预期和建议；通过数据分析可以明确医院发展及绩效管理的现状，找到、找准发展的方向。

（五）平衡发展与稳定

医院在绩效考核尤其是绩效改革过程中，应当充分考虑稳定与发展的关系。医院追求的应是稳定与发展的动态平衡。在实践中，医院既要把稳定作为发展的必要前提，又要把发展作为维护稳定的必要手段，积极促进医院稳定与发展有机结合。

在当前的医院绩效考核实践中，以职称、职务、学历、工作年龄为考评标准，制订对应分配系数作为绩效奖金分配的参照指标，不利于调动职工的积极性；以工作量为导向，按照收支结余或 RBRVS 体系进行绩效奖金分配，往往造成科室之间，尤其是内科、外科科室之间分配的不平衡。医院制定绩效考核体系应当做好发展与稳定的平衡，如果做增量设计，则让各科室能都在绩效分配收益；如果不做增量设计，有一部分科室会在绩效分配中处于相对不利地位，则需要通过促进这部分科室提质增效实现发展来解决。

（六）建立有效沟通渠道

任何一个绩效考核体系都是某个阶段、某种特定环境下的产物，不可能满足医院所有科室、所有职工的诉求。因而在实施过程中，必定收到各方意见，受到各种质疑。医院需要建立有效的沟通渠道，通过沟通建立信任，破解疑惑、解决问题、纠正误区。通过加强沟通，使职工更加了解绩效分配改革，及时掌握政策变化，转变工作方式；增强职工在绩效分配改革中的参与感，缓解抵触心理，减少改革阻力。

在绩效考核工作小组内部，可以通过定期例会、各分工单位之间的交流等方式加强沟通，提高配合程度，解决绩效考核种出现的问题。绩效考核工作小组与职工沟通的过程中，可以采取面对面谈话、绩效相关材料下发、各种会议宣讲等方式，向职工开放沟通渠道。

（七）加强信息技术保障

绩效分配改革工作涉及部门众多、数据繁杂、工作量巨大，离不开医院的信息技术保障，以提高工作效率，提升工作效果。加强信息技术支撑，①在绩效考核体系设计过程中，应先考虑是否有对应信息系统提供准确、可用的数据；②绩效管理人员应对医院管理需求和科室发展方向充分了解，熟悉相关信息系统，才能筛选有价值的数据，提高工作效率和效果；③如果医院当前信息化水平落后于绩效核算的发展需求，应当考虑合理升级相关信息系统，根据实际情况提升信息化水平，促进医院绩效管理升级。

（八）重视 DRGs/DIP 的影响

随着 DRGs/DIP 医保付费工作不断深入，医保付费方式由“后付费”向“预付费”转变，医院绩效考核随之迎来新的挑战。以 RBRVS 为主体的绩效奖金分配体系中，对工作量的考核较为全面，但医保付费政策改变后，需加入对工作效率的考核，即考虑患者整个治疗过程的受益。医院可根据自身实际情况，对工作量（RBRVS 等）、DRGs/DIP 划分不同绩效权重，达到与医保政策相衔接的目的。具体指标包括 CMI、收治病种数量、三、四级手术占比等。

（九）重视科室二次分配

医院将绩效分配至各科室为一次分配，科室内部将绩效分配至个人为二次分配。医院在关注一次分配即医院整体激励机制上，应当加强对科室二次分配的管理和指导。由院方直接将绩效核算至个人，无需二次分配的方式，往往忽视了科室的独特性和实际情况，也使得职工过度看中经济效益指标，忽略学科发展、教学任务等；医院不过多参与二次分配，全部交由科室制订的方式，使医院缺乏对科室的二次分配的监管力度，也导致部分中层为了科内稳定选择平均分配，无法体现多劳多得。因此，医院应当制订总体二次分配原则，科室根据科室特点和实际情况制订科室二次分配具体指标，并将最终分配方案在绩效管理部门备案。

（十）引入第三方服务

绩效考核是一个专业性很强且复杂的系统工程。在业务领域，绩效管理人员既要深入理解医院战略规划，又要了解不同业务科室的发展规划和大致医疗流程，了解不同业务科室的优势和瓶颈所在，寻找突破口；在学术领域，绩效管理人员需要不断学习，全方位理解各种管理工具。但由于现实条件、人员培养成本等因素导致部分医院暂时不具备培养高素质绩效管理人员的条件，这时想完成绩效考核就可以引入第三方服务商，提供绩效管理专业服务。

第三方服务具有很多优势。①专业性，人员专业技术能力强，服务体系成熟，而且可借鉴在其他医院服务的成功经验；②独立性，能客观地发现并解决问题，在制定绩效考核体系时更加公正、公平；③节约成本，医院仅需支付服务所需费用就能获得有效的服务，节约了新招聘绩效专业人的固定人员支出、培训原有绩效团队的大量培训支出；④提高效率，第三方因其专业性和专职性，能够尽快开展绩效考核相关工作，提高工作效率，为医院节省时间。

三、医院绩效评价

医院管理者应当根据医院绩效计划的执行情况进行定期和不定期总结，对各项指标的结果和绩效考核执行过程进行评价。

评价内容，包括医院绩效计划和医院绩效执行的各个方面（如绩效目标实现情况、问题解决情况、职工满意度等）。医院绩效的评价主体应包括上级监管部门、医院管理者、医院职工、患者等。上级监管部门通过医院等级评审、三级公立医院绩效考核评价医院绩效情况；医院高层管理者对绩效管理、绩效考核、绩效改革的整体过程和考核结果进行评价和总结；职工对绩效工资分配情况进行意见反馈；患者对医院职工进行满意度评价。通过不同主体的评价和反馈，发现问题，收集建议，促进绩效考核和绩效管理的优化。

四、医院绩效改进

整个绩效考核体系中，绩效评价只是手段，目的是获得各方面的医院绩效评价结果后进行绩效改进。

首先，需要梳理问题，通过调研和分析，从绩效评价结果中找出关键问题及问题产生的原因，可以绩效考核体系、绩效管理人员工作情况、职工的了解和接受情况等多个维度进行梳理。

其次，确定需改进的问题之后，就进入制订绩效改进计划阶段。根据梳理出来问题的轻重缓急成都、解决难度、改进所需时间等确定绩效改进的重点。根据梳理的问题和确定的重点，分析问题出现的原因，具体制订改进计划。如果是绩效方案设计的问题，则借鉴先进行业经验，改进绩效方案；如果是绩效管理人员的工作能力不足、工作不到位的问题，则需要对其进行学习培训和能力提升；如果是职工对绩效管理不了解、参与度低的问题，则针对职工开展宣讲和培训，提高其配合度。

最后，医院要根据绩效改进计划来实施绩效改进。医院绩效改进是医院绩效考核的最终环节，也是决定能否达到医院绩效考核目的关键环节。医院绩效管理者应当根据实际情况积极改进，不断优化绩效考核和绩效管理，使医院绩效考核为医院高质量发展更好地服务。

随着公立医院综合改革的持续深化，人民群众日益增长的优质医疗健康需求与公立医院发展不平衡、不充分的矛盾日益凸显，公立医院高速发展亟需向精细化、高质量发展转变。医院需顺应时势建立起与发展趋势相匹配、与医院战略相契合、与自身实际相适应的有效绩效激励体系，充分激发员工的工作积极性，实现医院发展提质增效，增强医院的核心竞争力，助力医院实现战略目标。

参考文献

[1] 彭望清, 谭翠章, 张宇杰. 绩效解码 [M]. 北京：中国协和医科大学出版社, 2022.
[2] 方振邦. 医院绩效管理 [M]. 北京：化学工业出版社, 2016.

［3］徐迅, 黄玲萍. 台湾医院绩效管理模式的借鉴与思考［J］. 现代医院, 2015, 15(9): 7-8.
［4］倪君文, 王贤吉, 杨中浩, 等. 公立医院临床科室运营助理设置的探索与思考［J］. 中国医院管理, 2019, 39(7): 78-80.
［5］任毅, 李风芹, 于蔚, 等. DRG支付方式下医院成本管理特征、路径选择与策略［J］. 中国卫生经济, 2020, 39(9): 84-87.
［6］杨斌. 公立医院DRGs成本核算研究［D］. 昆明：云南财经大学, 2020.
［7］翟婷. DRGs付费方式对公立医院运营管理的影响与对策［J］. 西部财会, 2021(1): 61-63.
［8］Bond CA, Raehl CL, Pitterle ME, et a1. Health care professional staffing, hospital characteristics, and hospital mortality rates［J］. Pharmacotherapy, 1999, 19(2): 130-138.
［9］李新刚. 其他国家如何通过药师控制医药费［N］. 中国医药报. 2013-08-07(7).
［10］刘斌. 全面预算管理在建筑企业成本控制中的作用［J］. 财经界(学术版), 2017(2): 101-104.
［11］ROBIN F, PAUL G, ROB S. CNIC analytics maturity and cost management for the new normal［J］. The Armed Forces Comptroller, 2014(1): 305-311.
［12］WEN J, HOU P P. Research based on the theory of value chain to governance and upgrade of local tourism industry cluster［J］. iBusiness, 2015(1): 288-292.
［13］束余声, 朱华, 陆康生, 等. 基于信息化精细化的药品控费管理实践与探索［J］. 中国医院管理, 2020, 40(5): 89-91.
［14］祁馨仪, 张琳, 蒋秉梁, 等. 新医改下公立医院医用耗材成本控制体系的建立［J］. 中国医院管理, 2018, 38(3): 40-42.
［15］孙冰峰, 付强, 樊世峰, 等. DRGs改革背景下临床路径效用分析［J］. 中国卫生标准管理, 2020, 11(4): 6-8.
［16］单玮, 刘惠娟, 丁志良, 等. 新形势下三级公立医院运营管理的探索与思考［J］. 江苏卫生事业管理, 2022, 33(2): 145-148.
［17］张钰婉, 谈在祥. DRG支付背景下公立医院运营管理问题与对策研究［J］. 中国医院管理, 2022, 42(1): 49-52, 56.
［18］林敏, 夏燕, 朱婷, 等. DRG付费改革对医院运营效率的影响研究［J］. 卫生经济研究, 2021, 38(12): 62-65.
［19］柴广翰. 高起点大格局 打造现代化医院——专访西安医学院第一附属医院院长闫红林［J］. 健康中国观察, 2021(7): 72-75.
［20］叶健文. 公立医院运营成本管控探讨［J］. 财经界(学术版), 2019(34): 107-108.
［21］吴珏. 公立医院人力成本管理与控制的思考［J］. 卫生经济研究, 2014(6): 49-51.
［22］耿江. 新医改环境下加强公立医院人力成本控制的思考［J］. 山西经济管理干部学院学报, 2021, 29(4): 19-21.
［23］陈明亮. 公立医院人力成本管理与控制的思考［J］. 中国管理信息化, 2020, 23(8): 18-19.
［24］耿江. 新医改环境下加强公立医院人力成本控制的思考［J］. 山西经济管理干部学院学报, 2021, 29(4): 19-21.
［25］乔迎迎, 朱平溥. 中国县域医共体实施现状及对策分析［J］. 价值工程, 2019, 38(23): 110-112.
［26］高晶磊, 肖洁, 赵锐, 等. 我国县域医疗卫生共同体医保总额付费运行现状分析［J］. 中国

医院管理, 2021, 41(9): 64-68.
[27] 侯明, 肖万超, 刘静. DRG评价指标在医院绩效管理体系中的应用[J]. 江苏卫生事业管理, 2021, 32(12): 1562-1566.
[28] 张天, 郭瑞. DRG支付方式改革下的医院运行管理[J]. 中国总会计师, 2020(7): 98-99.
[29] 李海龙. DRG支付下病例成本在公立医院成本管控中的应用[J]. 财务管理研究, 2021(9): 132-136.